国家卫生健康委员会“十三五”规划教材
全国高等职业教育教材

供护理、助产专业用

老年护理学

第4版

主　编　孙建萍　张先庚

副主编　夏晓萍　陈云华　林　琳

编　者（以姓氏笔画为序）

王红艳（四川护理职业学院）
孙建萍（山西中医药大学）
杨支兰（山西中医药大学）（兼秘书）
应秀华（浙江省丽水市人民医院）
张先庚（四川护理职业学院）
陈云华（长沙卫生职业学院）
林　琳（成都医学院）
孟丽娜（哈尔滨医科大学大庆校区）
夏晓萍（安徽医学高等专科学校）
黄金银（宁波卫生职业技术学院）
曹文静（河南医学高等专科学校）
程东阳（黑龙江护理高等专科学校）

人民卫生出版社

图书在版编目（CIP）数据

老年护理学/孙建萍,张先庚主编. —4 版. —北京:人民卫生出版社,2018

ISBN 978-7-117-27457-9

Ⅰ.①老… Ⅱ.①孙…②张… Ⅲ.①老年医学-护理学-高等职业教育-教材 Ⅳ.①R473

中国版本图书馆 CIP 数据核字(2018)第 244589 号

老年护理学

第 4 版

主　　编： 孙建萍　张先庚
出版发行： 人民卫生出版社（中继线 010-59780011）
地　　址： 北京市朝阳区潘家园南里 19 号
邮　　编： 100021
E - mail： pmph @ pmph. com
购书热线： 010-59787592　010-59787584　010-65264830
印　　刷： 人卫印务（北京）有限公司
经　　销： 新华书店
开　　本： 850×1168　1/16　**印张：** 11　**插页：** 8
字　　数： 348 千字
版　　次： 2004 年 7 月第 1 版　2018 年 12 月第 4 版
2020 年 5 月第 4 版第 4 次印刷（总第 34 次印刷）
标准书号： ISBN 978-7-117-27457-9
定　　价： 38.00 元
打击盗版举报电话：010-59787491　E-mail：WQ @ pmph. com
（凡属印装质量问题请与本社市场营销中心联系退换）

修订说明

高等职业教育三年制护理、助产专业全国规划教材源于原国家教育委员会“面向21世纪高等教育教学内容和课程体系改革”项目子课题研究，是由原卫生部教材办公室依据课题研究成果规划并组织全国高等医药院校专家编写的“面向21世纪课程教材”。本套教材是我国高等职业教育护理类专业第一套规划教材，第一轮于1999年出版，2005年和2012年分别启动第二轮和第三轮修订工作。其中《妇产科护理学》等核心课程教材列选“普通高等教育‘十五’国家级规划教材”“普通高等教育‘十一五’国家级规划教材”和“‘十二五’职业教育国家规划教材”，为我国护理、助产专业人才培养做出卓越的贡献！

根据教育部和国家卫生健康委员会关于新时代职业教育和护理服务业人才培养相关文件精神要求，在全国卫生职业教育教学指导委员会指导下，2017年组建了新一届教材建设评审委员会启动第四轮修订工作。新一轮修订以习近平新时代中国特色社会主义思想为指引，坚持立德树人，对接新时代健康中国建设对护理、助产专业人才培养需求。评委会在来自全国30个省、市、自治区140余所高等职业院校的申报专家中全面比较、反复研究，遴选出600余名专家参与第四轮修订。

本轮修订的重点：

1. 秉承三基五性 对医学生而言，院校学习阶段的学习是一个打基础的过程。本轮教材修订工作秉承人民卫生出版社国家规划教材建设“三基五性”优良传统，在基本知识、基本理论、基本技能三个方面进一步强化夯实医学生基础。整套教材从顶层设计到选材用材均强调思想性、科学性、先进性、启发性、适用性。在思想性方面尤其突出新时代育人导向，各教材全面融入社会主义核心价值观，体现“敬佑生命、救死扶伤、甘于奉献、大爱无疆”的卫生与健康工作者精神，将政治素养和医德医技培养贯穿修订、编写及教材使用全过程。

2. 强化医教协同 本套教材评审委员会和编写团队进一步增加了临床一线护理专家，更加注重吸收护理业发展的新知识、新技术、新方法以及产教融合新成果。评委会在全国卫生职业教育教学指导委员会指导下，在加强顶层设计的同时注重指导各修订教材对接最新专业教学标准、职业标准和岗位规范要求，更新包括疾病临床治疗、慢病管理、社区护理、中医护理、母婴护理、老年护理、长期照护、康复促进、安宁疗护以及助产等在内的护士执业资格考试所要求的全部内容，力求使院校教育、毕业后教育和继续教育在内容上相互衔接，凸显本套教材的协同性、权威性和实用性。

3. 注重人文实践 护理工作的服务对象是人，护理学本质上是一门人学，而且是一门实践性很强的科学。第四轮修订坚持以学生为本，以人的健康为中心，注重人文实践。各教材围绕护理、助产专业人才培养目标，将知识、技能与情感、态度、价值观的培养有机结合，引导学生将教材中学到的理论、方法去观察病情、发现问题、解决问题，在加深学生对理论的认知、理解和增强解决未来临床实际问题的能力的同时，更加注重启发学生从心灵深处自悟、陶冶灵魂，从根本上领悟做人之道。

4. 体现融合创新 当前以信息技术、人工智能和新材料等为代表的新一轮科技革命迅猛发展，包括护理学在内的多个学科呈深度交叉融合。本套教材的修订与时俱进，主动适应大数据、云计算和移动通讯等新技术新手段新方法在卫生健康和职业教育领域的广泛应用，体现卫生健康及职业教育与新技术的融合成果，创新教材呈献形式。除传统的纸质教材外，本套教材融合了数字资源，所选素材主题鲜明、内容实用、形式活泼，拉近学生与理论课和临床实践的距离。通过扫描教材随文二维码，线上与线下的联动，激发学生学习兴趣和求知欲，增强教材的育人育才效果。

全套教材包括主教材、配套教材及数字融合资源，分职业基础模块、职业技能模块、人文社科模块、能力拓展模块、临床实践模块5个模块，共47种教材，其中修订39种，新编8种，预计于2018年12月出版，供护理、助产2个专业选用。

教材目录

序号	教材名称	版次	主编	所供专业	配套教材
1	人体形态与结构	第 2 版	夏广军　郝立宏	护理、助产	√
2	生物化学	第 2 版	何旭辉　陈志超	护理、助产	√
3	生理学	第 2 版	杨桂染	护理、助产	√
4	病原生物与免疫学	第 4 版	刘荣臻　曹元应	护理、助产	√
5	病理学与病理生理学	第 4 版	陈振文　杨美玲	护理、助产	√
6	正常人体结构	第 4 版	高洪泉　乔跃兵	护理、助产	√
7	正常人体功能	第 4 版	彭　波	护理、助产	√
8	疾病学基础	第 2 版	胡　野	护理、助产	
9	护用药理学	第 4 版	秦红兵　姚　伟	护理、助产	√
10	护理学导论	第 4 版	李晓松　章晓幸	护理、助产	√
11	健康评估	第 4 版	刘成玉	护理、助产	√
12	基础护理学	第 4 版	张连辉　邓翠珍	护理、助产	√
13	内科护理学	第 4 版	冯丽华　史铁英	护理、助产	√
14	外科护理学	第 4 版	熊云新　叶国英	护理、助产	√
15	儿科护理学	第 4 版	张玉兰　王玉香	护理、助产	√
16	妇产科护理学	第 4 版	夏海鸥	护理	√
17	眼耳鼻咽喉口腔科护理学	第 4 版	陈燕燕　赵佛容	护理、助产	√
18	母婴护理学	第 3 版	简雅娟	护理	
19	儿童护理学	第 3 版	许　玲	护理	
20	成人护理学(上册)	第 3 版	张振香　蔡小红	护理	
21	成人护理学(下册)	第 3 版	张振香　蔡小红	护理	
22	老年护理学	第 4 版	孙建萍　张先庚	护理、助产	
23	中医护理学	第 4 版	温茂兴	护理、助产	√
24	营养与膳食	第 4 版	季兰芳	护理、助产	√
25	社区护理学	第 4 版	徐国辉	护理、助产	
26	康复护理学基础	第 2 版	吕雨梅　李海舟	护理、助产	
27	精神科护理学	第 4 版	雷　慧　岑慧红	护理、助产	
28	急危重症护理学	第 4 版	胡爱招　王明弘	护理、助产	

续表

序号	教材名称	版次	主编	所供专业	配套教材
29	妇科护理学	第2版	程瑞峰	助产	√
30	助产学	第2版	魏碧蓉	助产	√
31	优生优育与母婴保健	第2版	陈丽霞	助产	
32	护理心理学基础	第2版	汪启荣	护理、助产	
33	护理伦理与法律法规	第2版	李怀珍	护理、助产	
34	护理礼仪与人际沟通	第2版	秦东华	护理、助产	
35	护理管理学基础	第2版	郑翠红	护理、助产	
36	护理研究基础	第2版	曹枫林	护理、助产	
37	传染病护理	第2版	张小来	护理、助产	√
38	护理综合实训	第2版	张美琴　邢爱红	护理、助产	
39	助产综合实训	第2版	金庆跃	助产	
40	急救护理学	第1版	郭茂华　王　辉	助产、护理	
41	预防医学概论	第1版	乌建平	助产、护理	
42	护理美学基础	第1版	王晓莉　徐贤淑	护理	
43	数理基础	第1版	胡志敏　兰冰洁	助产、护理	
44	化学基础	第1版	孙彦坪	助产、护理	
45	信息技术与文献检索	第1版	李希滨	助产、护理	
46	职业规划与就业指导	第1版	才晓茹　夏立萍	助产、护理	
47	老年健康照护与促进	第1版	周郁秋　张会君	护理、助产	

全国高等职业教育护理、助产专业第四届教材评审委员会

数字内容编者名单

主　编　张先庚　孙建萍

副主编　夏晓萍　陈云华　周　菊

编　者（以姓氏笔画为序）

王红艳（四川护理职业学院）
孙建萍（山西中医药大学）
杨支兰（山西中医药大学）
应秀华（浙江省丽水市人民医院）
张先庚（四川护理职业学院）
陈云华（长沙卫生职业学院）
林　琳（成都医学院）
周　菊（四川护理职业学院）（兼秘书）
孟丽娜（哈尔滨医科大学大庆校区）
夏晓萍（安徽医学高等专科学校）
黄金银（宁波卫生职业技术学院）
曹文静（河南医学高等专科学校）
程东阳（黑龙江护理高等专科学校）

主编简介与寄语

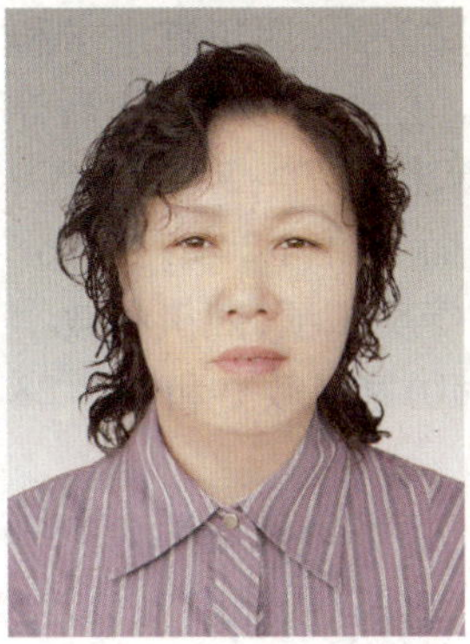

孙建萍，教授，护理学硕士研究生导师，山西省普通高等学校教学名师，山西省委联系的高级专家，山西中医药大学护理学一级学科带头人。主要研究方向为老年护理、护理教育。长期从事老年护理学、基础护理学、护理研究等课程的理论与实践教学和科研工作，主持并主讲的老年护理学被评为山西省精品课程，先后培养护理学硕士研究生26名。近5年来在省级以上学术期刊发表学术论文50余篇，主、参编国家级规划教材19部，主持及重点参与的省部级科研项目16项。主持或主要负责的教学改革项目荣获省级教学成果二等奖、三等奖，中华医学会医学教育分会项目二等奖、三等奖各1项；荣获国家知识产权局实用新型专利1项。

兼任全国高等医学教育学会护理教育分会理事，中华护理学会第26届理事会院校教育专业委员会专家库成员，全国高职高专护理专业教材评审委员会委员，全国高等学校护理学专业教材评审委员会中医护理教材评审委员会委员，山西护理学会常务理事，山西护理学会教育委员会副主任委员，《中华护理教育》杂志编委及审稿专家，《中华现代护理杂志》通讯编委及核心审稿人，《全科护理》杂志编委。

寄语：

“天意怜幽草，人间重晚晴。”老年护理是卫生与健康事业的重要组成部分，是白衣天使关爱生命、维护健康的使命所在。希望同学们弘扬“尊老、敬老、爱老、助老”的传统美德，珍惜校园生活和青春时光，求真学问，学真技能，练真本领，更好地为老年护理事业放飞梦想，散播温暖，书写精彩的人生华章。

主编简介与寄语

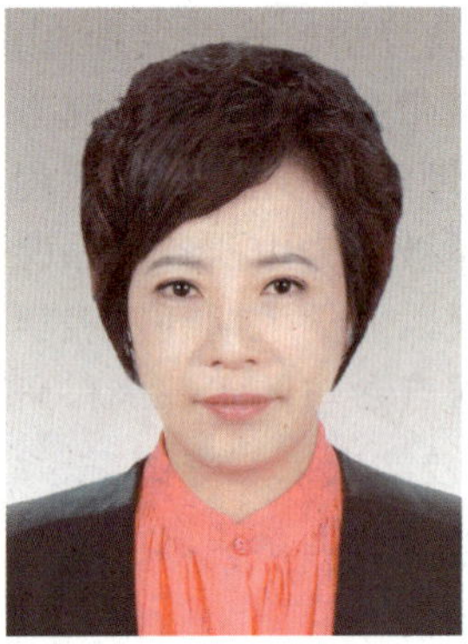

张先庚，二级教授，博士生导师，享受国务院特殊津贴专家，四川省学术和技术带头人。现任四川护理职业学院院长、党委副书记。主要研究方向为高等护理教育及管理、老年护理、中西医结合临床，培养硕、博士研究生58名；牵头主持省部级以上科研项目28项，其中国家自然科学基金面上项目2项；获研究成果奖及专利19项，其中获国家卫生行指委教学成果一等奖1项，四川省教学成果一等奖1项，四川省科技进步奖二、三等奖3项；主编国家级教材和专著23部；发表论文215篇，其中SCI收录9篇。

兼任教育部高等学校护理学专业教学指导委员会委员，中华护理学会护理教育专委会副主任委员，四川省护理学会副理事长，四川省评议委员会委员，全国老年医学会院校教育委员会副会长，四川养老与老年健康协同创新中心首席专家；卫生部高职高专护理学“十三五”规划教材评审委员会副主任委员。

寄语：

古人云：“百善孝为先。”尊敬老人、关爱老人、孝敬老人是新时代年轻人的义务、责任和美德。在老龄化不断加剧的今天，护理专业的大学生们作为未来为老年服务的主力军，你们专业的服务、娴熟的技能和温馨的关爱是老人健康幸福的重要保障。

前 言

目前，我国已进入人口老龄化快速发展阶段，老龄化社会对老年护理的服务需求迅猛增加。然而和发达国家相比，我国老年护理教育的发展相对滞后，老年护理专业人才短缺。为了贯彻落实《“健康中国 2030”规划纲要》，培养社会急需的“实用型”老年护理人才，积极推进老年护理教材建设已成为老年护理教育事业中的重中之重。

遵循全国高等卫生职业教育护理类专业第四轮规划教材编写的指导思想和原则，我们对《老年护理学》第3版教材进行了修订和完善。本次修订使教材定位和内容更符合高等职业教育中护理教育培养“实用型”人才的目标。教材结构编排以护理程序为框架，内容选择与时俱进，借鉴国内外先进的老年护理理念和经验，传承原教材优秀部分，更新各章节陈旧之处，力求反映当今社会老年护理学领域的新知识、新成果和新进展，充分体现教材的先进性与实用性。全书共分十章，内容包括：绪论；老年人健康及生活质量评估；老年人的健康保健；老年人的安全用药与护理；老年期常见心理与精神问题的护理；老年人认知与感知的护理；老年人营养与排泄的护理；老年人休息与活动的护理；老年期其他特殊问题的护理；老年临终关怀。

修订后的第4版教材有如下特点：①教材内容更突出老年护理专业的特点，注重与相关专业课程内容的衔接，重点介绍老年期最常见的疾病与健康问题。对与其他相关教材中交叉重叠的内容作了相应的调整、删减，或通过简写的方式重点阐述老年期的特点，避免了重复。②对每章内容均有不同程度的补充或更新，通过介绍国内外老年护理学领域的新知识、新技术和新成果，帮助读者及时了解学科发展动态。③每章设有学习目标、情景导入、知识拓展，章末设置思考题，为教学互动、自学思考提供平台与空间。④书末附有大量操作性强的评估量表，为方便读者应用和进一步学习提供帮助。⑤全套教材采取全新编写模式，借助扫描二维码形式，帮助教材使用者在移动终端共享与教材配套的优质数字资源，实现纸媒教材与富媒体资源的融合，为学生自主学习提供了方便；同时，也有助于学生更好地理解教材内容，实现和满足学生的发展需求。

本书主要供高等卫生职业教育护理、助产专业使用，也可作为临床护理人员继续教育、老年护理岗位培训、养老护理员资格培训及老年护理机构工作人员的参考用书。

在本书编写过程中，得到了全国护理学专业教材评审委员会成员给予的真诚指导和帮助，各编者所在单位也给予了大力支持和鼓励，在此一并表示诚挚的谢意！

尽管我们在本教材的编写中付出许多辛苦和努力，但由于能力和水平有限，教材中难免存在不足与疏漏，恳请专家、读者、使用本教材的师生和护理界同仁不吝指正。

教学大纲（参考）

孙建萍　张先庚

2018 年 5 月

目 录

第一章　绪论

01章 PPT

学习目标

1. 掌握老化、人口老龄化、老龄化社会、健康预期寿命、平均预期寿命、健康老龄化及老年护理学的概念。

2. 熟悉老年人年龄划分标准、人口老龄化的常用指标、中国人口老龄化带来的影响及解决策略、老年护理的目标与原则；养老机构中老年人的心理特点及护理。

3. 了解人口老龄化的现状与趋势、老年护理学的发展。

4. 具有坚定地为老年护理事业奉献的职业信念，能以足够的责任心、爱心、细心和耐心对待老年人，全身心地投入到老年护理工作中。

人口老龄化是社会进步、经济发展、人民生活水平不断提高、医疗卫生条件改善和卫生保健工作取得卓越成就的必然结果，也是现代社会发展的必然趋势。随着人口老龄化席卷全球，尤其是老年人口的高龄化，必将在经济发展、大众文化、人体素质等方面给人类社会带来深刻影响。老年护理即是针对老年人这一特殊群体，研究其健康状况和健康需求，促进老年人自我护理的能力，同时提供优质的护理服务，最大限度地提高老年人的健康水平和生活质量，实现健康老龄化的战略目标。

第一节　老年人与人口老龄化

生老病死是一切生物物种普遍存在的自然规律，人类从出生、发育、成熟乃至死亡的整个生命历程中，其生理和心理均会随着年龄的增加而逐渐发生改变。

情景导入

据 2006 年《中国人口老龄化发展趋势预测研究报告》，中国已于 1999 年进入老龄社会，是较早进入老龄化社会的发展中国家之一。《中华人民共和国 2017 年国民经济和社会发展统计公报》显示，中国 60 周岁及以上人口 2.41 亿人，占全国总人口 17.3%；其中 65 周岁及以上人口 1.58 亿人，占全国总人口 11.4%。据预测到 2050 年中国老年人口将增至 4.8 亿，约占全球老年人口的四分之一，即全球每 4 个老年人中就有一个是中国人。

请思考：

1. 影响人口老龄化的主要因素有哪些？

2. 人口老龄化给社会带来哪些影响？如何应对？

3. 护士应如何促进老年人的身心健康，实现健康老龄化？

一、老化的定义及特点

老化（senility）即衰老，是所有生物种类在生命延续过程中的一种生命现象。人体自出生到成熟期后，随着年龄的增长，在形态和功能上所发生的进行性、衰退性的变化，称之为老化。

老化可分为生理性老化和病理性老化。**生理性老化**（physiological senility）是符合自然规律的，即机体在生长过程中随增龄而发生的生理性、衰退性的变化，是一种正常的老化现象。**病理性老化**（pathological senility）即在生理性老化的基础上，因某些生物、心理、社会及环境等因素所致的异常老化。两者很难严格区分，往往结合在一起，从而加快了老化的进程。老化具有如下特征：

累积性（cumulative）：老化并非一朝一夕所致，而是在日复一日、年复一年的岁月变迁中，机体结构和功能上的一些微小变化长期逐步积累的结果，这些变化一旦表现出来，便不可逆转。

普遍性（universal）：老化是多细胞生物普遍存在的，且同种生物的老化进程大致相同。

渐进性（progressive）：老化是一个循序渐进的演变过程，且逐步加重，而非跳跃式发展，往往在不知不觉中即出现了老化的征象，且同一物种所表现出来的老化征象相同。

内生性（intrinsic）：老化源于生物本身固有的特性（如遗传）。环境因素只能影响老化的进程，或加速老化，或延缓老化，但均不能阻止老化。

危害性（deleterious）：老化过程是机体的结构和功能衰退的过程，导致机体功能下降乃至丧失，因而往往对生存不利，使机体越来越容易感染疾病，终致死亡。

这就是所谓老化的丘比特（Cupid）标准。由此可见，老化是从生殖成熟后才开始或逐渐加速的，是可以预计的。在整个生命历程中，机体会越来越丧失功能，易感染疾病，最终死亡。

二、老年人的年龄划分标准

由于影响人体衰老的因素很多，且人体各器官的衰老进度不一，个体差异很大，故“老年”只能是个概括的含义，很难准确界定个体进入老年的时间。为科学研究和医疗护理工作的方便，常以大多数人的变化时期为标准。

因世界各国人口平均寿命不同，政治经济情况的差异，对老年人的年龄划分规定尚无统一标准。世界卫生组织（WHO）对老年人年龄的划分有两个标准：在发达国家将 65 岁以上的人群定义为老年人，而在发展中国家（特别是亚太地区）则将 60 岁以上人群称为老年人。中国国家统计局在发表老年人口统计数字时，为了同时兼顾我国国内问题研究和与国外统计数字相匹配的需要，常以 60 岁和 65 岁两种标准同时公布。

老年期常常被视为人类生命过程中的一个阶段，事实上对老年期还可以再作详细划分。

（一）世界卫生组织（WHO）老年期的年龄划分标准

根据现代人生理、心理结构上的变化，WHO 将人的年龄界限又作了新的划分：44 岁以下为青年人；45～59 岁为中年人；60～74 岁为年轻老人（the young old）；75～89 岁为老老年人（the old old）；90 岁以上为非常老的老年人（the very old）或长寿老年人（the longevous）。

（二）我国老年期的年龄划分标准

我国关于年龄的划分界限自古以来说法不一。民间常以“年过半百”为进入老年，并习惯以六十花甲，七十古稀，八十为耋，九十为耄代表老年不同的时期。中华医学会老年医学学会于 1982 年建议：我国以 60 岁以上为老年人。现阶段我国老年人按时序年龄的划分标准为：45～59 岁为老年前期（中老年人），即中老年人；60～89 岁为老年期，即老年人；90～99 岁为长寿期，100 岁及其以上为寿星，即长寿老人。

笔记

知识拓展

人类年龄划分的其他标准

1. 时序年龄(又称历法年龄) 是指按出生年月计算出的年龄,指个体离开母体后在地球上生存的时间。

2. 心理年龄 一般有两个含义,首先常用心理年龄反映心情状态,心理年龄与时序年龄可不相符,心理年龄可较时序年龄年轻,亦可较时序年龄年老;其次心理年龄是心理学“智力测验”的术语,系根据标准化测量表的常模衡量智力水平。将心理年龄与时序年龄相对照,可看出其智力绝对水平的高低。

3. 生理学年龄(又称生物学年龄) 是以正常个体生理学上或解剖上的状况所推算的年龄,通常是同一功能状态的人的时序年龄的平均值。

来源:郑松柏,朱汉民. 老年医学概论. 上海:复旦大学出版社,2010.

三、人口老龄化

人口老龄化(aging of population)简称人口老化,是指社会人口年龄结构中,老年人口在总人口中所占比例不断上升的过程。影响人口年龄结构变化的两个主要因素是出生率与死亡率。人口老龄化是人类生命科学的一种发展和进步,意味着出生率和死亡率的下降,平均寿命的延长。

(一)人口老龄化的常用指标

1. **老年人口系数**(old population coefficient) 又称**老年人口比例**(proportion of aged population),即在某国家或地区的总人口构成中,老年人口数占总人口的比例,是反映人口老龄化的主要指标。计算公式为:

老年人口系数(%)=(60 或 65 岁以上人口数/总人口数)×100%

2. 老年人口负担系数 又称**老年人口指数**(index of aged population),即老年人口数占劳动人口数的百分比,说明劳动者负担老年人的轻重程度。计算公式为:

老年人口负担系数(%)=[60 或 65 岁以上人口数/(15~59)岁人口数]×100%

3. **老少比**(aged-child ratio) 又称**老龄化指数**(index of aging),即老年人口数与少年儿童人口数之比,亦可反映人口老龄化的程度。计算公式为:

老龄化指数(%)=[60 或 65 岁以上人口数/(0~14)岁人口数]×100%

4. **长寿水平**(longevity level) 又称高龄老人比,即 80 岁以上人口数与 60 岁以上人口数之比。长寿水平的高低,直接反映一个国家(或地区)医疗卫生保健的水平,特别是反映老年保健服务水平的高低。计算公式为:

长寿水平(%)=(80 岁以上人口数/60 岁以上人口数)×100%

5. **平均期望寿命**(average life expectancy) 即某一地区或国家总人口的平均生存年限,简称平均寿命。是指通过回顾性死因统计和其他统计学方法,计算出特定人群能生存的平均年数,简称平均寿命或预期寿命。它代表一个国家或地区人口的平均存活年龄,可以概括地反映该国家或地区人群寿命的长短。一般常用出生时的平均预期寿命作为衡量人口老化程度的重要指标。平均寿命表示生命的长度,是以死亡作为终点。

6. **健康期望寿命**(active life expectancy) 是指在健康条件下的期望寿命,即个人在良好状态下的平均生存年数。也就是老年人能够维持良好的日常生活活动功能的年限。

健康期望寿命的终点是日常生活自理能力的丧失,即进入寿终前的依赖期。故平均寿命是健康预期寿命和寿终前依赖期的总和。

测定健康期望寿命的方法与日常生活能力的指标相结合,广泛用于计算和评定各年龄组的健康

笔记

期望寿命。健康期望寿命约占平均期望寿命的80% ~90%。

健康期望寿命是人口健康状况的一个综合指标,是可持续发展的目标之一。截至2013年,全球人口的“健康期望寿命”仅比1990年时增加了5.4年,落后于“期望寿命”的增幅,且差距不断拉大,意味着人们忍受病痛折磨的时间被拉长了。2013年,在全球范围内,日本国民的健康期望寿命最长,男性为71.11岁,女性为75.56岁。而同一时期,中国男性和女性的健康期望寿命分别为65.89岁和70.28岁,说明我国目前在平均预期寿命提高的同时,人口健康状况仍不容乐观。

7. **年龄中位数**(median of age) 指按年龄自然顺序所排列的总人口构成一个连续的变量数列,而年龄变量数列的中间值,即为年龄中位数。如某地区总人口数为20万人,其中35岁以上为10万人,35岁以下亦为10万人,则35岁即为该地区的年龄中位数。年龄中位数愈大,则人口愈趋向老年人口类型。目前多数发达国家的年龄中位数已达40岁。计算公式为:

年龄中位数=中位数组的年龄下限值+(人口总数/2-中位数组之前各组人数累计)×组距

知识拓展

最高寿命的探索

1. 测定最高寿命的常用方法

(1) 按性成熟期计算:最高寿命(岁)=性成熟期(年)×(8~10)。

(2) 按生长期计算:Buffon认为,哺乳类动物的最高寿命约为其生长期的5~7倍,一般称为Buffon寿命系数。最高寿命(岁)=生长期(年)×(5~7)。

(3) 按二倍体细胞分裂次数计算:美国著名老年医学专家Havflick(1965)发现,不同种属动物的二倍体细胞在体外培养传代的次数各不相同,且传代次数与其寿命是有一定内在联系的。二倍体细胞传代次数多者,寿命则长,反之,寿命则短。

2. 人类最高寿命的探索 按性成熟时期来计算,人类的性成熟期14~15年,乘以8~10倍,最高寿命应为110~150岁;如按Buffon系数计算,人类的生长期为20~25年,乘以5~7倍,最高寿命为110~175岁;如按Hayflick细胞分裂极限学说推算,人类二倍体细胞传代次数为50次,推算人的最高寿命应为120岁。而法国生理学家Flourens研究认为,人的最高寿命应为110~120岁。德国老年病学家Franke通过对百岁老人的研究认为,人类的最高寿命应为110~113岁。

来源:李建生. 老年医学概论. 北京:人民卫生出版社,2003.

(二)老龄化社会

人口年龄结构是指一定时期内各年龄组人口在全体人口中的比重。它是过去和当前人口出生、死亡、迁移变动对人口发展的综合作用,也是经济增长和社会发展的结果。随着老年人口总数的增加,在社会中老年人口总数比例不断上升,使社会形成“老年型人口”或“老龄化社会”。

WHO对老龄化社会的划分有两个标准(表1-1)。

表1-1 老龄化社会的划分标准

	发达国家	发展中国家
老年界定年龄	65岁	60岁
青年型(老年人口系数)	<4%	<8%
成年型(老年人口系数)	4% ~7%	8% ~10%
老年型(老年人口系数)	>7%	>10%

1. 发达国家的标准 65岁以上人口占总人口的7%以上,定义为老龄化社会(老龄化国家或地区)。

2. 发展中国家的标准 60岁以上人口占总人口的10%以上,定义为老龄化社会(老龄化国家或地区)。

笔记

（三）人口老龄化的现状与趋势

人口老龄化是世界人口发展的普遍趋势，标志着人类平均寿命延长，是科学与经济不断发展以及社会进步的体现。

1. 世界人口老龄化的现状与趋势

（1）全球人口老龄化的速度加快：十年前，全球人口以每年 1.24% 的速度增长，如今人口增长速度减缓，平均每年增长率为 1.10%，每年新增人口约 8300 万。1950 年全球约有 2 亿老年人，2000 年增加到 5.90 亿，2017 年年中为 9.62 亿，预计到 2030 年将达到 14 亿，2050 年将达到 21 亿，届时全球 60 岁及以上人口约占总人口的 1/5。

（2）发展中国家老年人口增长速度快：发展中国家老年人口的增长速度远快于发达国家，1980 年发展中国家老年人口数占世界老年人口总数的 56%，到 2017 年年中这一比例上升至 2/3。据分析，从 2017 年到 2050 年发展中国家老年人口数量将从 6.52 亿增至 17 亿，而发达国家从 3.10 亿增至 4.27 亿，到 2050 年全球 79% 的老年人将生活在发展中国家。

（3）全球人口老龄化的区域分布不均衡：世界各大洲地区之间生活条件复杂，人口老龄化进展程度不均衡，存在着很大差异。欧洲一直是老年人口比例最高的地区，其次是北美洲和大洋洲，但在撒哈拉沙漠以南的非洲地区，老年人口比例相对较低。预计到 2050 年，老年人口在各大洲所占比例分别为：欧洲 35%，北美洲 28%，大洋洲 23%，亚洲 24%，拉丁美洲和加勒比海地区 25%，非洲 9%。

（4）人口平均预期寿命不断延长：19 世纪许多国家的平均寿命只有 40 岁左右，20 世纪末则达到 60～70 岁，一些国家已经超过 80 岁。世界卫生组织 2016 年最新发布的报告显示全球人口平均寿命在 2000 年至 2015 年间增加了 5 岁，达到了 71.4 岁。日本女性平均寿命为 86.8 岁，瑞士男性为 81.3 岁，其中平均寿命增长的最大幅度出现在非洲，当地人均寿命提高 9.4 岁，达到 60 岁。2017 年 WHO《世界卫生统计资料》显示，日本 2015 年人均寿命均为 83.7 岁，位列世界首位，其次为澳大利亚 82.9 岁，冰岛和意大利均为 82.7 岁，中国为 76.1 岁。

（5）老年人口中女性占多数：一般而言，男性老年人死亡率高于女性。由于存在着性别间的死亡差异，使女性老年人成为老年人口中的绝大多数。如 2015 年美国女性老年人平均预期寿命高于男性 6.1 岁，日本 6.3 岁，法国 6.0 岁，中国 3.0 岁。

（6）高龄老年人快速增长：80 岁以上高龄老人是老年人口中增长最快的群体，1950—2050 年间，平均每年以 3.8% 的速度增长，极大超过 60 岁以上人口的平均速度（2.6%）。2017 年年中全球 80 岁以上老年人为 1.37 亿，预计到 2050 年，高龄老人约 4.25 亿，占老年人总数的 1/5。

2. 中国人口老龄化的现状与趋势　中国已于 1999 年进入老龄化社会，是较早进入老龄社会的发展中国家之一。《中国人口老龄化发展趋势预测研究报告》指出：从 2001 年到 2100 年，中国的人口老龄化可以分为三个阶段：①从 2001 年到 2020 年是快速老龄化阶段，此期老年人口最终将达到 2.48 亿；②从 2021 年到 2050 年是加速老龄化阶段，此期老年人口最终将超过 4 亿；③从 2051 年到 2100 年是稳定的重度老龄化阶段，老年人口规模将稳定在 3 亿～4 亿。也就是说，中国人口老龄化将伴随 21 世纪始终，且 2030 年到 2050 年是最严峻的时期。同时，由于重度人口老龄化和高龄化的日益突出，中国将面临人口老龄化和人口总量过多的双重压力。

与其他国家相比，我国的人口老龄化社会进程有以下特征：

（1）老年人口基数大：据国家统计局《2017 年国民经济和社会发展统计公报》显示截至 2017 年年末，我国大陆地区总人口为 13.90 亿，60 岁以上的老年人达 2.41 亿，占总人口的 17.30%，其中 65 岁以上老年人为 1.58 亿，占总人口的 11.40%。根据联合国预测，21 世纪上半叶，中国一直是世界上老年人口最多的国家，占世界老年人口总量的 1/5，21 世纪下半叶，中国也还是仅次于印度的第二老年人口大国。

（2）老龄化发展迅速：据统计，许多发达国家 65 岁以上人口的比例从 7% 提升到 14%，大多用了 45 年以上的时间。其中，法国 130 年，瑞典 85 年，澳大利亚和美国 79 年左右。中国只用 27 年就完成了这个历程，并且在今后一个很长的时期内都保持着很高的递增速度，属于老龄化速度最快的国家之一。联合国的一份报告显示，至 2049 年中国 60 岁以上的老年人将占总人口的 35.1%，老龄化程度仅次于欧洲。

笔记

（3）老龄化发展不平衡：表现为“农村老于城市”“东部老于西部”“老龄化进程呈现阶段性不均衡”等问题。目前农村老龄化程度比城市高1.24%。据预测，2020年农村老龄化率将率先达到20%，比城市高5%；到2030年达到29%，比城市高7%，这种城乡倒置的状况将一直持续到2040年。此外，由于区域间发展不平衡，东部老龄化程度明显快于西部。上海市于1979年进入老龄化社会，是我国最早进入老龄化的地区，而西部地区刚刚进入老龄化社会，东西部相差30多年。

（4）人口老龄化与高龄化、家庭小型化、空巢化相伴随：高龄老人正以2倍于老年人口增速的速度在增加，从2012年的0.22亿人上升到2015年的0.25亿人，年均增长100万人的态势将持续到2025年。预计到2050年我国高龄老年人口总数将达到9448万，平均每5位老年人中就有1位是高龄老人。据民政部数据显示，目前中国城乡空巢家庭已经超过50%，部分大中城市达到70%；其中农村留守老年人口约4000万人，占农村老年人口37%，贫困老人2300万。此外，由于家庭小型化使家庭养老功能明显弱化，导致部分老年人经济生活状况较差，心理问题突出。

（5）老龄化超前于现代化：发达国家是在基本实现现代化的条件下进入老龄社会的，属于“先富后老或富老同步”，而我国人口老龄化与社会经济发展水平不相适应，是在经济尚不发达的情况下进入老龄社会，属于“未富先老”。发达国家在进入老龄化社会时，人均国内生产总值一般都在5000～10 000美元，目前20 000美元左右；而2001年我国65岁及以上老年人口占比达7.1%，按照联合国标准正式进入了老龄化社会，但当年人均GDP仅为1041美元；用国际上定义的中间贫困线标准——每天低于2美元衡量，我国尚属于低收入国家，属于“未富先老”和（或）“未备先老”的状态，老年人面临诸多问题和困难。2012年我国人均GDP虽然大幅增长至6188美元，但与多数发达国家相比仍然存在较大差距，经济发展压力依然较强。

（四）中国人口老龄化带来的影响

随着社会人口老龄化程度的不断深入，尤其是老年人口的高龄化，对社会经济发展、医疗卫生保健、人民生活等诸多领域产生广泛而深刻的影响。

1. 社会负担加重　人口老龄化使劳动年龄人口的比重降低，对老年人的抚养比升高，加重了劳动力人口的经济负担。2013年我国老年人口负担系数约为21.58%，即大约5个劳动力人口负担1个老年人。据最新预测，2020年约3个劳动力人口负担1个老年人，而2030年则约2.5个劳动力人口负担1个老年人。人口老龄化对投资、消费、储蓄和税收均带来相关影响。

2. 社会保障费用增加　老年人口比重与社会保障水平之间存在着高度相关性。人口老龄化使国家用于老年社会保障的费用大量增加，医疗费用和养老金是社会对老年人的主要支出项目，加上各种涉老救助和福利，庞大的财政开支给国家政府带来沉重的负担。如：2010年美国国防开支为9144.8亿美元，占政府财政开支14%，社会保障（包括养老、医疗、社会福利）开支共28 087.6亿美元，占财政开支的43%；2014年在日本财政支出中，补贴到以养老金和医疗保险基金为主的社会保障费达30万亿日元（其中养老金约占一半），占财政支出比例的15.6%。我国中央财政补助养老保险基金总额2010年为1561亿元，2014年增至3309亿元。数据显示，近年来，社保基金收入年均增幅由20%降至10%左右，支出增幅居高不下。

3. 保健服务需求增加　随着老年人口寿命延长，因疾病、伤残、衰老而失去生活能力的老年人显著增加。全国老龄办2016年10月发布的《第四次中国城乡老年人生活状况抽样调查成果》显示，我国失能、半失能老年人大致4063万人，占老年人总数的19%，其中完全失能达到6.4%，这给照料护理带来了巨大压力。慢性病老年人、空巢老年人口规模继续上升，2013年分别都已超过1亿人大关。老年人发病率高，且多患有肿瘤、心脑血管病、糖尿病、老年精神障碍等慢性病，病程长、花费大，消耗卫生资源多，这不仅使家庭和社会的负担加重，同时也对医疗资源提出挑战，对医疗设施、医护人员和卫生费用的需求急剧增大。

4. 社会养老服务供需矛盾突出　随着人口老龄化、高龄化、家庭少子化、空巢化，传统的家庭养老模式日趋削弱，养老负担越来越多地依赖于社会。但我国社会服务发展仍相对滞后，养老服务供需矛盾突出。截至2015年底，全国各类养老福利机构近4万家、养老床位669.8万张，养老床位数约占老年人口3.02%，低于发达国家2010年5%～7%的比例。按照民政部《全国民政人才中长期发展规划（2010—2020年）》的发展目标，养老护理员的数量要从2010年的3万人发展到2020年的600万人，

笔记

但目前还不到 60 万人，持证上岗的养老护理员不足 10 万人；我国仅有 30 余所院校开设老年服务与管理专业，每年培养人才仅千余人，这样的速度远远不能满足老龄事业的发展需求，可见养老服务的发展任重而道远。

（五）人口老龄化问题的解决策略

我国人口老龄化的快速发展，给社会带来深刻影响。因此，应根据我国人口、经济发展等实际情况，充分借鉴国外的经验，探索出具有中国特色的解决老龄问题的具体对策。

1. 加速经济发展，增强社会承载能力　据中国人口年龄结构发展预测，2025 年之前是我国抚养系数低、经济发展的“人口红利”黄金时期。这个时期是我国人口老龄化的发展阶段，虽然老年人口比重开始上升，但少儿人口在总人口中比重已经下降，劳动力人口相对比重尚可；同时劳动力相对年轻，资源充足，为经济发展创造了良好的条件。故必须抓住机遇，加快经济发展的速度，为人口老龄化的高峰期奠定雄厚的物质基础。

知识拓展

人口红利

1997 年美国经济学家安德鲁·梅森首先提出了“人口红利（demographic window）”。其含义是指一国人口生育率的迅速下降在造成人口老龄化加速的同时，少儿抚养比例迅速下降，劳动力人口比例上升，在老年人口比例达到较高水平之前，将形成一个劳动力资源相对丰富、抚养负担轻、对经济发展十分有利的“黄金时期”，人口经济学家称之为“人口机会窗口”或“人口红利”。

目前中国尚处于人口红利阶段，且至少在未来十年内仍将延续。但在很多情况下，“红利”和“债务”是相对应的。如“人口负债”就是不断加速的人口老龄化的产物，与“人口红利”相对应。要有效化解将来的“债务”，须做好两件事：一是长时期保持经济又好又快增长，二是尽快建立起覆盖全民的社会保障体系。

来源：雷晓康，张楠．近年我国人口红利问题的研究综述．理论学刊，2011，(6)：77-81.

2. 强化根本作用，完善社会保障和养老服务　建立和完善社会养老保障制度和老龄服务体系是实现“老有所养”目标的根本保证。应广泛动员社会各方面的力量，采取国家、集体、家庭、个人共同负担的原则，多渠道筹措资金，加大农村社会养老保障的投入，尽快建成覆盖城乡居民的社会保障体系，让基本保障惠及全体老年人。同时，加快养老服务体系建设，实行家庭养老与社会养老相结合，积极推进养老服务社区化，使老年人不出社区、不出家门就能够享受到专业的照料、保健、护理等服务。加快社会养老服务的法制化进程，依法保障老年人权益，探索建立老年护理保险制度，实施针对城乡贫困老人的养老服务补贴政策，完善适合我国国情及经济发展水平的社会保障制度，提高老年人的经济保障能力，使老年人能够共享社会发展成果。

3. 满足老有所医，健全医疗卫生保健防护体系　医疗保健、“老有所医”是老年人最为突出和重要的需求，庞大的老年人群所带来的健康问题导致对医疗卫生服务需求激增。因此，应加快深化医疗卫生改革，加强人口老化的医疗保健与护理服务，健全社区卫生服务体系和组织，构建医疗保健防护体系，为老年人提供方便、快捷的综合性社区卫生服务；同时建立和发展多种形式的医疗保障制度，以缓解老年人患病后对家庭和个人造成的经济压力，妥善解决看病就医的费用问题和农村老人“看病难”问题。

4. 制订发展规划，大力发展老龄产业　发展老龄产业是应对老龄化社会、满足庞大老年人群需求、促进经济社会协调发展的重要内容。制订老年服务业发展规划，实施国家对老年服务业的扶持和保护政策，建立老年服务业发展管理体制。立足城乡社区，发展为老服务业，培育老年服务中介组织，培养专业化的为老社会服务队伍，在 2030 年以前，使老年服务业有较大的发展。同时，大力研制开发老年消费品，培育老年用品市场。

5. 创建优良环境，实现健康老龄化和积极老龄化

笔记

（1）**健康老龄化**（aging of the health）：是世界卫生组织于1990年9月在哥本哈根会议上提出并在全世界积极推行的老年人健康生活目标。其内涵是指老年人在晚年能够保持躯体、心理和社会生活的完好状态，将疾病或生活不能自理推迟到生命的最后阶段。联合国提出将健康老龄化作为全球解决老龄问题的奋斗目标。

我国学者何慧德教授提出，健康老龄化有两层含义：一是个体的健康老龄化，即老年阶段健康时期延长，伤残或功能丧失只在生命晚期出现，且持续时间很短；老年人生存质量提高，晚年生活更加有意义。二是群体的健康老龄化，即健康者在老年人群中所占的比例愈来愈大，老年人口的健康预期寿命延长。健康老龄化的外延包括老年人个体健康、群体健康与人文环境健康三个部分，也就是老年人具有良好的身心健康和社会适应能力；健康预期寿命的延长并与社会整体相协调；有良好的社会老龄化的社会氛围以及社会发展的持续性、有序性，并符合规律。

（2）**积极老龄化**（active aging）：2002年在马德里国际老龄大会上提出。积极老龄化是应对人口老龄化的新思维，也是健康老龄化在理论上的完善和必要条件。是指老年人不仅在机体、社会、心理方面保持良好的状态，还要积极地面对晚年生活，作为家庭和社会的重要资源，继续为社会作出有益的贡献。其内涵是将健康、保障和参与看成三位一体，强调老年人社会参与的必要性、重要性，即老年人应不断参与社会、经济、文化、精神和公民事务；强调尽可能地保持老年人个体的自主性和独立性；强调从生命全程的角度关注个体的健康状况，使个体进入老年期后还能尽可能长时间地保持健康和生活自理。

我国学者认为，积极老龄化能促进老年人“老有所养、老有所医、老有所学、老有所教、老有所为、老有所乐”和强化我国老年人最缺的“归属感”，发挥其潜能，提高生活质量；能增加社会人力资本，为社会造就一批为老服务的志愿者队伍，这些都是应对老龄化所不可或缺的。

第二节 老年护理学概论

老年护理学源于老年学，是一门跨学科、多领域并具有其独特性的综合性学科，与老年学、老年医学关系密切。

一、老年护理学及其相关概念

1. **老年学**（gerontology） 是研究人类老化及其所引起一系列经济和社会等与老年有关问题的综合性学科，主要包括老年生物学、老年医学、老年社会学、老年心理学、老年护理学等。

2. **老年医学**（geriatrics） 是医学科学中的一门重要学科，是从医学的角度研究人类衰老的机制、探索老化发展过程、实施保障老年人身心健康，以及研究预防和治疗人类老化及老年疾病预防和治疗的学科。包括老年基础医学、老年临床医学、老年康复医学、老年流行病学、老年预防保健医学、老年社会医学等内容。

3. **老年护理学**（gerontological nursing） 是以老年人为研究对象，研究老年期的身心健康和疾病护理特点与预防保健的学科，也是研究、诊断和处理老年人对自身现存和潜在健康问题的反应的学科，是护理学的一个重要分支，与社会科学、自然科学相互渗透。

二、老年护理学的范畴

老年护理学起源于现有的护理理论和社会学、生物学、心理学、健康政策等学科理论。美国护士协会（American Nurses Association，ANA）1987年提出用“老年护理学（gerontological nursing）”概念代替“老年病护理（geriatric nursing）”概念，意味着老年护理学涉及的范畴更广泛，包括评估老年人的健康和功能状态，制订护理计划，提供有效护理和其他卫生保健服务，并评价效果。老年护理学强调保持和恢复、促进健康，治疗和康复，预防和控制由急慢性疾病引起的伤残；协助自理和慢性病管理，为衰弱和自理能力缺失的老人提供护理服务、姑息治疗和临终关怀等。

笔记

三、老年护理的目标与原则

个体步入老年象征着一种成就，但随着增龄其心身功能会逐渐衰退，也会面临诸多慢性疾病的折磨，因而老年护理的最终目标是保持老年人的最佳功能状态，提高生活质量。

（一）老年护理的目标

1. 强化自我照顾能力　面对老年人的虚弱和需求，医护人员及其家属首先想到的是寻求其他社会资源的协助，而忽略对老年人自身资源的挖掘和利用。老年人尤其是高龄老人，如长期生活在依赖、无价值、丧失权利的状态中，其自我照顾意识就会淡化，生活自理能力也随之下降。因此，要充分发挥老年人在健康维护和自我照顾中的主观能动性，充分运用其自身资源，提高其自我照顾和自我护理能力，维持和促进老年人的日常生活功能，避免过分依赖他人。

2. 延缓衰退及恶化　通过三级预防策略，广泛开展健康教育，提高老年人的自我防护意识，改变不良的生活方式和行为，促进健康。避免和减少健康危险因素的危害，做到早发现、早诊断、早治疗。鼓励老年人树立积极的健康观念，积极配合医务人员进行疾病诊治，防止病情恶化，预防并发症的发生，防止伤残。

3. 提高生命质量　护理的目标不仅仅是延长寿命和促进疾病转归，还应帮助老年人在身心和社会适应方面处于完美状态，提高生命质量，体现活着的意义、尊严和价值，延长健康预期寿命，实现真正意义上的“长寿”。

4. 做好善终服务　护理工作者应从生理、心理和社会全方位对临终老人进行综合评估分析，识别、预测并满足其需求，以确保老人在生命终末阶段生命质量有所提高，能够有尊严、舒适、安宁地度过人生最后旅程，满足老年人的“老能善终”；同时做好老人家属的护理。

（二）老年护理的原则

老年护理是为老年人提供医疗护理、预防保健、精神慰藉、康复娱乐等一系列服务，以促使其达到最佳身体、心理、社会功能状态。因此，老年护理工作有其特殊的规律和专业的要求，为了实现护理目标，在护理实践中还应遵循以下护理原则：

1. 积极满足需求　首先应以满足老年人的多种需求为基础。应加强对老化过程的认识，将正常老化、异常老化及老年人特有的心理社会特性融入到所学的护理知识中，及时发现老年人现存的和(或)潜在的健康问题，满足其各种需求，真正有助于其健康发展。

2. 尽早开始防护　老年病发病演变时间长，如骨质疏松症、高脂血症、动脉粥样硬化、高血压、糖尿病等慢性病一般起病于中青年时期，因而应尽早进行一级预防，应从中青年期开始，进入老年期更加关注。要了解老年人常见病的病因、危险因素和保护因素，采取有效措施预防其发生发展。对于罹患慢性病、残障的老年人，要依据病情及早实施康复治疗和护理。

3. 注重整体观念　老年人患病往往是多种疾病共存，疾病间相互影响。故护理人员须牢固树立整体护理观念，研究多种因素对老年人健康的影响，提供多层次、全方位的护理。

4. 做到因人施护　影响衰老和健康的因素错综复杂，老化程度因人而异。老年个体差异性很大，加之老化、疾病、家庭、经济等因素的影响，个体化差异会更加突出。因而要注意因人施护，执行个体化护理的原则，切实做到有针对性和实效性的护理。

5. 开展长期照护　老年护理的重点在于通过护理干预延缓老年期的衰老性变化和减少各种危险因素给老年人带来的消极影响，消除或减低自我照顾的限制，最大限度地维持和促进老年人的最佳功能状态。而老年疾病病程长，合并症和(或)并发症多，后遗症多，多数老年患者的生活自理能力下降，有的甚至出现严重的生理功能障碍，对护理工作有较大的依赖性。因此，需要开展长期照护(long term care，LTC)服务，进行连续性照顾，如医院外的预防性照顾、精神护理、家庭护理等。

6. 扩大服务范围　老年护理的对象不仅是老年患者，还应包括健康老人及家庭成员，因此老年护理须兼顾医院、家庭和社会人群。护理工作的场所也要从医院或门诊扩大到各种养老机构(如老人院、日间或夜间老年人护理中心、老人之家等)、长期照护机构、临终关怀中心、老年人家庭和社区等。而家庭和社会护理不仅可使老人受益，还可大大减轻其家庭负担，为社会作出贡献，因而显得更加

笔记

重要。

四、老年护理的特点

（一）健康老年人的护理

1. 老年人的生理特点与护理　随着老年人的年龄增长，机体出现一系列衰退性的变化。主要表现为组织器官储备能力减弱，各种功能衰退，免疫功能下降，对内外环境的适应能力降低，容易出现各种慢性退行性疾病；视觉、听力减退，反应迟钝，操作能力和反应速度降低，肢体协调功能下降，生活自理能力差；平衡功能减退，易发生跌倒。故应注意保护老年人的安全，避免发生意外损伤，必要时可帮助老年人使用助听器、老花镜、手杖与助行器等日常生活辅助用品；注意做好健康教育，如可进行健康运动、营养膳食及自我保健等方面的指导。

2. 老年人的心理特点与护理　主要表现为精神活动功能减弱，运动反应时间延长，学习和记忆能力减退以及人格改变和情绪变化，如注意力不集中、记忆力下降、孤独、多疑、自卑、抑郁以及情绪不稳、脾气暴躁等消极情绪。故护理人员要以极大的耐心和热心护理老年人，加强情感沟通，帮助老年人树立正确的人生观、死亡观，抛开一切烦恼，乐享天年。

3. 老年社会问题与护理　老年人由于离退休、经济收入减少、生活贫困、丧偶、疾病等原因，其家庭和社会角色发生了变化，产生诸多不适应的心理社会问题。故要加强老年社会学方面的研究，帮助老年人保持健康的心态，成立老年协会、休闲娱乐活动中心，辅助健康老年人再就业，鼓励老年人多参与社会活动，促使老年人保持乐观的情绪和良好的心态，保证家庭和社会的稳定。

（二）患病老年人的护理

老年慢性病多系慢性退行性改变，有时生理和病理的界限难以区分。即使老年人与青年人患同一种疾病，其临床症状和体征、疾病进展、康复与预后亦不完全一致。因而应针对老年疾病的特点来护理老年患者。老年人患病的特点与护理分述如下：

1. 发病缓慢、临床表现不典型　由于老年人感受性的降低，往往疾病已经较为严重，却无明显的自觉症状，或临床表现不典型。据统计，有 35% ~80% 的老年人发生心肌梗死时无疼痛，常呈无痛性急性心肌梗死；49% 的老年人患腹膜炎时无明显疼痛反应，严重感染时也仅仅出现低热，甚至不发热，容易被漏诊或误诊。故护理人员要仔细观察，同时要善于观察老年人的病情变化，及时发现不典型症状，准确评估老年患者的健康状况，为及早明确诊断提供依据，以免延误诊治。

2. 多种疾病同时存在　约有 70% 的老年人同时患有两种或两种以上疾病，而且各种症状的出现及损伤的累积效应也随着年龄的增大而逐渐增加，因而病情错综复杂。故护理老年患者应考虑周全，要同时注意多个护理问题，制订全面的护理计划，方能满足老年患者的需要。

3. 病程长、恢复慢、并发症多　老年患者免疫力低，抗病与修复能力差，致病程长、恢复慢，且容易出现意识障碍、水电解质紊乱、运动障碍、多器官功能衰竭、出血倾向等多种并发症，导致病情危重。故护理老年患者要特别注意病情观察，要有耐心，对预期目标不能操之过急，多进行有关疾病护理及预防并发症的健康教育，同时应鼓励老年患者及家属树立战胜疾病的信心，使老年人和家属共同参与康复护理计划的制订。

（三）养老机构老年人特殊的心理需求与护理

1. 养老机构老年人的心理需求

（1）苦闷与自卑：养老机构中的老年人远离了家庭与社会，难于直接感受家庭的温馨和丰富的社会生活，精神上易产生压抑与苦闷，进而导致自卑。

（2）渴望亲情：居家的老年人会直接得到子女的服侍与慰藉，子孙辈们也是老年人快乐的源泉。入住养老机构后，环境发生改变，缺乏儿孙承欢膝下的家庭亲情。虽然老年人年龄相仿，朝夕相处会有更多的共同语言和相同的兴趣爱好，但与原来生活相比，显然活力不足，沉闷程度有余。人到老年，最渴望的即是亲情，可谓“物质有价，亲情无价”。

（3）自尊心强：老年人离开温情之家，来到集体生活的养老机构，生活环境与生活方式发生了巨大变化，会使老年人产生“无用感”。故刚入住养老机构的老年人常常会表现出较强的心理防御机制，

笔记

自尊心极强，敏感。对于有些不情愿入住的老年人，甚至不愿谈及入住原因及家庭情况。

（4）好胜心强：养老机构中拥有大量的同龄老年人。为了显示自己仍然年轻、充满活力，在日常生活、身体锻炼，或平时的棋琴书画等诸多方面，老年人之间总喜欢相互较劲、相互竞争。

2. 养老机构老年人的心理护理

（1）充当“儿女角色”，真正体现“老人为本”的心理养老：作为养老机构中与老年人日夜相伴的护理人员，要充满爱心和孝心，做到任劳任怨、细心耐心，特别是对待平时缺少或无子女看望照顾的老年人，更应注意护理过程中的行为、说话语气与措辞方式，要在思想上将老年人当成自己的父母一样来对待。

（2）一视同仁，尊重每一位老年人：入住养老机构老年人的情况各异，但绝无等级之分。护理人员要一视同仁，无论老年人有何背景，均应尊重其独立性和需要，并以此表达对个人内在价值的认同。

（3）因人而异，采取不同的服务方式：老年人之间存在着一定的性格、爱好兴趣的差异。为了满足每一位老年人不同的需要，使其欢乐地安享晚年，护理人员应遵循“个体化”原则，针对老年人的具体情况采取不同的服务方式。如性格内向者，更容易产生孤独感，要给予合理的心理疏导，让老年人面对生活的现实，积极地投入到现在的生活之中。性格外向，喜欢与人交谈者，护理人员要帮助老年人实现愿望，充当耐心的倾听者，使其感到愉快和满足，增强老年人生活的信心，更好地适应养老机构的生活。

（4）鼓励和帮助老年人参加利于身心健康的运动：合理运动对调节情绪，增强毅力，促使老年人保持健康的个性品质有着非常重要的作用。因此，护理人员要帮助老年人树立正确的健康观，鼓励老年人积极参加适当的文体活动，并在养老机构组织一些符合我国老年人身心特点的活动，如太极拳等。

（5）开展丰富多彩的活动，给老年人一个表现自己的舞台：每个老年人都希望自己的晚年生活充实而富有意义，养老机构中的老年人也需要一个表现自我的机会与场所。因此，应根据每位老年人的兴趣和爱好组织一系列活动，如读书会、音乐会、趣味运动会、种花植草、养鸟钓鱼等。只有日常生活丰富多彩，在融融乐趣中不断获得美的享受和愉悦的体验，才能使养老机构中的老年人安享晚年。

五、老年护理人员的素质要求

老年人具有特殊的生理心理特点，因而对从事老年护理工作的人员也提出了更严格的素质要求。

（一）职业素质

1. 高度的责任心、爱心、细心、耐心与奉献精神　尊老敬老是中华民族的传统美德。老年人操劳一生，对家庭和社会均有很大的贡献，理应受到尊重和爱戴。老年人对护理人员的依赖性较大，老年患者的护理问题众多，加之其生理、心理复杂多变，增加了老年护理的难度。故要求护理人员要以“老人为本”，不论其地位高低，社会背景如何，均应平等相待，一视同仁，尊重老年人的人格和尊严；要有足够的责任心、爱心、细心和耐心对待老年人，全身心地投入到老年护理活动中，使老年人感到舒适，有信任感。

2. “慎独”　老年患者病程长、病情重而复杂。护理老年患者要一丝不苟，严格履行岗位职责，认真恪守“慎独”精神，在任何情况下均应自觉地对老年人的健康负责。

3. 良好的沟通技巧和团队合作精神　老年护理的开展需要多学科的合作，因此护理人员必须具备良好的沟通技巧和团队合作精神，促进专业人员、老年人及其照顾者之间的沟通与配合，在不同情况下给予老年人照顾护理服务。

（二）业务素质

具有博、专兼备的专业知识和精益求精的技术是对护理人员的业务素质要求。老年人多数都身患多种疾病，有多脏器功能受损，故要求护理人员应全面掌握专业知识以及相关学科的知识，并将其融会贯通，同时还要精通专科领域的知识和技能。只有这样，才能做到处理问题时考虑全面，有重点地解决问题，帮助老年人实现健康方面的需求。

笔记

（三）能力素质

具有准确、敏锐的观察力，正确的判断力和良好的沟通能力是对护理人员的能力素质要求。老年人的机体代偿功能相对较差，健康状况复杂多变，因此要求护理人员必须具备敏锐的观察力和准确的判断力，能够及时发现老年人的问题与各种细微的变化，对老年人的健康状况做出准确的判断，以便及早采取相应的护理措施，保证护理质量。

第三节 老年护理学的发展

老年护理学的发展大致经历了四个时期：①理论前期（1900—1955 年）：此期无任何理论作为执行护理实践活动的基础；②理论基础初期（1955—1965 年）：随着护理学专业的理论和科学研究的发展，老年护理的理论也开始研究、建立和发展，第一本老年护理教材问世；③推行老人医疗保险福利制度后期（1965—1981 年），此期老年护理的专业活动与社会活动相结合；④全面完善和发展的时期（1985 年—至今），形成了较完善的老年护理学理论并指导护理实践。

一、国外老年护理的发展

老年护理的发展与人口老龄化程度、国家的经济水平、社会制度和护理教育发展等密切相关。因此，世界各国老年护理的发展状况不尽相同。

（一）老年护理专业化的发展

老年护理作为一门学科最早出现于美国。美国的老年护理对世界各国老年护理的发展起到了积极的推动作用。1900 年，老年护理作为一个独立的专业需要被确定下来，至 20 世纪 60 年代，美国护理协会先后成立老年护理专科小组和老年病护理分会，确立了老年护理专科委员会，老年护理真正成为护理学中一个独立的分支。1970 年首次正式公布老年病护理执业标准，1975 年开始颁发老年护理专科证书，同年《老年护理杂志》诞生，老年病护理分会更名为“老年护理分会”，服务范围也由老年患者扩大至老年人群。1976 年美国护理学会提出发展老年护理学，从护理的角度与范畴执行业务活动，关注老年人对现存的和潜在的健康问题的反应。至此，老年护理显示出其完整的专业化发展历程。

自 20 世纪 70 年代以来，美国老年护理教育得以发展，尤其是开展了老年护理实践的高等教育和训练，培养高级实践护士（advanced practice registered nurses，APRN），要求具备研究生学历，掌握熟练的专业知识技能，经过认证，能够以整体的方式处理老年人复杂的照顾问题。高级执业护士包括老年病开业护士（nurse practitioners，NP）、老年病学临床护理专家（clinical nurses specialists，CNS）等。近年来，随着老龄化进程的加速和对医疗护理服务的需求日益加大，各国更加重视老年医学和老年护理教育的发展。国外许多国家已将老年护理课程（含理论和临床实践）作为护士注册前的必修科目。美国护理院校联合会制定了《本科生老年护理能力及课程设置指南》，其目的是规范老年护理的相关知识和技能在注册护士课程中的比例。WHO 在欧洲地区也发布了《老年护理专科课程指南》，为护士注册后接受继续教育指明了方向，该指南阐述了老年护理专科课程的主要核心科目，主要包括老年护理学理论及概念，老年人生理、心理、社会及精神健康护理，决策技能、领导力及资源管理等。同时，国外大学已在研究生院开设了老年护理学方向的硕士和博士课程，来培养老年护理领域的临床专家和学术专家。2017 年，为贯彻落实国家“十三五”发展规划、《“健康中国 2030”规划纲要》中的健康中国战略精神和《全国护理事业发展规划（2016—2020 年）》精神，解决我国慢病管理医务人员严重短缺的问题，北京大学护理学院借鉴英美 NP 培养模式，结合我国医疗实际和社会需求，首次招收 NP 方向护理硕士专业学位研究生，为我国培养面向基层的高端实用型护理人才，弥补基层卫生服务机构专业人才的缺乏。安徽省也率先在国内开展高年资护士进社区创新实践。

此外，国外老年护理教育还关注如何进一步完善老年护理领导力的课程建设，建议增设领导技巧、人际关系沟通、组织变革技巧、行政事务管理技巧等教学内容。

（二）不同国家的老年护理特色

世界多数国家应对人口老龄化的基本护理模式是以社区、居家服务为主体，机构护理为辅助的长

笔记

期护理模式，国际上通称为 long-term care。下面介绍美国和日本颇具特色的护理模式和长期护理体系。

1. 美国多元化的老年护理服务　美国的老年护理模式除医院外，主要有：①家庭健康护理服务：这种最基本的老年护理形式通常由专业机构提供服务，也可来源于注册的私人开业者。②机构性专业护理服务：由政府出资兴办，如护理之家、医护型老年公寓、康复中心等，服务对象主要是医院外需要连续性照顾老年人，如罹患慢性病的老人及需要疗养康复的老年患者。③依托社区的居家护理服务：老年人可根据意愿选择社区中心或家中接受护理服务。社区服务中心的义务健康教育者会为老年人提供健康保健以及生活服务。④依托于慈善机构的老人院、日间照护中心及起居协助中心等，代为子女照顾需要护理的老人。

2. 日本的法律保障和连续性护理服务　日本于 2000 年实施了《护理保险法》，该法律明确规定，对"处于需要看护状态"的老人，如其需要，"有必要提供享受保健医疗服务和福利服务时所需的费用"，属于强制性保险，具有社会保险性质。服务形式多样，如日间服务、短期入住疗养护理院、看护、居家服务；护理人员可对虚弱老人提供上门护理，对在特别养老院卧床不起及老年痴呆的老人进行护理服务等，以期达到"护理的社会化"。此外，日本的老年护理服务是以支持老年人自立为基本理念，将康复和自理训练融入一切护理活动中。服务机构内的所有设施均以鼓励老年人进行力所能及的事情，最大限度地保持和锻炼残存功能为设计理念，并按照护理保险认定等级来提供不同程度的协助或特别设施。

日本是老龄化最严重的国家。经过多年来对老龄化问题的探索，已经形成了集预防保健、生活照料和疾病护理为一体的网络系统，提供"医院-社区-家庭护理机构"的连续性服务。老年护理机构中有专业的医疗和护理团队来提供服务。家庭护理制度日趋完善，对服务流程、服务方式、服务对象、服务内容、从业人员素质及收费等都具体规定。护理人员根据主治医师制订的治疗保健方案上门服务，为老年人提供相应的基础护理、康复指导、腹膜透析及临终关怀等专科护理服务。

二、中国老年护理的发展

长期以来，我国的老年护理学被划入成人护理学范畴，加上高等护理教育的一度停滞等原因，严重影响了老年护理学的发展。20 世纪 80 年代，随着中华老年医学会的成立和老年医学的发展，尤其是 20 世纪 90 年代以来，老龄化带来的一系列问题引起了我国政府对老龄事业的高度关注。先后发布了《关于加强老龄工作的决定》《中国老龄工作发展纲要》和《中华人民共和国老年人权益保障法》等一系列相关政策和法律法规，有力地促进了老龄事业的发展。国内先后建立了老年学和老年医学研究机构，与之相适应的老年护理学也作为一门新兴学科受到重视和发展。1996 年中华护理学会提出要发展和完善我国社区的老年护理，1999 年学会增设老年病护理专业委员会。

老年护理长期以来均以医院护理占主导地位。如综合医院成立老年干部病科，开设老年门诊与病房，按专科收治和管理；很多大城市均建立了老年病专科医院，按病情不同阶段提供不同的服务，如医疗护理、生活护理、心理护理和临终关怀等。医院内的老年护理对满足老年人的医疗需求发挥了重要的作用。此外，有些城市还成立了老年护理中心、老年护理院，为社区内的高龄病残、孤寡老人提供上门医疗服务和家庭护理；对老年重病者建立档案，定期巡回医疗咨询，老人可优先接受入院治疗、护理服务和临终关怀服务。随着老年问题的日益突出，对老年护理也提出了前所未有的挑战，同时也得到了高度的重视和发展。制定了《养老护理员国家职业技能标准》，编制了国家职业资格培训教程《养老护理员》，有些院校筹建了老年护理专门的实训室，但其发展还远远不能满足老年人的需求，高等护理教育中开设老年护理专业的院校甚少，老年护理专业的人才培养有待加强。老年护理研究也逐步加强，护理研究生教育中设立老年护理方向，国内外的学术交流逐渐增多，有些院校与港澳台地区和国外护理同仁建立了科研合作关系。但与发达国家相比，我国的老年护理教育明显滞后，从事老年护理专业人员的数量与质量还远远不够。

面对老年学未来的发展方向和趋势，老年护理也应与时俱进，及时适应新时期的变化，注意加强老年护理教育和专业老年护理人员的培养，加强相关基础理论、老年人常见疾病防治的护理研究，开

笔记

发老年护理设备，借鉴港澳台地区和国外的先进经验，构建具有中国特色的老年护理理论与实践体系，不断推进我国老年护理事业的发展。

（孙建萍）

思考题

张奶奶，67 岁。2 个月前老伴突然去世，儿女因工作原因无法照顾，商量将其送入附近一所养老机构，张奶奶经常闷闷不乐，一个人待在屋子里不愿意与他人交流，经常向护理人员诉说非常思念儿孙。

请思考：

（1）按照 WHO 和我国时序年龄划分标准，张奶奶的年龄分别属于什么老人？

（2）针对张奶奶在养老机构的情况，请问此时张奶奶表现出什么心理需求？

思路解析

扫一扫，测一测

笔记

第二章 老年人健康及生活质量评估

学习目标

1. 掌握老年人健康评估原则及注意事项；老年人生活质量的内涵。
2. 熟悉老年人健康评估的内容、方法及生活质量常用评估工具；老年人情绪与情感的特点。
3. 了解老年人认知、人格变化的特点。
4. 能对老年人进行健康评估，并借助常用评估工具对老年人进行生活质量评估。
5. 关心、爱护、尊重老年人，具有良好的职业素质、行为习惯和良好的职业道德。

通过健康史采集、体格检查、功能状态评估、心理评估、社会评估、生活质量评估等方式，对老年人进行健康及生活质量的评估，已成为老年护理的重要组成部分，可为老年人护理计划的制订和实施提供依据。

第一节 概 述

情景导入

张爷爷，75岁，丧偶，两子女均在外地工作。1年前因右眼白内障申请临时救助基金进行了手术治疗。近两个月来，左眼出现视物模糊，被确诊为左眼白内障，希望再次手术治疗。但是，他既担心因两次申请临时救助基金时间相隔太近，致申请无果，又担心手术住院期间无人照顾。同时，张爷爷因双膝关节退行性病变行走不便，平常除在家听听收音机外，很少下楼活动，倍感孤独、寂寞。

请思考：

1. 通过对张爷爷进行健康评估，可发现其目前存在哪些健康问题？
2. 对张爷爷进行健康评估时的注意事项有哪些？

一、老年人健康评估原则

（一）了解老年人身心变化特点

老年人生理性改变是指随着年龄的增长，人体细胞、器官和各系统发生的各种退行性改变，这些改变属于正常。病理性改变是指由于生物、物理或化学的因素所导致的老年性疾病引起的变化，这些改变属于异常。这两种改变往往同时存在于老年人身上，既相互影响，也难以严格区分。因此，评估者必须认真实施健康评估，确定与年龄相关的正常改变，区分正常老化与现存的或潜在的健康问题，并采取适当的干预措施。

老年人的心理变化有以下特点：身心变化不同步，心理发展具有潜能和可塑性，个体差异较大。在智力方面，由于反应速度减慢，在限定时间内学习新知识、接受新事物的能力较年轻人低。在记忆方面，记忆能力下降，并以有意记忆为主、无意记忆为辅。在思维方面，个体差异较大。在特性或个性方面，可出现孤独、任性，产生怀旧、焦虑、烦躁。老年人的情感与意志变化相对较稳定。

（二）正确解读老年人辅助检查结果

引起老年人辅助检查结果异常有 3 种可能，即正常的老年期变化、疾病导致的异常改变及受老年人服用的某些药物的影响。目前有关老年人辅助检查结果标准值（参考值）的资料很少，老年人辅助检查参考值可通过年龄校正可信区间或参照范围的方法确定。评估者需长期观察和反复检查，结合病情变化，正确解读老年人辅助检查结果，明确辅助检查异常是生理性变化还是病理性改变所致，以免延误诊治造成严重后果。

（三）注意老年人疾病的非典型性表现

老年人由于感受性降低，且常常多种疾病同时发生，故发病后常无典型的症状和体征，称为非典型性临床表现。例如，阑尾炎致肠穿孔的老年人，临床表现常仅有轻微疼痛，而没有明显的腹膜炎体征；老年人患肺炎时常无症状或仅有食欲减低、全身乏力、脱水、突然出现意识障碍而无明显的呼吸道症状。这种非典型表现的特点给老年人疾病的诊治带来困难，容易出现漏诊、误诊。因此，对老年人的客观检查尤其是生命体征和意识状态的评估要予以重视。

二、老年人健康评估方法

（一）交谈

交谈是指通过与老年人、老年人的亲友或照护者进行谈话沟通，了解老年人的健康史、既往史、家族史等。交谈是收集资料最重要的手段。通过交谈了解老年人疾病的发生发展、诊治经过及目前存在的主要健康问题，还可了解老年人的心理、家庭状况和经济状况及社会功能等。交谈时要注重交谈技巧的运用，建立良好的信任关系，有效获取老年人的相关健康资料和信息。

（二）体格检查

体格检查是检查者运用自己的感觉器官和借助于简单的检查工具，对老年人进行有目的的全面检查。检查方法包括视诊、触诊、叩诊、听诊和嗅诊，详见《健康评估》。

（三）其他方法

1. 观察　运用感觉器官对老年人的表情、动作、言语、服饰、身体姿势、精神状态及其所处的环境等进行观察，以便发现潜在的健康问题。

2. 阅读　指通过查阅病历资料、护理记录、辅助检查结果等，获取老年人的健康信息。

3. 测试　指用标准化的量表或问卷测量老年人的身心状况。量表或问卷的选择须根据老年人的具体情况来确定，并且需要考虑量表或问卷的信度和效度。

三、老年人健康评估注意事项

1. 提供适宜的环境　由于老年人感觉功能下降，血流缓慢，代谢降低，体温调节功能下降而容易受凉感冒，因此，体格检查时应注意室内温度的调节，以 22～24℃ 为宜。老年人听力和视力下降，评估过程中，环境要安静，避免光线直接照射老年人，注意保护老年人的隐私。

2. 安排充足的时间　由于老年人感觉器官的退化，反应减慢，行动迟缓，思维能力降低，评估所需时间较长。而且老年人常常因患有多种慢性疾病而容易感到疲劳，评估者应根据老年人的具体情况合理分次进行健康评估。

3. 选择适当的方法　对老年人进行躯体评估时，应根据具体要求让老年人选择适当的体位。检查口腔及耳部时要取下义齿与助听器。由于老年期触觉、感觉减退或消失，需要较强的刺激才能引出，对老年人进行感知觉尤其是痛觉、温觉检查时，应注意刺激适当，不要损伤老年人。

4. 运用有效的沟通技巧　由于老年人视觉、听觉、记忆等功能减退，交谈时会产生沟通障碍。因此，评估者要尊重老年人，运用有效的沟通技巧，如减慢语速，采用体贴的语气，保持语音清晰，语言通

笔记

俗易懂,注意适时停顿,必要时重复,增进与老年人之间的情感交流,以便收集到完整而准确的资料。

第二节 老年人身体健康评估

老年人身体健康评估的内容主要包括健康史、体格检查、功能状态评估和辅助检查四个方面。

一、健康史

健康史是指老年人目前与既往的健康状况,老年人对自身健康状况的认识及日常生活和社会活动能力等方面的资料。

(一) 基本情况

基本情况主要包括老年人的姓名、性别、年龄、民族、婚姻状况、职业、籍贯、文化程度、宗教信仰、经济状况、医疗费用的支付方式、家庭住址与联系方式、入院时间等。

(二) 健康状况

1. 既往的健康状况　包括既往疾病史、手术史、外伤史、食物及药物过敏史,药物使用情况,参与日常生活活动和社会活动的能力。

2. 目前的健康状况　目前有无急慢性疾病;疾病发生时间,主要症状有无加重,治疗情况及恢复程度;目前疾病的严重程度,对日常生活活动能力和社会活动的影响等。

3. 家族健康情况　包括家族史,个人及家庭健康行为方式(饮食习惯、锻炼,有无吸烟、酗酒、药物依赖等不良嗜好)等。

(三) 老年综合征

老年综合征(geriatric syndrome,GS)是指老年人由多种疾病或多种原因造成的同一种临床表现或问题的症候群。老年综合征包含的种类,目前国际上尚无统一的界定。2013 年亚太地区老年医学会指出常见的老年综合征包括痴呆、尿失禁、谵妄、跌倒、听力受损、视力受损、肌肉减少症、营养不良、衰弱、卧床、步态不平衡和压力性溃疡等 12 个种类。老年综合征的评估可采用整体评估量表,如由美国哈特福德老年护理研究所、纽约大学护理系设计的 SPICES 量表,亦可根据需要采用单个老年综合征评估量表。

知识拓展

老年衰弱综合征

研究显示:美国社区 65 岁以上老年人衰弱的发生率为 7% ~12% ,80 岁以上的高龄老年人可达 1/3。衰弱的老年人处于一种脆弱状态,应激时致病和死亡的风险增加,衰弱的评估被认为是高龄老年人进行危险分层非常实用的工具。近年来美国及欧洲老年医学专家倡议对老年人进行衰弱的常规筛查,尤其 70 岁以上或体重明显减轻的老年人。目前衰弱的诊断主要有两种方法,即衰弱表型(frailty phenotype,FP)和衰弱指数(frailty index,FI)。Eried 于 2001 年提出通过 FP 定义衰弱,制定了 5 条诊断标准:不明原因的体重减轻,肌力减退(握力下降),低体能,运动减慢(步速减慢)和疲劳。符合 3 项及以上诊断为衰弱;符合 1 ~2 项为衰弱前期;0 项为非衰弱。这一标准主要从生理层面界定衰弱,目前应用广泛。

来源:宁晓暄,欧阳敏,Leng Sean X. 老年人衰弱综合征的发病机制和评估及管理. 中华老年医学杂志,2015,34(12):1282-1284.

二、体格检查

一般情况下,老年人应 1 ~2 年进行一次体格检查。检查时,应根据老年人生理变化和疾病特点,按照视诊、触诊、叩诊、听诊、嗅诊顺序,有目的、有重点地进行。

(一) 全身状况

1. 营养状态　评估老年人每日活动量、饮食状况以及有无饮食限制,测量身高、体重,计算体质指

笔记

数。体质指数正常为18.5～24.9，低于18.5提示体重过低，25～29.9提示超重，≥30提示肥胖。

2. 生命体征 老年人的生命体征有以下特点：

（1）体温：老年人基础体温较成年人低，尤其是70岁以上的老年人在感染时常无发热的表现。如果老年人午后体温比清晨高1℃以上，应视为发热。

（2）脉搏：接近正常成年人。老年人每次测量脉搏的时间不应少于30秒，同时注意脉搏的不规则性。

（3）呼吸：老年人正常呼吸频率稍快，为16～25次/分。评估呼吸时应注意呼吸的形态、节律及有无呼吸困难。在其他临床症状和体征出现之前，若呼吸>25次/分，可能是下呼吸道感染、充血性心力衰竭或其他病变的信号。

（4）血压：一些老年人伴有高血压和直立性低血压，当高血压伴有糖尿病、低血容量或使用利尿药、扩血管药物及精神类药物时更容易发生直立性低血压。因此，诊治过程中需要注意测量卧、立位血压。如老年人从卧位改变为直立体位（或至少60°的直立倾斜试验）3分钟内，收缩压下降≥20mmHg或舒张压下降≥10mmHg，同时伴有头晕或晕厥等脑循环灌注不足的症状时，称直立性低血压。

3. 意识状态、智力 意识状态主要反映老年人对周围环境的认识和对自身所处状况的自我识别能力，通过评估意识状态，有助于判断有无颅内病变及代谢性疾病。通过测定老年人的记忆力和定向力，有助于早期痴呆的诊断。

4. 体位、步态 某些疾病可使体位发生改变，如心、肺功能不全的老年患者可出现强迫坐位，脊柱疾病的老年患者可出现强迫俯卧位。步态的改变有助于对疾病的诊断，如慌张步态见于帕金森病，醉酒步态见于小脑病变。

（二）皮肤、淋巴结

1. 皮肤 评估皮肤的内容包括皮肤的颜色、温度、湿度，皮肤的完整性和特殊感觉，有无癌前病变等。长期卧床或在轮椅上不能活动的老年人应重点检查易发生破损的部位，观察有无压疮发生。老年人的皮肤干燥、皱纹多、缺乏弹性、无光泽，常伴有皮损。常见的皮损有老年色素斑、老年疣、老年性白斑等。

2. 淋巴结 应仔细检查老年人颈部、锁骨上窝和腋下淋巴结有无肿大以及肿大淋巴结的质地、表面是否光滑、与周围组织有无粘连、有无触痛等。

（三）头面部与颈部

1. 头面部

（1）头发：老年人头发为灰白色，发丝变细，头发稀疏，并有脱发。

（2）眼和视力：老年人眼部外观变化常见眼睑皮肤松弛，皱纹增多。50岁以后可见双侧角膜老年环，即角膜缘因脂质沉积而形成一灰白色的环。由于老年人眼睑结膜常因慢性炎症而充血，故应注意其掩盖贫血的程度。老年人晶状体柔韧性变差，睫状肌肌力减弱，眼的调节能力逐渐下降，迅速调节远、近视力的功能下降，出现老视眼。老年人因瞳孔缩小、视网膜视紫质的再生能力减退而使其暗适应能力低下，暗适应、色觉等均有不同程度的衰退和障碍，辨色能力减退。晶状体随着年龄增加而增厚，致前房中心变浅，出现房角关闭影响房水回流，而致眼内压升高，引起青光眼。由于发生玻璃体混浊、老年性白内障、眼底动脉硬化，易发生眼底出血等，常严重影响老年人的视功能。

（3）耳：随年龄的增加听觉逐渐减退。由于中耳听骨退行性变，内耳听觉感受细胞退变、数目减少，耳蜗动脉血液供应减少等原因，常常出现老年性耳聋，甚至听力丧失。由于对高音的听力损失比对低音的听力损失早且呈进行性变化，老年人常伴有耳鸣，在安静环境下尤为明显。

（4）鼻：鼻腔黏膜萎缩变薄、干燥。嗅神经数量减少、萎缩、变性，故50岁以后，嗅觉变得迟钝，对变质食物、有害气体等气味的分辨力减退。

（5）口腔：由于毛细血管血流减少，老年人口唇失去红润，口腔黏膜和牙龈显得苍白；唾液分泌减少，口腔黏膜干燥；随着年龄的增长，味蕾萎缩，数量减少，功能退化，对食物的敏感性降低，常影响老年人的食欲；由于长期的磨损与衰老，老年人多有牙齿缺失。同时应注意鉴别老年人口唇黏膜的色素沉着。

笔记

2. 颈部　视诊：注意有无颈静脉怒张；触诊：有无甲状腺肿大、包块，有无颈淋巴结肿大、气管移位等。老年人出现颈椎病、颈部肌损伤、帕金森病等，均可出现颈部活动受限。听诊：如果有颈部血管杂音不仅可能是颈动脉硬化狭窄所致，也可能是心脏杂音传向颈部所致。

（四）胸部

1. 乳房　随着年龄的增长，女性乳腺组织减少，乳房变长和平坦。40～60岁的女性易发生乳腺癌，好发部位为外上象限。应每年进行一次检查。视诊：注意两侧乳房位置是否对称，有无乳头凹陷、橘皮样外观、乳头溢液。触诊：有无乳房包块、腋窝淋巴结肿大等乳腺癌表现。必要时建议乳腺钼靶检查。

2. 胸廓及肺　老年人胸廓前后径增大，横径缩小，常呈桶状改变，尤其见于慢性支气管炎老年患者；因生理性无效腔增多，肺部叩诊常呈过清音。老年人胸廓顺应性下降，胸廓扩张受限，呼吸肌肌力减弱，致肺部通气功能减弱，出现胸式呼吸减弱，腹式呼吸增强，呼吸音减弱等。

3. 心前区　老年人因脊柱后凸或脊柱侧弯引起心脏下移，使心尖搏动出现在左锁骨中线旁。听诊第一心音及第二心音减弱，心室顺应性减低，可闻及第四心音，还可闻及舒张期杂音，并向颈部传导。

（五）腹部

老年人肥胖时常常会掩盖一些腹部体征；而消瘦者则因腹壁肌肉松弛，腹膜炎时也不易产生腹肌紧张；由于肺扩张，膈肌下移致肋缘下可触及肝脏。老年人膀胱容量减少，难以触及充盈的膀胱；肠蠕动减弱，腹部听诊时可有肠鸣音减退等。

（六）脊柱四肢

主要评估关节及其活动范围、水肿及动脉搏动情况等，注意有无疼痛、畸形、运动障碍。老年人由于软骨变性和骨质增生，关节退行性变，关节腔狭窄，关节活动范围也逐渐缩小，关节活动受限，肌张力下降，导致颈部脊柱和头部前仰，脊柱变短。

（七）泌尿生殖器

男性外阴表现为阴毛变稀变灰，阴茎、睾丸变小，双阴囊变得无皱褶。老年男性前列腺随着年龄的增长逐渐发生组织增生，而引起排尿阻力增大，下尿道梗阻，从而出现排尿困难。老年女性的外阴逐渐萎缩，阴唇皱褶增多，阴蒂变小。由于阴道上皮萎缩变薄，上皮细胞内糖原含量减少，阴道内阴道杆菌的糖酵解能力下降，乳酸产生减少，使阴道内pH由弱酸性转为中性或碱性，导致阴道的自净作用减弱甚至消失，阴道防御功能减弱，使阴道易受细菌侵袭而发生老年性阴道炎。

（八）神经反射

随着年龄的增长，运动神经和交感神经对神经冲动的传导减慢，因此老年人反应迟钝，动作协调能力下降。而小脑纹状体系统的缺血萎缩，则会导致前庭功能发生紊乱，因而出现步态蹒跚、老年性震颤等。老年人脊髓感觉神经根的有髓神经纤维减少30%，大脑的躯体感觉皮质变薄，外周和中枢感觉通路的突触呈衰老改变，对躯体部分的认识能力下降，立体判断能力损害，引起位置觉的分辨力下降，因而容易发生跌倒。

老年人感觉功能逐渐减退，视、听、嗅、触、味、压痛、冷热感觉普遍降低，故可检查手足的精细触觉、针刺觉及位置觉，同时注意检查闭眼时手指的精细动作和握拳动作、下肢肌力、腱反射和膝反射。

三、功能状态评估

功能状态主要是指老年人处理日常生活的能力，功能状态的完好与否影响老年人的生活质量。因此，评估老年人的功能状态，有助于了解老年人的生活起居，判断功能缺失，并能作为制订护理措施的依据，从而提高老年人生活的独立性，达到提高生活质量的目的。常用的评估方法有自述法和观察法。

（一）评估内容

老年人的功能状态受年龄、视力、躯体疾病、运动功能、情绪等因素影响，评估时要结合老年人的躯体健康、心理健康及社会健康状况进行全面衡量和考虑，避免主观判断偏差和霍桑效应。功能状态的评估包括日常生活能力、功能性日常生活能力、高级日常生活能力三个层次。

笔记

1. **日常生活能力**(activities of daily living,ADL) 老年人最基本的自理能力,是老年人自我照顾、从事每天必需的日常生活的能力。如衣(穿脱衣、鞋、帽,修饰打扮)、食(进餐)、行(行走、变换体位、上下楼)、个人卫生(洗漱、沐浴、如厕、控制大小便)等,这一层次的功能受限,将影响老年人基本生活需要的满足。ADL不仅是评估老年人功能状态的指标,也是评估老年人是否需要补偿服务的指标。

2. **功能性日常生活能力**(instrumental activities of daily living,IADL) 指老年人在家中或寓所内进行自我护理活动的能力,包括购物、家庭清洁和整理、使用电话、付账单、做饭、洗衣、旅游等,即为支持独立生活所需要的诸项活动。IADL提示老年人是否能独立生活并具备良好的日常生活功能。

3. **高级日常生活能力**(advanced activities of daily living,AADL) 指与生活质量相关的一些活动,反映老年人的智能能动性和社会角色功能,包括主动参加社交、娱乐活动、职业工作等。随着老年期生理变化或疾病的困扰,这种能力可能会逐渐丧失。失去这一层次的功能,将失去维持社会活动的基础。例如,股骨颈骨折使一位经常参加各种社交和娱乐活动的老人失去了参与这些活动的能力,这将使其整体健康受到明显影响。高级日常生活能力的缺失,要比基本日常生活能力和工具性日常生活能力的缺失出现得早,一旦出现,则预示着更为严重的功能下降,需要作进一步的功能性评估,包括日常生活能力和功能性日常生活能力的评估。

(二)评估工具

目前临床上有多种专业的评估工具可以评定老年人的功能状态(表2-1)。使用最广泛的工具包括Barthel指数、Katz ADL量表和Lawton IADL量表。

表2-1 日常生活能力评估常用量表

量 表	功 能
(1) Barthel指数(Barthel index,BI)	自理能力和行走能力
(2) Katz ADL量表(Katz ADL Scale)	基本自理能力
(3) Kenny自护量表(Kenny Self-care Scale)	自理能力和行走能力
(4) IADL量表(IADL Scale)	烹饪、购物、家务等复杂活动
(5) Lawton IADL量表(Lawton IADL Scale)	IADL能力

1. Barthel指数(Barthel index,BI) 美国学者Florence Mahoney和Dorothy Barthel于20世纪50年代中期设计并应用于临床,当时称为Mary-Land残疾指数。在20世纪60年代中期的文献报告正式称为Barthel指数,一直沿用至今。Barthel指数评定简单,灵敏度高,可信度高,使用广泛,且可用于预测治疗效果、住院时间与预后。在国内用于测评日常生活能力的文献中,有57%将BI作为评价工具(附录量表1)。

(1) 量表结构与内容:包括修饰、穿衣、洗澡、进食、控制大小便、如厕、床椅转移、平地行走、上下楼梯10项。

(2) 评定方法:对老年人的日常生活活动功能状态进行测评,主要是对其一系列独立行为的测量来进行评分,总分范围在0~100分。评估所需时间:5分钟左右。

(3) 结果解释:可根据是否需要帮助与帮助程度分为0、5、10、15分4个等级,再将各项得分相加即为总分。根据总分来确定自理能力的等级,可分为重度依赖、中度依赖、轻度依赖和无须依赖。其中60分以上者,表示虽有轻度功能缺陷,但生活基本可以自理;40~60分者,表示为中度残疾,有功能障碍,生活需要他人帮助;20~40分者表示为重度残疾,生活需要很大帮助;0~20分者,表示完全残疾,生活完全依赖他人。

2. Katz日常生活功能指数评价量表 由Katz等人设计制定的语义评定量表,可用于测定慢性疾病的严重程度与治疗效果,也可用于预测某些疾病的发展(附录量表2)。

(1) 量表结构与内容:此量表将ADL功能分为6个方面,即进食、更衣、沐浴、移动、如厕和大小便控制,以确定各项功能完成的独立程度。

(2) 评定方法:通过与被测者交谈、评价者观察,或被测者自填问卷,视6项功能独立完成的程度来确定各项评分,计算总分值。

笔记

（3）结果解释：总分值的范围是0～12，分值越高，提示被测者的日常生活能力越高。

3. Lawton功能性日常生活能力量表 Lawton等人设计制定，主要用于评定被测试者的功能性日常生活能力（附录量表3）。

（1）量表结构与内容：此量表将IADL功能分为7个方面，主要用于评定被测试者的功能性日常生活能力。

（2）评定方法：通过与被测者、家属或护理人员等知情人的交谈或被测者自填问卷，确定各项评分，计算总分值。

（3）结果解释：总分值的范围是0～14，分值越高，提示被测试者功能性日常生活能力越高。

4. Pfeffer功能活动问卷（functional activities questionnaire，FAQ） Pfeffer功能活动问卷于1982年编制。其目的是更好地筛选和评价功能障碍不太严重的老年患者，即早期或轻度痴呆患者。由于测评一次仅需5分钟，故常在社区调查或门诊工作中应用（附录量表4）。

（1）量表结构与内容：FAQ将功能分为10个方面，包括使用各种票证、按时支付各种票据、自行购物、参加游戏或活动、使用炉子、准备和做一顿饭菜、关心和了解新鲜事物、持续一小时以上的注意力情况、记得重要的约定、独自外出活动或走亲访友等。

（2）评定方法：该问卷属于他评问卷，由测试者或被试者家属完成。评定时，每项只能选择一个评分，既不能重复，也不能遗漏。这样，结果才能恰当地反映出老年人的活动能力。如被试者无法完成或不能正确回答问题，应向其照顾者询问。评分标准采用3级评分法：即问卷中“0”表示没有任何困难，能够独立完成；“1”表示有些困难，需他人指导或帮助；“2”表示本人无法完成，完全或几乎完全由他人代替完成；“9”则表示该条目不适用，如老年人一向不使用炉子，这时不计入总分。

（3）结果解释：FAQ有两项统计指标：总分0～20和单项0～2。FAQ<5分为正常。FAQ≥5，表示在家庭或社区中不可能独立，即说明社会功能有问题，尚需进一步确定这类损害是否新近发生，是因智力减退还是另有原因，如年龄、视力缺陷、情绪抑郁或运动功能障碍等。

四、辅助检查

辅助检查可以帮助判断老年人身体是否正常，是诊断老年疾病的重要依据。

（一）实验室检查

1. 常规检查

（1）血常规：血常规检查结果异常在老年人中十分常见。一般以人体外周血液中红细胞低于$3.5\times10^{12}/L$，血红蛋白低于110g/L，血细胞比容小于0.35，作为老年人贫血的标准。多数学者认为老年人的白细胞、血小板计数无增龄性变化。

（2）尿常规：老年人尿蛋白及尿胆原与成年期相比无明显差别。老年人肾脏排糖阈值升高，可出现血糖升高而尿糖却为阴性的现象。少数老年人则由于肾脏排糖阈值降低，在同样血糖水平时更易出现尿糖，或即使老年人糖尿病得到控制后仍可有尿糖。

随着年龄的增长，老年人对泌尿系统感染的防御功能降低，尿中出现白细胞或菌尿的比例增多，尿沉渣白细胞计数>20个/HP才有病理意义。老年人中段尿培养污染率高，可靠性低，老年男性中段尿培养菌落计数$\geq10^3$/ml、女性$\geq10^4$/ml为判断真性菌尿的界限。

（3）血沉：健康老年人的血沉变化范围很大。一般血沉在30～40mm/h之间无病理意义；若超过65mm/h，应考虑感染、肿瘤及结缔组织病。

2. 生化检查

（1）电解质：男性血清钙随增龄逐年下降，女性血清钙则逐年升高，血清磷也随增龄而降低。老年人血清铁和不饱和铁结合力比成年人降低5%～10%或无变化。

（2）血脂：随着年龄的增长，血清总胆固醇和三酰甘油逐年增高，男性40～50岁达高峰，女性50～60岁达高峰，之后逐渐降低；低密度脂蛋白逐年增高，40～50岁达高峰，之后逐渐降低；高密度脂蛋白逐年降低。

（3）血糖：随着年龄的增长，空腹血糖逐渐增加，葡萄糖耐量则逐渐下降。多数老年糖尿病者以

笔记

餐后高血糖为主，而空腹血糖往往正常或在正常高限，故老年人测定血糖时，应同时检测空腹血糖和餐后血糖。

3. 功能检查　老年人功能检查中常见的生理变化，见表 2-2。

表 2-2　老年人生化与功能检查常见的生理变化

检查内容	成人正常值范围	老年期生理变化
空腹静脉血糖	3.9～6.1mmol/L	轻度升高
肌酐清除率	80～100ml/min	降低
血尿酸	120～240μmol/L	轻度升高
乳酸脱氢酶	50～150U/L	轻度升高
磷酸碱性酶	20～110U/L	轻度升高
总蛋白	60～80g/L	轻度升高
总胆固醇	2.8～6.0mmol/L	60～70 岁达高峰，然后逐渐下降
低密度脂蛋白	<3.1mmol/L	60～70 岁达高峰，然后逐渐下降
高密度脂蛋白	1.1～1.7mmol/L	60 岁后稍升高，70 岁后开始降低
三酰甘油	0.23～1.24mmol/L	轻度升高
甲状腺激素 T_3	1.08～3.08nmol/L	降低
甲状腺激素 T_4	63.2～157.4nmol/L	降低
促甲状腺素	(2.21±1.1)mU/L	轻度升高或无变化

（二）心电图检查

心电图检查有助于及时发现老年人无症状的心肌缺血、心肌梗死等病变。老年人的心电图随增龄常有轻度非特异性改变，出现 P 波轻度平坦、T 波变平、P-R 间期延长、ST-T 段非特异性改变、电轴左偏倾向和低电压等改变。

第三节　老年人心理健康评估

情景导入

王爷爷，68 岁。退休前是某中学语文教师，有多年高血压病史。近年来老抱怨自己记忆力、精力不如从前，并经常指责家人对自己关心不够，亲戚朋友也不到家里看望自己，觉得活着没意义，所以几乎不与朋友联系，对以前热衷的门球也不感兴趣，对外界任何事物均不关心。

请思考：

1. 如何对王爷爷的认知状态和情绪情感状态进行评估？
2. 根据王爷爷的人格变化特点，判断其属于哪种人格模式？

步入老年期，在应对各种生活事件的过程中，老年人常出现一些较为特殊的心理活动，表现出一些老年个性心理特征。老年人的心理状况对其老化过程、健康长寿、老年病的治疗与预后均有较大的影响。因此，掌握老年人的心理活动特点及影响因素，正确评估老年人的心理健康状况，对维护和促进老年人的身心健康、有的放矢地进行心理健康指导、矫正不良心理行为、预防身心疾病及精神疾病有着重要的作用。老年人的心理健康评估主要从认知、情绪与情感、人格等方面进行评估。

一、认知状态评估

认知是人们认识、理解、判断、推理事物的过程，通过行为、语言表现出来，反映了个体的思维能力。不同年龄阶段的老年人，均会出现不同程度的认知功能障碍，因此，认知能力是心理健康评估的重要内容之一。认知功能对老年人是否能独立生活以及生活质量起着重要的影响作用。

（一）老年人认知变化

认知（cognition）即个体推测和判断客观事物的思维过程。包括感觉、知觉、注意、记忆、思维等心理活动。

1. **感觉**（sensation）　是当前客观事物直接作用于感觉器官而在人脑中形成的反映，或指机体的感觉器官对环境变化的反映，是人对刺激的基本形式的最初体验，包括视觉、听觉、味觉、嗅觉、皮肤觉、平衡觉等。由于老年人的感觉器官随着年龄增长而发生敏感性变化，导致正常感觉反应受影响。

2. **知觉**（perception）　是指外界刺激作用于感觉器官时，人对外界客观事物的各种属性及其外部相互关系的综合反映，或是感觉器官与大脑对外界刺激所作出的解释、分析和整合。在认知科学中也可看作一组程序，包括获取感官信息、理解信息、筛选信息、组织信息。知觉有很大的个体差异，由于老年人的感觉器官随增龄敏感性发生变化，出现知觉反应相对减慢。但人们对当前周围事物的知觉是在过去经验的基础上进行的，老年人经验丰富，其知觉的正确性一般仍较高。老年人常发生定向力障碍，影响其对时间、地点、人物的辨别。

3. **记忆**（memory）　是指人脑对过去经历过的事物的反映，包括识记、保持、再认和重现（或回忆）。老年人随着年龄的增加，感觉器官逐渐不能正常有效地接受信息，加之记忆细胞的萎缩，使得老年人的记忆功能减退。但老年人的记忆减退个体差异很大，出现有早有晚，速度有快有慢，程度有轻有重，说明老年人的记忆能力存在很大潜能。为延缓记忆衰退，老年人可坚持适当的脑力锻炼和记忆训练，并主动利用记忆方法，提高记忆能力。

（1）初级记忆和次级记忆：**初级记忆**（primary memory）是指对刚听过或看过、当时还在脑子里留有印象的事物的一类记忆。**次级记忆**（secondary memory）是指对已听过或看过一段时间的事物，经过编码储存在记忆仓库，以后需要时加以提取的记忆。老年人初级记忆保持得较好，而次级记忆减退比较明显。

（2）再认和回忆：**再认**（recognition）是指当以前感知过的事物或场景重新呈现时，能够辨认出曾经感知过。**回忆**（recall）是指以前感知过的事物或场景不在眼前，而要求将此重新呈现出来。再认时，原识记材料呈现在眼前，有线索可帮助提取，故老年人再认能力的保持远比回忆能力好。

（3）机械记忆和逻辑记忆：**机械记忆**（rote memory）是指依照识记材料的外部联系，采用重复方法的识记。**逻辑记忆**（logical memory）是指对概念、公式、判断和推理等抽象内容的记忆。老年人机械记忆较差，在40岁开始减退，60岁以后明显减退。逻辑记忆较好，一般在60岁才逐渐减退。如老年人对与过去、与生活有关的事物或有逻辑联系的内容记忆较好，而对生疏的、需要机械记忆或死记硬背的内容记忆较差。

（4）有意记忆和无意记忆：有意记忆指事先有明确识记目的并经过努力、运用一定的方法进行的识记。无意记忆则对需记忆的事没有明确识记目的。老年人有意记忆处于主导地位，而无意记忆应用很少，故无意记忆能力下降。

（5）远事记忆和近事记忆：**远事记忆**（remote memory）指对数年前或数十年前发生事物的记忆。**近事记忆**（recent memory）指对最近几年或几个月发生事物的记忆。老年人的远事记忆良好，对往事回忆准确而生动，故老年人喜欢念叨往事，留恋过去。老年人的近事记忆衰退，近期记忆的保存效果较差，对近期发生的事件常常遗忘，表现为丢三落四。

4. **智力**（intelligence）　是一种整体的、综合的能力，主要包括注意、记忆、想象、思维、观察、实践操作和环境适应等方面的能力。霍恩（Horn）和卡特尔（Cattell）将智力分为两类，即**液态智力**（fluid intelligence）和**晶态智力**（crystallized intelligence）。

（1）液态智力：指获得新观念、洞察复杂关系的能力。主要与人的神经系统的生理结构和功能有关，如知觉整合能力、近事记忆力及注意力等。液态智力随年龄增长而减退较早，老年人下降更为明显。

（2）晶态智力：晶态智力与后天的知识、文化及经验的积累有关，如词汇、理解力和常识等。

笔记

健康成年人晶态智力并不随增龄而逐渐减退，随着后天的学习、经验的积累，有的甚至还有所提高。

5. **思维**(thinking) 是人的中枢神经系统在对感知觉的信息进行分析、综合、比较、抽象、概括以后，对客观事物所进行的间接、概括的反映过程。老年人的思维特点是常不能集中精力思考问题，思维迟钝，联想缓慢；计算速度减慢，计算能力减退。老年人思维能力衰退较晚，特别是与自己熟悉的专业有关的思维能力在年老时仍能保持。思维的衰退对老年人的表达能力具有很大影响，如对语言的理解速度减慢，讲话逐渐变缓、不流畅，常词不达意。老年人由于感知和记忆方面的衰退，致使其在概念、逻辑推理和问题解决方面的能力减退，尤其是思维的敏捷度、流畅性、灵活性、独特性以及创造性比中青年时期要差。

（二）认知状态的评估方法

1. 评估范围和内容 见表2-3。

表2-3 认知状态的评估范围和内容

评估范围	评估内容
外观和行为	意识状态、姿势、穿着、打扮等
语言	音量、速度、流畅性、理解能力、复述能力
思考知觉	判断力、思考内容、知觉
记忆力和注意力	短期记忆、长期记忆、学习新事物的能力、定向力
高等认知功能	知识、计算能力、抽象思考能力、结构能力

2. 评定量表 常用的评定量表有简易智力状态检查、简易操作智力状态问卷。

（1）简易智力状态检查(mini-mental state examination, MMSE)：1975年由美国专家Folsten编制，主要用于筛选有认知缺损的老人，适合于社区老年人群调查(附录量表5)。

1）量表结构和内容：MMSE共包含19个大项，30个小项。项目1～5项为时间定向感；6～10项为地点定向感；项目11为语言即刻记忆能力，包括3小项；项目14评定物品命名能力，包括2小项；项目15评定语言复述能力；项目16评定阅读理解能力；项目17评定语言理解能力，包括3小项；项目18检测表达能力；项目19检测描图能力。

2）评定方法：选择安静无干扰的地方进行评定，向评定对象直接询问，回答或操作正确记“1”，错误记“5”，拒绝或说不会做记“9”和“7”。全部答对总分为30分。

（2）简易操作智力状态问卷(short portable mental status questionnaire, SPMSQ)：1975年由Pfeiffer编制，适用于评定老年人认知状态的前后比较(附录量表6)。

1）问卷结构和内容：共包括定向、短期记忆、长期记忆和注意力等四个方面，10个问题。其操作简便，测定花费时间少。如：“今天星期几?”“今天几号?”“你在哪儿出生?”“你家的电话号码是多少?”“你今年几岁?”“你的家庭住址?”以及由被测者进行20减3，再减3，直至减完的计算。

2）评定方法：直接向评定对象询问，回答或操作正确记“1”。该问卷满分为10分，评估时要结合评定对象的教育背景进行。错0～2项者，表示认知功能完整；错3～4项者，为轻度功能损害；错5～7项者，为中度认知功能损害；错8～10项者，为严重的认知功能损害。受过初等教育的老年人允许错一项以上，受过高中以上教育者只能错一项。

二、情绪与情感评估

情绪和情感直接反映人们的需求是否得到满足，是身心健康的重要标志。老年人可以出现各种情绪变化，但焦虑和抑郁是最常见也是最需要进行干预的情绪状态。

（一）老年人情绪情感变化特点

1. 老年人尤其是在喜悦、悲伤、愤怒和厌恶情绪等方面更不倾向于控制自己的情感。
2. 在害羞及恐惧情绪的控制方面没有明显的年龄差异。
3. 相比于中青年，老年人在描述喜悦时用词较少。

笔记

4. 老年人的忧郁感更多地缘于对健康的关注。

5. 就气愤情绪而言，中青年人主要取决于事情是否符合自己的心意，其次是个人的得失和不愉快的遭遇，而老年人则相反，主要取决于个人得失，其次才是不合心意的事情和不愉快的遭遇。

6. 老年女性的疑病倾向比老年男性明显。

但是，当老年人的社会生活条件与中青年人相似时，这些不同的情感表现就不甚明显。

（二）评估方法

1. 焦虑的评估　**焦虑**（anxiety）是个体感受到威胁时的一种紧张的、不愉快的情绪状态，表现为紧张、不安、急躁、失眠等，但无法说出具体明确的焦虑对象。常用评估量表有汉密尔顿焦虑量表和焦虑状态特质问卷。

（1）汉密尔顿焦虑量表（Hamilton anxiety scale，HAMA）：1959 年由 Hamilton 编制，是广泛用于评定焦虑严重程度的他评量表（附录量表 7）。通过因子分析，可提示患者焦虑症状的特点。

1）评定内容：包括 14 个条目，分为精神性和躯体性两大类。

2）评定方法：由经过训练的两名专业人员对评估对象进行联合检查，然后分别进行评定，除第 14 项需结合观察外，所有项目均根据评定对象的口头叙述进行评分，同时特别强调评定对象的主观体验。

（2）状态-特质焦虑问卷（state-trait anxiety inventory，STAI）：由 Spielberger 等人编制的自我评价问卷（附录量表 8）。使用简便，能直观地反映评定对象的主观感受。焦虑可分为状态焦虑（state anxiety）和特质焦虑（trait anxiety）两种。状态焦虑是指一种短暂性的、当前不愉快的情绪体验，表现为紧张、恐惧、抑郁和神经质，伴有自主神经功能亢进；而特质焦虑是指相对稳定的焦虑性特质。

1）评定内容：该问卷包括 40 个条目，其中第 1～20 项为状态焦虑量表，第 21～40 项为特质焦虑量表。

2）评定方法：每一项进行 1～4 级评分。由评定对象根据自己的体验选择最合适的分值。凡正性情绪项目均为反序计分，分别计算状态焦虑量表和特质焦虑量表的累加分，最小值 20 分，最大值 80 分。

2. 抑郁的评估　**抑郁**（depression）是个体在失去某种其重视或追求的东西时产生的情绪状态。其特征是情绪低落，甚至出现失眠、悲哀、自责、性欲减退等表现。常用的评估工具有汉密尔顿抑郁量表、老年抑郁量表、自评抑郁量表。

（1）汉密尔顿抑郁量表（Hamilton depression scale，HAMD）：1960 年由 Hamilton 编制，是临床上评定抑郁程度时应用最普遍的他评量表。

1）量表结构和内容：汉密尔顿抑郁量表经多次修订，有 17 项、21 项和 24 项三种版本，本教材选用 24 项版本，具体内容见附录量表 9。

2）评定方法：由经过培训的两名专业人员采用交谈和观察的方法对评定对象进行 HAMD 联合检查，然后各自独立评分。

（2）老年抑郁量表（the geriatric depression scale，GDS）：由 Brink 等人于 1982 年编制，是老年人专用的抑郁筛查量表。

1）量表结构和内容：该量表共有 30 个条目（附录量表 10），包含以下症状：情绪低落、活动减少、易激惹、退缩痛苦的想法以及对过去、现在与将来的消极评分。

2）评定方法：评定对象结合 1 周来的感受回答“是”与“否”。

（3）抑郁自评量表（self-rating depression scale，SDS）：1965 年由 Zung 编制（附录量表 11）。SDS 操作方便，容易掌握，能有效反映抑郁状态的有关症状及其严重程度和变化，是应用广泛的量表。

1）量表的结构和内容：SDS 由 20 个陈述句或相应的问题条目组成，每一个条目引出一个相关症状。

2）评定方法：量表由评定对象根据自己最近 1 周的实际情况自行填写。要求自评者阅读每条内容的含义后，做出独立的、不受任何人影响的自我评定。如果评定对象的文化程度过低，看不懂或不能理解 SDS 问题，可由护理人员逐条念给他听，让自评者独立做出评定。一次评定可在 10 分钟内完成。

笔记

三、人格评估

人格（personality）是指个体在适应社会生活的成长过程中，经遗传与环境交互作用形成的稳定而独特的身心结构。人格是以人的性格为核心内容。

（一）老年人人格的变化

老年人的人格与增龄无关，总体上是稳定连续的，在进入老年期的过程中，由于欲望和要求日趋减少、动机和精神逐渐减退，常表现为退缩、孤独、内向和情绪波动。虽然人格在个体之间有明显的区别，但一般情况下，老年人的人格变化有以下共同特点：

1. 自我为中心　老年人作为一家之长，是家庭的支柱，成年期既要照顾老人又要照顾小孩，如今父母离世、子女成人，在家庭中变为要求别人照顾自己，围着自己转。

2. 性格内向　由于退休，生活范围缩小，社会活动减少，与人的交流变少，表现为性格内向、不容易接受新鲜事物，不愿参加社会活动。

3. 适应能力下降　不易承受重大生活事件的打击。

4. 缺乏灵活性　待人处事常表现为刻板、固执，缺乏灵活性。

5. 猜疑与妒忌心理　认为自己老了，什么也不干了，对社会无贡献了，对过去的老同事、老朋友相遇未主动打招呼，认为别人看不起自己，产生了自卑心理。对青年人的升职、加薪产生妒忌心理，认为自己很失败。

6. 办事谨小慎微　老年人处理事物常看重是否正确、准确，不重视速度，思前想后，反复推敲，显得保守。

（二）人格模式理论

人格模式理论认为老年人会根据其不同的人格模式，表现出不同的社会适应型态。

1. 整合良好型　大多数老年人属于这一类型。其特点为能以高度的生活满意感面对新生活，并具备良好的认知和自我评价能力。分为三个亚型：①重组型：退休后继续积极、广泛参加各种社会活动，是最成熟的人格特征。②集中型：属于不希望完全退休的人格型态。退休后，在一定范围内选择性参与一些适合的社会活动。③离退型：退休后，人格整合良好，生活满意，但活动水平低，满足于逍遥自在。

2. 防御型　这类老年人完全否定衰老，雄心不减当年，刻意追求目标。分为两个亚型：①坚持型：表现为仍继续努力工作，并保持高水平的活动，活到老、干到老，乐在其中。②收缩型：热衷于饮食保养和体育锻炼，努力保持自身躯体外观。

3. 被动依赖型　分为：①寻求援助型：需通过外界帮助来适应老年期的生活，可成功地从他人处得到心理支持，维持生活满足感。②冷漠型：对生活无目标，对任何事物均不关心，几乎不与他人联系，也不参加任何社会活动。

4. 整合不良型　存在明显的心理障碍，需要在家庭照顾和社会组织的帮助下才能生活。是适应老年期生活最差的一种人格模式。

（三）评估方法

人格评估的目的是测定老年人目前的精神状态和有无精神障碍等问题。老年人人格评估的方法多用投射法和问卷法，护理人员在评估时应结合老年人日常生活的行为状况、习惯、生活经历等资料进行综合评价。

1. 投射法　是在测验时对被测者给予刺激，让其在不受限制的情况下，表现出自己的反应，使其不知不觉地表露出人格特点。投射法能够动态地观察到被测对象的无意识的深层表现，主要用来测量老年人的自我功能、人格特点、自我认识和对人认知的方式等。常用的评估工具为洛夏克墨迹测验（Rorschach inkblot test），由瑞士精神病医师海曼·洛夏克（Hermann Rorschach）于1921年创造，是对老年人进行各种人格测验中应用最广泛的工具。

2. 问卷法　主要指自陈式人格问卷和人格检查表。常用的评估工具包括明尼苏达多相人格调查表（the Minnesota multiphasic personality inventory，MMPI）和艾森克人格问卷（Eysenck personality questionnaire，EPQ）。

第四节 老年人社会健康评估

情景导入

宋奶奶,65 岁。两个女儿分别在美国、法国学习工作,老伴是医生,退休后被聘请到南方某私立医院工作。目前宋奶奶独自一人在家生活,自己觉得精力充沛,愿意回馈社会,因而常去做慈善义工,有时甚至顾不上一日三餐,最近总感觉力不从心,胃部胀痛。

请思考:

1. 如何对宋奶奶退休后的角色转换进行评估?
2. 宋奶奶的家庭类型属于哪一种?

健康包括躯体、心理和社会三方面的内容。社会学健康观指出健康是一个人所具有正常的社会角色,具有执行其社会角色和义务的最佳活动状态。社会健康评估主要包括角色功能、所处环境、文化及家庭状况等方面的评估。

一、角色评估

(一)角色的概念及内涵

1. **角色**(role) 又称**社会角色**(social role),是社会对个体或群体在特定场合下职能的划分,代表了个体或群体在社会中的地位,以及社会期望表现出的符合其地位的行为。角色不能单独存在,需要存在于与他人的相互关系中。人的一生常常先后或同时承担着多种角色。老年人一生中经历了多重角色的转变,从婴儿到青年、中年直至老年;从学生到工作岗位直至退休;从子女到为人父母直至祖父母等,适应对其各个阶段的角色功能起着相当重要的作用。

2. 角色功能 是指个体从事正常角色活动的能力,包括正式工作、社会活动、家务活动等。由于老化及某些功能的退化而使老年人的角色功能减退。个体对其角色的适应与性别、个性、家庭背景、经济状况、文化背景、社会地位等因素有关。

(二)角色功能评估

1. 老年人承担的角色

(1)一般角色:了解老年人过去的职业、离退休时间、目前有无工作等情况,有助于确定其对现在角色是否适应,有无受退休的影响。

(2)家庭角色:家庭是老年人的主要生活场所。步入老年,大多数老年人由父母上升到祖父母的位置,增加了家庭角色,也常常担任起照料第三代的任务;老年期是丧偶的主要阶段,因而也会失去一些角色。此外,性生活的评估有助于了解老年夫妻的角色功能,有助于判断老年人社会角色及家庭角色型态。评估老年人的性生活时,要持非评判、尊重的态度,询问老年人过去和现在的情况。

(3)社会角色:社会关系型态的评估,有助于获得有关自我概念和社会支持资源的信息。收集老年人每日活动的资料,有助于对其社会关系型态进行分析评价,如果老年人对每日活动不能明确表述,提示社会角色缺失或是不能融合到社会活动中去;如果为不明确的反应,可提示有认知或其他精神障碍。

2. 评估方式 老年人角色功能的评估,主要用交谈和观察两种方法收集资料。交谈法常常用开放式问题进行;观察法主要观察老年人有无角色改变、角色适应不良等问题。可从以下几方面进行:

(1)承担角色情况:询问老年人所承担的角色。了解老年人过去从事什么职业及担任什么职务,目前在家庭或社会中所承担的角色,如最近 1 周内做了什么事,哪些事情占去了大部分时间,什么事情是最重要的、什么事情很困难等。

(2)角色的认知:让老年人描述对自己角色的感知情况和他人对其所承担角色的期望;目前的角色改变对其生活方式、人际关系方面的影响等。同时还应询问是否认同他人对其角色的期望。

(3)角色的适应:询问老年人是否了解自己的角色权利和义务。让老年人描述对自己承担的角

笔记

色是否满意以及与自己的角色期望是否相符，观察有无角色适应不良的身心行为反应。

二、环境评估

老年人的健康与其生存的环境存在着联系，若环境因素的变化超过了老年人体的调节范围和适应能力，就可引起疾病。环境评估需要关注老年人家庭环境的安全性及其是否能够充足地获得需要的私人和医疗服务。

（一）物理环境

物理环境是指一切存在于机体外环境的物理因素的总和。由于人口老龄化的出现、“空巢”家庭的日益增多，大量老年人面临着独立居住生活的问题。居住环境是老年人的生活场所，是学习、社交、娱乐、休息的地方，评估时应了解其生活环境/社区中的特殊资源及其对目前生活环境/社区的特殊要求，其中居家安全环境因素是评估的重点（附录量表12），通过家访可以获得这方面的资料。

（二）社会环境

社会环境包括经济、文化、教育、法律、制度、生活方式、社会关系、社会支持等诸多方面。这些因素与人的健康有密切关系，尤其要着重于经济状况、生活方式、社会关系和社会支持的评估。

1. 经济状况　在社会环境因素中，对老年人的健康以及患者角色适应影响最大的是经济。这是由于老年人因退休、固定收入减少、给予经济支持的配偶去世所带来的经济困难，可导致失去家庭、社会地位或生活的独立性。护士可通过询问以下问题了解经济状况：①经济来源有哪些，单位工资、福利如何。对收入低的老人，要询问收入是否足够支付食品、生活用品和部分医疗费用。②家庭经济状况：有无经济困难，是否有失业、待业人员。③医疗费用的支付形式。

2. 生活方式　通过交谈或直接观察，评估饮食、睡眠、排泄、活动、娱乐等方面的习惯以及有无吸烟、酗酒等不良嗜好。若有不良生活方式，应进一步了解对老人带来的影响。

3. 社会关系与社会支持　评估老人是否有支持性的社会关系网络，如家庭关系是否稳定、家庭成员是否相互尊重，与邻里、老同事之间相处是否和谐，家庭成员向老人提供帮助的能力以及对老人的态度，可联系的专业人员以及可获得的支持性服务等。

三、文化评估

文化是在某一地域内大多数社会成员所必须遵循的社会规范。广义的**文化**（culture）即社会及成员所特有的物质财富和精神财富的总和。狭义的文化则为精神文化，主要包括思想意识、道德规范、宗教信仰、习俗、知识等。老年护理主要从狭义的文化概念出发，研究文化对老年人健康的影响，充分考虑到老年人的文化背景、民族差异等情况。文化评估的主要内容如下：

1. 价值观　不同的文化背景有着不同的价值观，而个体的健康行为通常与其价值观是一致的。个体根据自身的价值观去认识、决策自身的健康问题。护理人员可从以下问题中获得资料：①老年人对自身健康的认识情况。②老年人对所患疾病的认识，患病的原因等。③老年人的生活是否受到疾病的影响等。

2. 信念　个体信念是自身经历的积累，生活在不同文化背景下，则对健康与疾病的认识和理解亦不相同。对老年人信念的评估，主要了解老年人关于疾病、健康的信念及老年人所处的文化背景对其健康信念的影响。

常采用克莱曼（Kleiman）评估模式进行。主要包括：①老年人自身认为引起健康问题的原因是什么。②是如何发现自己有健康问题的。③这些健康问题对自己产生了哪些方面的影响。④健康问题的严重程度如何，发作时持续的时间。⑤老年人自己认为该接受何种治疗，并希望通过治疗达到哪些效果。⑥疾病或健康问题给老年人自身带来了哪些问题。⑦老年人对这种病最害怕什么。

3. 宗教信仰　可评估以下问题：①宗教信仰对老年人的重要程度。②是否因宗教信仰而禁食某种食物。③有无因宗教信仰而必须禁做的事情。④老年人的家庭中，有谁与其有相同的宗教信仰。

笔记

4. 风俗习惯　风俗又称习俗，是指历代相传从而形成的风尚。习惯则是由于重复或多次练习而巩固下来并变成需要的行动方式。风俗习惯常常连用,是指由于历代相传而在人们生活中程式化的行为方式,是历代相传的规范文化,与人们的日常生活有着密切的联系,约束着人们的行为,影响着人们的衣、食、住、行、娱乐、卫生等方面。护理人员应在了解不同文化区域风俗习惯的基础上,评估老年人的风俗习惯。评估内容也应注意从与健康相关的各种习俗方面进行,包括饮食、家庭习惯、礼节、民间疗法等。

四、家庭评估

家庭(family)是指由婚姻、血缘或收养而产生的亲属间共同生活的一个群体,是老年人主要的甚至是唯一的生活环境。融洽的家庭关系、良好的家庭环境有助于老年人的身心健康。

1. 家庭评估的目的　对家庭的评估有助于了解其家庭对老年人健康的影响。通过完整资料的收集,发现影响老年人健康的因素,从而制订有效地恢复老年人健康的护理方法。

2. 家庭评估的内容

(1) 家庭成员基本资料:主要包括老年人家庭成员的姓名、性别、年龄、受教育程度、职业及健康状况。

(2) 家庭结构:主要指家庭组成的类型及家庭各成员相互间的关系。

1) 家庭类型:社会学家将家庭结构描述为主干型、联合型、核心型、单身型四种类型。主干型,即一对夫妇与父母、祖父母及子女一起生活。联合型,即在不同代中有两对或两对以上夫妇共同生活。核心型,即一对夫妇与其婚生或领养子女一起生活。单身型,即仅一人生活。

我国传统的家庭结构是以主干型和联合型的大家庭为主要结构的形式,老年人在家庭中的地位较高,生活在这种类型家庭里的老年人精神较充实。随着社会的发展,家庭的结构类型发生了明显的变化,核心型家庭所占据的比例逐渐增大,核心型小家庭的状态使许多老年人得不到应有的合适的照顾,增加了老年人的孤独感,其结果是损害了老年人的身心健康而导致和加剧各种疾患的发生。

2) 家庭成员的关系:主要是指与老伴、子女、媳婿以及孙辈之间的关系。家庭成员的关系在主干型和联合型家庭中比较复杂,容易产生矛盾。核心型家庭也会因赡养问题引起矛盾。护理人员可通过对老年人家庭成员关系的评估,了解其家庭有无矛盾及产生原因,并在工作中广泛宣传我国人民敬老、爱老、养老的传统美德,做到对老年人在物质上赡养、生活上照顾、精神上安慰,保持良好的家庭关系。

(3) 家庭功能:是指家庭对人类的作用和效能,及其对人类生存和社会发展所起的作用。家庭功能的健全与否关系到每个家庭成员的身心健康及疾病的预测,故家庭功能是家庭评估的重要内容之一。家庭功能对老年人的作用主要有以下三方面:

1) 经济支持:经济来源是决定老年人衣、食、住、行的基本需求的物质基础,是决定老年人安度晚年的基本条件。

2) 生活照顾:当老年人因衰老或疾病而丧失生活自理能力时,家庭的这一作用至关重要。

3) 情感支持:通过家庭成员的情感联系,建立起家人的归属感,彼此亲近关爱。这是老年人维持心理健康必不可少的精神良药。

(4) 家庭压力:是指家庭中所发生的重大生活变化。由于家庭是一个系统,个人或家庭的压力事件均会对整个家庭产生冲突。包括家庭成员关系的改变、家庭成员的角色冲突、家人患病或死亡等都会造成家庭失衡,扰乱家庭正常生活。

3. 家庭评估方法　家庭评估可以根据所需资料的不同采用不同的方法,一般以问询和问卷评估进行。

(1) 问询:是对家庭成员基本情况、家庭结构、家庭成员的关系等资料进行采集时的常用方式。

(2) 问卷评估:问卷评估经常用于家庭功能的评估。常用评估表为 APGAR 家庭功能评估表(附录量表 13),包括家庭功能的五个重要部分:适应度 A(adaptation)、合作度 P(partnership)、成长度 G(growth)、情感度 A(affection)和亲密度 R(resolve)。

笔记

第五节　生活质量评估

情景导入

李奶奶,73 岁,患高血压 20 余年。和老伴一直与儿子一家三口住在一起。李奶奶性格倔强,与儿媳相处不融洽。1 个月前,李奶奶与儿媳发生争执后突发脑出血住院,右侧肢体不能动弹,由老伴和保姆负责日常生活照料,儿子儿媳周末来医院看望。目前病情有所好转,可以在床旁活动。

请思考:

1. 如何为李奶奶目前的生活质量进行评估?
2. 李奶奶对生活满意程度如何?

生活质量作为个体生理、心理、社会功能的综合指标,常用来评估老年人群的健康水平、老年疾病的临床治疗效果及预后等。生活质量评价是老年人对生活及其各方面的主观评价,可以反映内、外环境因素对老年人的生理功能、精神和心理状态、社会活动及生活美满程度的影响。

一、生活质量的内涵

世界卫生组织(WHO)认为**生活质量**(quality of life,QOL)是指"不同文化和价值体系中的个体,对其生存目标、期望、标准及所关心的事情相关生存状况的感受"。也就是指人们对生活的适应状态和主观感受,通常通过人们对工作、生活、婚姻家庭等领域的态度和满意度等主观指标来测量与评估。老年人的生活质量,即指 60 岁以上的老年人身体、精神、家庭和社会生活满意的程度或老年人对生活的全面评价。

二、常用评估工具

(一)生活满意度指数

生活满意度,即个人对生活总的观点以及目前实际情况与希望之间、与他人之间的差距。生活满意度指数(the life satisfaction index,LSI)是老年研究中应用广泛的量表之一,也是老年研究中的一个重要指标。

1. 量表结构和内容　其具体内容见附录量表 14。LSI 从老年人对生活的兴趣、决心和毅力、知足感、自我概念及情绪五个方面来反映其对生活的满意程度。共有 20 个条目,其中 12 项为正向条目,8 项为负向条目。

2. 评定方法　按项目内容逐项询问和填写。

(二)幸福度量表

主观幸福感是反映个体在社会中生活质量的重要指标。纽芬兰纪念大学幸福度量表(Memorial University of Newfoundland scale of happiness,MUNSH)是老年人精神卫生测定和研究的有效工具之一,由 Kozma 于 1980 年制定。

1. 量表结构和内容　其具体量表内容见附录量表 15,共由 24 个条目组成,分为正性情感(PA)、负性情感(NA)、一般正性体验(PE)和一般负性体验(NE)四种类型。

2. 评定方法　按项目内容逐项询问和填写。

(三)生活质量评定表

评估老年人的生活质量,应以老年人的体验为基础进行评价,即受试者生活的主观状态和客观状态均应评价。适合老年人群生活质量评估的常用量表有老年人生活质量评定表和生活质量综合评定问卷,本章只介绍前者。

1. 量表结构和内容　其具体内容见附录量表 16,该量表从身体健康、心理健康、社会适应和环境适应四大方面对老年人的生活质量进行评价。

2. 评定方法　根据量表逐项评价。

笔记

(陈云华)

思考题

1. 李爷爷,81岁。慢性支气管炎合并阻塞性肺气肿40余年,吸烟50余年。近半个月来出现咳嗽、咳大量黏液脓痰,伴心悸、气喘。查体:体温37.2℃,脉搏116次/分,呼吸28次/分,血压135/85mmHg。发绀明显,颈静脉怒张。桶状胸,双肺呼吸音减弱,右下肺可闻及干湿啰音,心率116次/分,节律整齐,未闻及杂音。腹部平软,无压痛和反跳痛,移动性浊音阴性。双下肢凹陷性水肿。

请思考:

(1) 对李爷爷进行健康评估时,应遵循哪些原则?

(2) 通过体格检查,可发现李爷爷有哪些阳性体征?

2. 赵爷爷,64岁。退休前为机关干部。退休后否认自己的衰老,仍努力返聘工作,为自己制订严格的目标并乐在其中。

请思考:

(1) 老年人的人格变化有哪些特点?

(2) 赵爷爷的人格类型属于哪一种?

3. 李奶奶,68岁,退休前为律师。患高血压20年,一直坚持服药。其老伴72岁,身体健康,夫妻均为大学文化程度。其子40岁,工程师,生有一女,因住房紧张住在一起。

请思考:

(1) 李奶奶的家庭类型属于哪一种?

(2) 李奶奶的家庭可为其健康提供哪些帮助?

02章 思路解析

思路解析

02章 扫一扫,测一测

扫一扫,测一测

笔记

第三章 老年人的健康保健

03章 PPT

学习目标

1. 掌握老年保健的概念、重点人群和老年自我保健的措施；中医养生保健的原则、基本观点和注意事项。

2. 熟悉老年保健的目标与原则、我国老年保健的策略及老年日常生活保健的内容；中医养生保健的概念，中医起居护理、饮食护理、情志护理、运动护理和用药护理的方法，中医养生保健常用技术。

3. 了解国内外老年保健的发展；老年人的长期照护模式。

4. 能运用有效的沟通技巧为老年人进行健康指导。

《“健康中国2030”规划纲要》提出到2030年，我国人均预期寿命较目前的76.34岁继续增长，达到79岁；重大慢性病过早死亡率较2015年下降30%；个人卫生支出占卫生总费用的比重从目前的29.3%降至25%左右等。为了达到这一目标，要切实做好老年人的健康保健工作，为老年人提供满意和适宜的医疗保健技术和服务，以达到促进老年人的健康、延长生活自理年限、提高生活质量的目的。

第一节 概　　述

WHO老年规划项目认为，**老年保健**(health care in elderly)即在平等享用卫生资源的基础上，充分利用现有人力、物力，以促进和维持老年人健康为目的，发展老年保健事业，使老年人得到基本的医疗、护理、康复、保健等服务。老年保健组织对于保障老年人的健康和生活具有重要意义，护理人员在老年保健组织中所发挥的作用将会越来越大。实施老年保健，需要在医院、中间机构、社区及临终关怀等老年医疗保健福利体系中进行，要充分利用社会资源，重视长期保健护理的需要，对老年人进行保健服务。老年保健的目标是最大限度地延长老年期独立生活自理的时间，缩短功能丧失及在生活上依赖他人的时段，达到延长健康预期寿命，提高老年人的生命质量，进而实现健康老龄化。

一、老年保健的原则

1. 全面性原则　健康是生理、心理和社会的完满状态，老年人的健康也如此，因此，老年保健也应该是多维度、多层次的。全面性原则包含三层含义：一是指老年保健护理的对象应该是全体老年人；二是指老年保健护理是多层次的，不仅要关注身体疾病，而且也要重视其心理卫生以及社会适应方面的问题；三是指老年保健是多阶段的，不仅包含疾病或障碍的治疗，而且更重要的是还包含预防与康复，以及健康促进。

2. 区域化原则　老年保健的区域化原则是指为了使老年人能方便、快捷地获得保健服务，服务提供者能更有效地组织保健服务，提供以社区为基础的老年保健。主要体现在通过家庭、邻居与社区建立医疗保健和生活照料服务，便于帮助老年人克服困难，更好地生活。同时老年保健要从老年群体的健康水平出发，将治疗、护理、康复、保健融为一体，并充分发挥老年人的主观能动性，以预防为主实施健康教育。重点是针对老年人独特的需要，确保在要求的时间、地点，为真正需要服务的老年人提供社会援助。

3. 费用分担原则　老年保健管理的关键环节是老年保健的费用筹集。老年保健的费用应采取多渠道筹集社会保障基金的办法，即政府、保险公司的保险金与个人分别承担一部分。这种“风险共担”的原则越来越为大多数人所接受。

4. 功能分化原则　老年保健的功能分化原则是指在对老年健康的多层次性有充分认识的基础上，对老年保健的各个层面都有足够的重视，提供多种功能的保健服务。例如，由于老年人的疾病有其特殊性，对老年人的健康服务就可以有老年医院和老年护理院的分化等。为老年人健康服务的团队，也要能体现多种专业功能，不仅有医生和护士，而且还要有社会工作者、健康教育工作者、保健计划设计者等。

5. 个体化原则　老年保健实施的个体化体现在采用多学科的不同方法，对老年人的健康进行多方面、个体化的综合评估，并在此基础上提出适合个体的治疗和长期监护计划。

6. 联合国老年政策原则　包括老年人的独立性原则、参与性原则、保健与照顾原则、自我实现或自我成就原则以及尊严性原则。

7. 防止过分依赖原则　由于传统文化的影响，社会中大多数人包括老年人群体本身，认为老年即弱者，生活中理应得到家人周到、细致地照顾，而忽视了老年人的主观能动性。使老年人容易对医护人员或家人产生依赖。生活中过分的照顾和保护，影响了老年人机体正常功能和能力的开发，最终导致功能失用。因此，对老年人的保健护理，须防止其过分依赖，要充分调动老年人自身的主观能动性，依靠其自身力量维护健康和促进康复。

二、老年保健的重点人群

1. 高龄老年人　是体质脆弱的人群，大多数人同时患有几种疾病，容易出现多系统功能衰竭，住院时间也较长，因而对医疗护理保健的需求量大。

2. 独居老年人　对社区服务的需求增加，如医疗保健、购置生活必需品、提供健康咨询等。尤其是在农村，由于交通不便，独居老年人很难外出购物或就医。随着人口老龄化、城镇化，城乡空巢增多，为空巢老人尤其是独居老人定期巡诊、上门送医送药与生活必需品，或开展社区保健具有重要的意义。

3. 丧偶老年人　随着年龄增长，丧偶的老年人在增多，其中女性丧偶的概率高于男性。根据WHO的报告显示，丧偶老年人的心理问题，尤其是孤独感高于有配偶者，近期丧偶者还会导致疾病发生或使原有疾病复发。

4. 近期出院的老年人　老年人刚出院时由于疾病尚未完全康复，身体状况较差，常需要继续治疗或及时调整康复治疗护理方案，故从事社区医疗护理保健的人员，应掌握本区域内每位近期出院老年人的情况，做好双向转诊并作定期随访。

5. 老年精神障碍者　随着老年人尤其是高龄老年人的增多，老年期精神障碍者也随之增加。这些人群对医疗护理服务的需求明显高于其他老年人，应当引起全社会的高度重视。重症精神病管理已列入国家基本公共卫生服务规范。

6. “三无”、低保和特困老人　目前政府关注的养老服务对象主要还有“三无”老人（无收入、无劳动能力、无赡养人和抚养人）、低保和失能、半失能等生活困难的特困老人。

三、老年人的自我保健

1. 自我保健的概念与内涵　WHO提出“自我保健是个人、家庭、邻里、亲友和同事自发的卫生活

笔记

动”。自我保健属于自我保健医学范畴。其内涵为：

（1）“自我”，狭义上是指个人，而广义上还包括家庭、亲友、邻里、同事和社区。

（2）自我保健活动，包括个体不断地获得自我保健并形成某种机体内在的自我保健机制以及个体利用学习和掌握的保健知识，主动自觉地对自身健康负责，根据自身健康保健需求而进行自我保健活动。

（3）强调和重视“自我”在保健中的地位和作用，充分发挥个体在健康维护及防治疾病等活动中的主观能动性，突出自我负责精神。

（4）是在医学机构和社会保健等有关系统的参与、指导和支持下进行的一种自助和互助的保健活动。

2. 自我保健的内容　包括适应环境、学习健康知识、保持利于增进健康的行为习惯、积极参加社区保健活动等。

3. 自我保健的措施　包括自我监测、自我治疗、自我护理、自我预防和自我急救。

（1）自我监测：即通过“视、听、嗅、触”等方法观察自己的健康状况，以便了解自身的健康状况，并及时发现异常或危险信号，及时进行诊治。其内容主要包括：①与生命活动相关的重要指标，如生命体征等；②疼痛的部位、性质、特征；③机体各系统功能的变化情况等。老年人应学会和掌握自我观察的基本技巧，随时注意自己身体所发生的变化，及时寻求相应的医疗保健服务。此外，还应保存好过去体检报告和以往就医病历，做到心中有数。

（2）自我治疗：包括治疗和康复两部分。自我治疗主要指轻微伤症的自我诊治。自我康复主要针对慢性病或急性病的康复期，采用非药物疗法进行调理和功能性锻炼，以增强体质，提高生活质量，促进机体早日康复。要做好自我治疗和康复，首先应根据自己的健康或患病情况，家中备有一定量的药品或家庭保健常用器材。此外，还应备一些介绍老年保健和老年病防治的科普读物，经常阅读、对照、分析、判断，并在生活或患病的实践中不断地探索、总结、积累经验，逐步提高自我治疗和自我康复的能力和水平。

（3）自我护理：即增强生活自理能力，进行自我健康维护的一种方法，包括自我保护、自我照料、自我参与和自我调节等内容。

（4）自我预防：即有病治病，无病防病，预防为主。主要包括：①良好行为习惯的建立；②讲究心理卫生，保持最佳心理状态；③合理的膳食，均衡的营养；④适度运动与身体锻炼；⑤定期健康体检。老年人应懂得怎样预防疾病，以减少或杜绝疾病的发生，尤其是对于一些存在高危因素的老年人（如肥胖症、高脂血症、高尿酸血症等），预防就更为重要。

（5）自我急救：①熟知急救电话；②外出时随身携带急救卡（写明姓名、血型、主要疾病、家属或朋友的联系电话、定点医院、病历号等）；③患有心绞痛的老年人应随身携带急救药盒；④患有心肺疾病的老年人家中应常备氧气装置。

4. 老年慢性病患者的自我保健　目前慢性病自我管理普遍采用的是“知、信、行”健康教育模式，其理论基础是**自我效能理论**（self-efficacy theory）。目的是提高慢性病者所需的知识、技能和信心，充分调动其主观能动性，依靠自身力量管理自身疾病，维持和增进其独立生活的能力，提高生活质量。

四、老年保健的发展

（一）国外老年保健的发展概况

世界各国老年保健发展状况不尽相同，欧美等国家由于较早进入老龄化社会，已经建立了规范、完善的老年保健制度和方法。

1. 英国　老年保健最初起源于英国。目前，英国有专门的老人医院，对长期患病的老人实行“轮换住院制度”。由于老年问题是一个严重的社会卫生问题，英国按照三级预防原则，又建立了以社区为中心的社区老年保健服务机构，并且有老年病专科医师，有健全的老年人医疗保健网络。医院与社区在老年保健方面有着广泛的联系。

2. 美国　对老年社区护理非常重视，早在1915年到1918年间，美国就提出了老年保健问题。1934年经济保障咨询委员会成立，起草的社会保障法中包括保障老年人、失业者、盲人、鳏寡者及子女

笔记

最基本收入的法律。20 世纪 60 年代进行了社会保障法的修订，老年健康保险被写进社会保障法中，美国老人开始享有老年健康保险。健康保险包括两部分内容：A 类是强制性的住院保险，用于支付住院治疗费用、家庭保健治疗费用和临终关怀医院的费用。B 类是附加医疗保险，用于支付医师的服务费用和医院门诊服务费。美国老年保健事业经历了长期的发展，目前在长期护理方面比较完善。老年服务机构有护理之家、日间护理院、家庭养护院等。美国政府主要致力于在老人院和医院之间建立协作关系，解决长期保健的筹资问题。但美国长期的老年保健面临着三大挑战：伦理道德问题、需要训练有素的专业人员提供保健服务、需要筹措足够的经费。

3. 日本 日本是一个经济发达的国家，也是世界第一长寿国。20 世纪 70 年代以后日本的老年保健制度逐步建立和完善，目前已形成了一套比较完整的体系，有老年保健法、护理保险法、老年福利法，并逐渐形成了涉及医疗、老年保健设施和老人访视等内容的一系列制度。建立多元化的养老服务体系是日本社区老年保健的主要特点，老年保健机构将老年人在疾病的预防、治疗、护理、功能训练及健康教育等方面结合起来，对保持老年人的身心健康起了重要的作用，并多次制订和修改并推行老年保健事业发展计划，配合"老年人保健福利十年战略"的实施。日本的老年保健事业对不同老人有不同的对策：

（1）健康老年人：①建立"生气勃勃"推进中心，以促进老年人"自立、参与、自护、自我充实、尊严"为原则，为老年人提供各种信息和咨询；②建立"银色人才"中心，为老年人再就业提供机会；③提供专用"银色交通工具"，鼓励老年人的社会参与等。

（2）独居、虚弱老年人：①建立完善的急救情报系统；②建立市镇村老年人福利推进事业中心，以确保老年人的安全、解除老年人的孤独、帮助老年人的日常生活、促进老年人健康为服务内容。

（3）长期卧床老年人：①设置老人服务总站：提供老年人的保健、医疗、福利相联合的综合性服务，做出适合每个老人的个体化保健护理计划并实施；②建立家庭护理支持中心：接受并帮助解答来自老人照顾者的各种咨询和问题，为其提供最适当的保健、医疗、福利等综合信息，代为老人申请利用公共保健福利服务，负责介绍和指导护理器械的使用方法等；③建立老人家庭服务中心：在中心开展功能康复训练、咨询等各种有意义的活动；④设置访问护理站：主要由保健护士或一般护士为老人提供治疗、护理和健康指导等；⑤设置福利器械综合中心：免费提供或租借日常生活必需用具和福利器械，并负责各种用具使用方法的咨询、指导、训练等。

（4）痴呆老年人：①设置痴呆老人日间护理站：为白天家庭照顾有困难的痴呆老人提供饮食、沐浴等日间照顾服务；②建立痴呆老人小组之家：让痴呆老人生活在一个大家庭里，由专业人员提供个体化的护理，以延缓痴呆进程，使老人有安定的生活；③建立痴呆老人综合护理联合体系：及早发现并收治、护理痴呆老人。发现并保护走失的身份不明的痴呆老人，并与老人医院、老人保健机构联合，提供以咨询、诊断、治疗、护理、照顾为一体的服务。

（二）我国老年保健的发展概况

中国老年学和老年医学的研究开始于 20 世纪 50 年代中期，80 年代以后得到了长足的发展，成立了中国老龄问题全国委员会，建立了老年学和老年医学的研究机构，老年心理学、老年社会学等也应运而生，老年保健观念随之开始改变。2000 年，中国政府制定了《关于加强老龄工作的决定》，确定了 21 世纪初老龄工作和老龄事业发展的指导思想、基本原则、目标任务，为切实保障老年人的合法权益，完善社会保障制度，逐步建立国家、社会、家庭和个人相结合的养老保障机制提供了依据。2011 年 9 月，国务院明确了中国老龄事业在老年社会保障、老年医疗卫生保健、老年家庭建设、老龄服务、老年人生活环境改善、老龄产业、老年人精神文化生活和老年社会管理、老年人权益保障、老龄科研及国际交流与合作等方面的发展任务。为了加速发展我国的老年医疗保健事业，我国正在借鉴发达国家的经验、吸取教训、积极探索具有中国特色的老年保健模式。

五、我国老年保健的策略

（一）总体战略部署

《"健康中国 2030"规划纲要》明确，"共建共享、全民健康"是建设健康中国的战略主题，全民健康是建设健康中国的根本目的。

笔记

完善以居家养老为基础、社区服务为依托、机构养老为补充的养老服务体系。构建多渠道、多层次、全方位更加完善的老年保障体系，需要政府、社区、家庭和个人的共同参与，进一步形成老年人口寿命延长、生活质量提高、代际关系和谐、社会保障有力的健康老龄化社会的老年服务保健网络。

（二）相关政策

1. 加大养老服务体系建设投入　2013 年以来，我国各项民生事业继续取得积极进展。其中养老方面，国家加大了在养老服务体系建设上的投入力度。

2. 养老服务投资主体多元化　支持社会资本投入养老服务体系建设，予以政策优惠，并出台新政策，我国港澳地区具有养老服务经验的服务提供者可在内地开办营利性养老机构和残疾人服务机构。

3. 养老服务补贴制度全覆盖　推动 80 岁以上高龄老人津贴和生活困难老人养老服务补贴制度基本覆盖。80 岁以上老人高龄津贴制度正在作为一种普惠性福利制度在全国推行；人力资源和社会保障部进一步深入研究城乡养老制度衔接的有关政策，研究合并实施城乡居民社会养老保险的政策制度。

4. 老年福利相关法规正式施行　2013 年 7 月 1 日，《老年人权益保障法》等 3 部与老年福利相关的新法规正式施行。新法规更加注重老年人的精神需求，对设立养老机构也提出了更加人性化和更细致的规范、技术标准及全过程监管要求。

5. 养老保险制度逐步完善　尽快完善城镇职工基本养老保险和城乡居民基本养老保险制度，实现养老保险全国统筹。

6. 中医药健康养老服务发展迅速　国家中医药管理局发布了《关于促进中医药健康养老服务发展的实施意见》。根据《意见》，到 2020 年，所有二级以上中医医院均要与养老机构开展不同形式的合作，为养老保健服务提供诊疗、保健便利和技术支持。

7. 居家和社区养老服务改革试点正式启动　民政部、财政部联合公布了《关于做好第一批中央财政支持开展居家和社区养老服务改革试点工作的通知》，标志着我国第一批中央财政支持的居家和社区养老服务改革试点探索正式启动。

8. 养老服务国家标准正式发布　2015 年，由民政部、国家标准委、质检总局联合制定的《社区老年人日间照料中心服务基本要求》正式发布，首次将老年人社区日间照料系列服务上升为国家标准。

9. 智慧健康养老新业态突显　2017 年，国家卫计委等多部委印发的《“十三五”健康老龄化规划》提出，积极应对人口老龄化，维护老年人的健康功能，提高老年人的健康水平。同时，推进信息技术支撑健康养老发展，发展智慧健康养老新业态。

10. 老年护理保险制度的建立　长期护理保险是应对人口老龄化的一项重大制度性安排，是社会保险制度的一项重大创新。2016 年，按照党中央、国务院的部署，人社部组织开展了长期护理保险制度试点，选择了 15 个试点城市和两个重点联系省份。试点内容主要是探索建立以社会互助共济方式筹集资金，为长期失能人员的基本生活照料与基本生活密切相关的医疗护理，提供资金或服务保障的社会保险制度。目前上海、青岛、成都等 14 个城市已经出台了具体的实施文件，吉林、山东两个重点联系省份也印发了文件并做出部署。目前的参保人数已经超过了 3800 万人，制度运行总体平稳，成效初步显现，主要体现在以下几个方面：一是减轻了失能老人及其家庭的经济和事务性负担，对符合规定的长期护理费用，支付水平总体在 70% 左右。二是制度综合社会功能得到发挥，通过这项试点，在拉动就业创业，促进养老、照护服务产业的发展、支持家政服务业的发展等方面发挥了积极作用，也取得了良好的社会反响。

（三）我国健康老龄化的工作重点

国家《“十三五”健康老龄化规划》提出，在“十三五”期间将优化老年医疗卫生资源配置，加强宣传教育、预防保健、医疗救治、康复护理、医养结合和安宁疗护工作，建立覆盖城乡老年人的基本医疗卫生制度，探索建立长期照护保险制度，构建与国民经济和社会发展相适应的老年健康服务体系。提出了“十三五”时期健康老龄化工作重点部署的 9 项任务，包括推进老年健康促进与教育工作，加强老年健康公共卫生服务工作，健全老年医疗卫生服务体系，积极推动医养结合服务，加强医疗保障体系建设，发挥中医药（民族医药）特色提供老年健康多元化服务，推动老年健康产业发展，推进适老健康

笔记

支持环境建设,加强专业人员队伍建设。

知识拓展

社区老年人日间照料中心

日间照料中心(day-carecenters)是指为社区内生活不能完全自理、日常生活需要一定照料的半失能老年人提供膳食供应、个人照顾、保健康复、休闲娱乐等日间托养服务的设施。是一种适合半失能老年人的"白天入托接受照顾和参与活动,晚上回家享受家庭生活"的社区居家养老服务新模式。

来源:中国标准化委员会. 社区老年人日间照料中心服务基本要求(GB/T 33168—2016). 北京:中国标准出版社,2016.

(四)老年保健措施

针对老年人的特点和权益,围绕我国老龄工作目标,可将我国的老年保健策略归纳为六个"有所",即"老有所医""老有所养""老有所乐""老有所学""老有所为"和"老有所教"。前三个提法关系到老年人的生存和健康问题,后三个则关系到老年人的发展和成就。

1. 老有所医——老年人的医疗保障　由于我国在医疗保健资源方面存在着不足和地区不平衡,所以只有深化医疗保健制度的改革,逐步实现社会化的医疗保险,运用立法的手段和国家、集体、个人合理分担的原则,将大多数公民纳入这一体系当中,真正实现"老有所医"。

2. 老有所养——老年人的生活保障　家庭养老仍然是我国老年人养老的主要方式,但是由于家庭养老功能的逐渐弱化,养老必然由家庭转向社会,特别是社会福利保健机构。建立完善社区老年服务设施和机构,增加养老资金的投入,确保老年人的基本生活和服务保障,将成为老年人安度幸福晚年的重要生活保障。

3. 老有所乐——老年人的文化生活　老年人在离开劳动生产岗位之前,奉献了自己的一生,因此有权继续享受生活的乐趣。社会有责任为老年人的"所乐"提供条件,积极引导老年人正确和科学地参与社会文化活动,提高身心健康水平和文化修养。"老有所乐"的内容十分广泛,诸如琴棋书画、阅读欣赏、体育文娱、饲养鱼虫花草、观光旅游等。

4. 老有所学和老有所为——老年人的发展与成就　老年人虽然在体力和精力上不如中青年人,但老年人在人生岁月中积累了丰富的经验和广博的知识,是社会的宝贵财富。因此,老年人仍然存在着一个继续发展的问题。"老有所学"和"老有所为"是两个彼此相关的不同问题,随着社会的发展,老年人的健康水平逐步提高,这两个问题也就越加显得重要。

(1) 老有所学:老年大学为老年人提供了一个再学习的机会,也为老年人的社会交往创造了有利的条件。老年人可根据自己的兴趣爱好,选择学习内容,如医疗保健、少儿教育、绘画、烹调、缝纫等,这些知识又给"老有所为"创造了条件或有助于其潜能的发挥。老年学员通过一段时间的学习,精神面貌发生了很大改观,生活变得充实而活跃,身体健康状况也有明显改善,因而深受老年朋友的欢迎。

(2) 老有所为:老有所为可分为两类:①直接参与社会发展:将自己的知识和经验直接用于社会活动中,如从事各种技术咨询服务、医疗保健服务、人才培养等;②间接参与社会发展:如献计献策、社会公益活动、编史或写回忆录、参加家务劳动、支持子女工作等。在人口老化日益加剧的今天,不少国家开始出现了劳动力缺乏的问题,老有所为将在一定程度上缓和这种矛盾;同时,老有所为也为老年人增加了个人收入,对提高老年人在社会和家庭中的地位及进一步改善自身生活质量起到了积极的作用。

5. 老有所教——老年人的教育及精神生活　科学、良好的教育和精神文化生活是老年人生活质量和健康状况的前提和根本保证。老年群体是经济、身体、心理相对脆弱的群体,因此社会有责任对老年人进行科学的教育,建立健康、丰富、高品位的精神文化生活将会成为未来老年人的主要追求。

笔记

第二节 老年人的日常生活保健

情景导入

65 岁的江老师是南方人，身高 160cm，体重 75kg，喜食甜食。有一女儿在北方工作。老伴去年脑出血去世，女儿怕她孤独、伤感，接她同住。江老师去了不到 1 个月因不习惯当地气候和饮食习惯，执意要回家乡独居。

请思考：

如何对江老师的日常生活进行健康指导？

做好老年人的日常生活保健是老年保健工作的重要内容，指导老年人建立健康的生活方式，消除健康危险因素，对预防疾病、促进健康、提高生命质量具有重要意义。

一、清洁与舒适

皮肤是人体最大的器官，有着特殊的功能。经过长年的外界刺激，人体的皮肤逐渐老化，生理功能和抵抗力降低，皮肤疾病逐渐增多。因此做好皮肤护理、保持皮肤清洁、讲究衣着卫生，是老年日常生活护理必不可少的内容。

（一）皮肤的日常清洁与保健

老年人在日常生活中要注意保持皮肤卫生，特别是皱褶部位，如腋下、肛门、外阴等。适当沐浴可清除污垢、保持毛孔通畅，利于预防皮肤疾病。皮肤清洁应做好以下指导：

1. 沐浴　建议老年人根据自身习惯和地域特点选择合适的沐浴频率。皮脂腺分泌旺盛、出汗较多的老年人，沐浴次数可适当增多；冬季沐浴的室温调节在 24～26℃，水温在 40℃左右。浴室内置座椅，地面铺设防滑垫；盆浴时，浴盆边安装扶手，浴盆内放置防滑垫。残疾或行动不便的老人可参照《城市道路和建筑物无障碍设计规范》无障碍浴室设计的要求设置无障碍淋浴房，淋浴间应设高 0.45m 的洗浴座椅、高 0.70m 的水平抓杆和高 1.40m 的垂直抓杆。无障碍沐浴间距地面高 0.40～0.50m 处应设求助呼叫按钮。单独沐浴时，嘱老人不要锁浴室门。应采用门外可紧急开启的门插销。如有需要，在征得老人同意后，入室协助沐浴；沐浴时间为 10～15 分钟，时间过长容易发生胸闷、晕厥等意外。切记饱食或空腹均不宜沐浴，应选择在饭后 2 小时左右进行，以免影响食物的消化吸收或引起低血糖、低血压等不适。

2. 皮肤特殊护理　老年人的皮肤宜选弱酸性的硼酸皂、羊脂香皂或沐浴液等，以保持皮肤 pH 在 5.5 左右。清洁用的毛巾应柔软，洗时轻擦，以防损伤角质层。皮肤瘙痒者尽量避免搔抓或烫洗等强刺激，忌用碱性肥皂，避免非棉织衣物直接接触皮肤，少用辛辣刺激性食物。干燥季节浴后，在皮肤潮湿时应涂擦护肤油，以使皮肤保留水分，防止机械性刺激。对于手足皲裂者，冬季可在沐浴或热水泡手足之后，涂上护手护脚霜，再戴上棉质手套、袜子，持续使用 1～2 小时或整晚，可有效改善皲裂状况。预防性地在晚间用热水泡脚后用磨石板去除过厚的角化层，再涂护脚霜，避免足部的皲裂。

3. 头发　老年人的头发多干枯、易脱落，做好头发的清洁和保养，可减少脱落、焕发活力。应根据自身特点定期洗头，干性头发可每周清洗 1 次，油性头发则可每周清洗 2 次。有条件者可根据自身头皮性质选择合适的洗发、护发用品。如皮脂分泌较多者可用温水及中性肥皂，头皮和头发干燥者则清洁次数不宜过多，应注意选用洗发乳或含脂皂清洗，并可适当应用护发素、发膜等护发产品。

（二）老年人的衣着卫生

服装款式与颜色的选择应符合老年人的个性。穿着以舒适、端庄、合体为原则。适当的装扮有助于增进老年人社交时的自信心。服装要便于穿脱、活动。上装和裤腰的拉链上应留有指环，便于老人拉动。衣服纽扣不宜过小，方便系扣。前开门式上装便于老人穿脱。鼓励但不强求老人穿色彩明快的服装。

笔记

服装选择时应注意：①关心其服装的社会性：在尊重老年人习惯的基础上，注意衣服的款式要适合其参与社会活动;②选择质地优良的服装面料:一般选择柔软、吸水性强、不刺激皮肤、可调节体温、耐洗的布料,尤以棉制品为首选;③选择适合老年人个性的款式:要容易穿脱、不妨碍活动,宽松、便于变换体位;④衣服色彩:要选柔和、不变色、容易观察到是否弄脏的色调;⑤注意衣服的安全性:如衣服大小要适中,衣服过小影响血液循环,过大过长存在安全隐患,容易绊倒;⑥服装设计应考虑便于老年人自己穿脱,以促进其生活自理能力。

二、营养与膳食

合理的饮食与营养是维持生命基本需要、恢复和促进健康的基本手段。饮食的制作和摄入过程还会带来精神上的满足和享受。因此,改善饮食与营养,以延缓衰老、维护健康、防止老年多发病,也是日常生活保健中的一个重要课题。

(一)老年人的营养需求

1. 热能　老年人对热能的需要随增龄而减少,因而热能的提供60岁以后应较年轻时期减少20%、70岁以后减少30%,以免过剩转变为脂肪储存在体内而引起超重或肥胖。

2. 蛋白质　老年人的体内代谢以分解代谢为主,对蛋白质的吸收利用率降低,体内蛋白质储备量减少,故老年人需摄入较为丰富和优质的蛋白质。其摄入标准应略高于成年人,即每天的摄入量为1.2g/kg,由蛋白质供给能量占到总热量的15%。蛋白质可由鱼、瘦肉、禽、蛋、奶、大豆蛋白供应。豆类含有丰富的优质蛋白质、不饱和脂肪酸、钙及维生素 B_1、维生素 B_2、烟酸等,对提高蛋白质的摄入,防止过多消费肉类对人体和自然环境的影响均有利。但对于肝肾功能不全者,豆类蛋白质的摄入应控制在蛋白质摄入总量的1/3以下。

3. 脂肪　老年人胆汁酸的分泌减少,脂酶活性降低,对脂肪的消化功能下降。由脂肪供给能量应占总热能的20%~30%。并注意控制饱和脂肪酸的摄入量,保证不饱和脂肪酸的摄入量。饱和脂肪酸(SFA)/单不饱和脂肪酸(MFA)/多不饱和脂肪酸(PUFA)的比值以1∶1∶1为宜。老年人要少食用胆固醇含量高的食物,如动物的内脏、脑、蛋黄、奶油等。

4. 碳水化合物　分为可被人体消化吸收并利用的糖类和不被人体消化吸收但对人体有益的膳食纤维。摄入的糖类以多糖为佳。谷类(全谷米、大麦、小麦、燕麦)、薯类(芋头、土豆、白薯、山药等)含较为丰富的淀粉,在摄入多糖(主要是淀粉)的同时,能获得其他营养素以及膳食纤维。而过多摄入单、双糖(主要是蔗糖,如白糖、红糖、砂糖)会诱发龋齿、心血管疾病与糖尿病。由碳水化合物供给能量应占总热能的55%~65%。

5. 膳食纤维　主要包括淀粉以外的多糖,存在于谷、薯、豆、蔬果类等食物中。这些虽然不被人体所吸收,但在帮助通便、吸附由细菌分解胆酸等生成的致癌和促癌物质、促进胆固醇的代谢、防止心血管疾病、降低餐后血糖和防止热能摄入过多方面,起着独到的作用。老年人的摄入量以每天30g为宜。

6. 维生素　蔬菜、水果中含有丰富的维生素,薯类中也有较丰富的维生素。根据溶解性能,维生素可分为水溶性和脂溶性维生素。维生素在维持身体健康,调节生理功能,调节及推迟衰老过程中起着极其重要的作用。每天食用5种蔬菜、薯类(500g)、水果(100g)将能满足老年人对多种维生素和膳食纤维的需要。

7. 水和电解质　水是生命最重要的营养物质,约占老年人体重的45%。水可保持肾脏对代谢产物的清除功能,有足够的尿则可除去泌尿道细菌、预防感染。水能够维持消化液的正常分泌量,促进食物消化和营养吸收,同时预防便秘。水可保持呼吸道有适量的分泌液并排出体外,水还有防止皮肤干燥、调节体温等作用。钠的摄入量与高血压呈正相关,而钾与钠有拮抗作用。健康老年人每日的食盐摄入量不超过6g,高血压、冠心病者不宜超过5g。

8. 三餐热能比例　早、中、晚餐的能量分配分别占总能量的30%、40%、30%。但老年人尤其是高龄老人,消化、吸收功能下降,糖耐量也有程度不一的减退。提倡少食多餐,可改为一日五餐。

(二)老年人的饮食保健原则

1. 食物选择要合理　食物的选择应适合老年人的特点,种类应多样化,营养丰富,注意"四个搭配":荤素搭配,以素为主;粗细搭配,多吃粗粮;干稀搭配,混合食用;生熟搭配,适量生食。摄取食物做到"三高、一低、四少":高蛋白质、高维生素、高纤维素;低脂肪;少盐、少油、少糖、少辛辣调味品。

笔记

2. 饮食易消化吸收　老年人由于消化功能减弱，咀嚼能力也因牙齿松动或脱落而受到一定影响，因此食物加工应做到细、软、松，既给牙齿咀嚼的机会，又便于消化。少吃油炸、油腻、过黏的食品。

3. 食量应合理分配　老年人保持理想的体重很重要，应适当限制热量的摄入。食量分配上提倡“早晨吃好，中午吃饱，晚上吃少”的原则。根据老年人的生理特点，少吃多餐较为合适，要避免暴饮暴食或过饥过饱，膳食内容的改变也不宜过快，要照顾到个人爱好。由于老年人肝脏中储存肝糖原的能力较差，对低血糖的耐受能力不强，容易饥饿，所以在两餐之间适当增加点心是必要的。因为夜间的热能消耗较少，如果多吃富含热能而又较难消化的蛋白质和脂肪会影响睡眠。晚餐可吃些蔬菜和含糖类较多而又易于消化的食物。

4. 食物温度应适宜　老年人消化道对食物的温度较为敏感，饮食宜温偏热。两餐之间或入睡前可加用温热饮料，以解除疲劳、温暖身体而利于睡眠。

（三）老年人的膳食指导

中国老年人膳食指南提出：食物要粗细搭配、松软、易于消化吸收；合理安排饮食，提高生活质量；重视预防营养不良和贫血；多做户外活动，维持健康体重。应用膳食宝塔可把营养与美味结合起来，按照同类互换、多种多样的原则调配一日三餐。可以概括为“一、二、三、四、五；红、黄、绿、白、黑”。

“一”：每天 1 袋鲜牛奶，补充每日摄取 800mg 钙质的需要。

“二”：每天 2 两米和面，即每日 250g 左右碳水化合物。

“三”：每天 3～4 份高蛋白食物。一份高蛋白相当于 50g 瘦肉或 100g 豆腐，或一个大鸡蛋，或 25g 黄豆，或 100g 鸡、鸭、鹅肉，或 100g 鱼虾。其中以鱼虾、豆类最为理想。

“四”：四句话：“有粗有细，不咸不淡，三四五顿，七八分饱”。世界卫生组织推荐每天食盐量为5～6g。“三四五顿”是指食物总量控制，少食多餐，早、中餐所占比例大于晚餐。

“五”：每天不少于 500g 蔬菜和水果。

“红”：每天 2 两红葡萄酒。每日饮 50～100ml 红葡萄酒能升高高密度脂蛋白，减轻中老年人动脉粥样硬化。

“黄”：黄色蔬菜。如玉米、胡萝卜、红薯、番茄、南瓜等。这类食物含有丰富的类胡萝卜素，在体内可转化为维生素 A。

“绿”：指绿茶和绿叶蔬菜。茶叶中除含有维生素、微量元素及咖啡因外，最主要的是含有茶多酚，具有较强的抗氧自由基作用、抗动脉粥样硬化作用及防癌作用。绿茶对降血脂、降血黏度、改善心血管供血都有明显的益处。茶区人群肿瘤发生率也较低。

“白”：燕麦粉或燕麦片。每日服用 50g 优质燕麦能使血胆固醇平均下降 39mg/dl，三酰甘油下降 76mg/dl。为老年人熬燕麦粥时，水宜多放，煮开后宜文火再煮约 10 分钟，若同时加入牛奶，煮开即可食用，降血脂又补钙，一举两得。

“黑”：指香菇、紫菜、黑木耳、黑米、黑面、黑芝麻等食物。临床观察证实每天 10～15g 黑木耳有抗凝和降胆固醇作用。

三、休息与活动

（一）老年人的休息与睡眠

休息与睡眠可解除人体疲劳，降低老年人精神上的压力，使其重新感到精力充沛，达到精神与身体活动的平衡，保证健康。促进老年人休息与睡眠的措施包括：

1. 生活节律　由于老年人的睡眠相对减少，而坐、卧休息，听音乐，放松精神，闭目养神等相对较多一些。故老年人要注意劳逸结合，自行掌握休息与活动的节律。睡眠要充足，但不必整日卧床休息。适度而规律的活动又可促进睡眠。

2. 合理休息　老年人需要较多的休息，休息的方式有多种：睡眠、聊天、闭目静坐、变换活动方式等。但要注意休息的质量，看电视、看书等时间不宜过长（一般不超过 4 小时），否则不仅达不到休息目的，反而会增加疲劳感。

3. 睡眠卫生　安排良好的睡眠环境，居室要清洁、安全、光线柔和、温湿度适宜等。被褥柔软、床铺宽敞、床垫弹性适中等；睡前避免饮浓茶、咖啡以及服用兴奋中枢的药物，养成刷牙、漱口、温水泡脚

笔记

等习惯。

4. 适度活动　适度而规律的活动，是促进自然入睡的好方法。户内活动如看书、写字、下棋；户外活动如散步、慢跑、打太极拳、跳舞、适宜的旅游。

5. 睡眠时间　60～70 岁平均每日睡 8 小时，70 岁以上的老年人每日睡 9 小时，90 岁以上的老人每日睡 10～12 小时。

（二）老年人的活动

1. 老年人活动能力的评估　尽管活动对老年人健康有益，但是活动不当，会对身体造成危害，有时甚至危及生命。因此，首先应进行老年人活动能力的评估，主要评估内容有：①老年人现存的活动能力；②基本的体格检查，包括心血管系统、骨骼系统、神经系统，尤其是老年人的协调情况及步态，并评估对活动产生的影响；③老年人目前用药情况，作为活动后用药的参考；④了解老年人的活动史，包括目前的活动程度、以往活动习惯、对活动的态度及有关知识等；⑤评估老年人目前活动耐受力，与老年人共同制订活动目标，如恢复自我照顾能力或增加对活动的耐受性；⑥了解老年人活动前后情况，如活动前是否做热身运动，活动后是否缓慢停止等；⑦每次给予新的活动内容时，都应评估老年人对该项活动的耐受性，是否出现间歇性跛行、异常心率、疲惫不堪、呼吸急促等情况；⑧评估老年人活动的环境是否便利、安全。

2. 老年人活动的种类与活动量　老年人的活动量与活动种类及强度应根据个人的能力及身体状况选择。一般认为每天活动所消耗的能量，如果在 4180kJ（1000kcal）以上，可以起到预防某些疾病及强身健体的作用。

（1）老年人的活动量：可消耗 355kJ（80kcal）能量的活动有：①体操 20～30 分钟、沐浴 20～30 分钟、扫除 20 分钟、投球 10 分钟、洗衣服 50 分钟、爬楼梯 5～10 分钟；②跳绳 10～15 分钟、跑步 10～15 分钟、读书 6 小时、写作 40～50 分钟、游泳 5 分钟。

（2）老年人的活动种类：可分为四种，即日常生活活动、家务活动、职业活动、娱乐活动等。其中日常生活活动和家务活动是最基本的活动，不仅可增进老年人身体各系统的良好功能，同时还可提高老年人的自信心和自我认同感；职业活动是属于发展自我潜能的有益活动；娱乐活动则可促进老年人的身心健康。

根据老年人生理特点，适合老年人运动的项目应动作缓慢柔和，能使全身得到活动，活动量易于调节又简便易学，以低、中等强度的有氧运动为主。具体项目包括步行、慢跑、游泳、太极拳等。大量科学研究表明，只要采取有规律，且适合自己的运动方式，无论从何时开始运动都对身体有益。因此，老年人只要科学锻炼，就能达到健身祛病、益寿延年的目的。

3. 老年人活动应遵循的原则

（1）选择适宜：老年人应根据自身年龄、体质状况、运动基础及场地条件，选择适宜的运动项目及适宜的运动量。

（2）循序渐进：机体对运动有一个适应过程，故运动强度应由小到大，动作要由慢到快，由简单到复杂，不宜做强度过大、速度过快的剧烈运动。

（3）持之以恒：锻炼是一个逐步积累的过程，需要强调运动的规律和强度，只有坚持经常性、系统性，才能逐渐达到目的。一般要坚持数周、数月甚至数年才能取得效果，并仍需坚持，才能保持和加强效果。

（4）运动时间：老年人运动时间以每天 1～2 次，每次 30 分钟左右，一天运动总时间不超过 2 小时为宜。运动的具体时间，要根据个体的具体情况作适当安排，最佳运动时间为每天的 15:00—17:00，特别是运动量较大的活动。如在饭前锻炼，至少要休息 30 分钟，才能用餐；饭后则至少要休息 1.5 小时以上才能锻炼。为了避免锻炼后过度兴奋而影响入睡，应在临睡前 2 小时左右结束锻炼。

（5）运动场所和气候：运动的场地尽可能选择空气新鲜、环境幽静、地面平坦的场所。老年人对气候的适应调节能力较差，夏季高温炎热，要避免直接日晒，防止中暑。冬季严寒冰冻，户外活动要防跌倒和感冒，应选择有采暖的地区，早晨空气清洁度差，故不要过早出门运动，遇到气候恶劣或老年人行动不便时，也可在室内进行运动。

（6）自我监护：无论采取何种运动方式，只有运动量达到一定的强度时，才能达到强身健体的作

笔记

用。故运动锻炼要求有足够的运动量及强度，但必须保证安全。尤其患有心血管疾病、呼吸系统疾病和其他慢性疾病的老年人。在开始运动前，应确定适合自己的运动量。运动时的最高心率可反映机体的最大吸氧力，吸氧力是运动者负荷耐受程度的一个指标，因此可通过最高心率来掌握运动量。

最简便的监测方法是以运动后心率作为衡量标准，即运动后最适宜心率（次/分）= 170-年龄。身体健壮者可用 180 作为被减数，即运动后最高心率（次/分）= 180-年龄。计算运动时心率应采用测 10 秒心率乘以 6 的方法，不能用直接测量 1 分钟的方法。

判断运动量是否适宜，需在客观监测的同时，应结合自我感觉综合判断。如运动后要达到最适宜心率，运动结束后在 3～5 分钟之内恢复运动前的心率，同时运动时全身有热感或微微出汗，运动后自觉精力充沛、睡眠好、食欲佳，表明运动量适宜；运动时身体不发热或无出汗，脉搏次数不增或增加不多，心率在运动结束后 3 分钟内恢复到运动前心率，则表明运动量还小；虽然运动后达到了最适宜心率，运动结束后需 10 分钟以上才能恢复运动前心率，而且运动后感到疲劳、头晕、心悸、气促、睡眠不良，则说明运动量过大；注意运动时出现严重的胸闷、气喘、心绞痛或心率减慢、心律失常等应立即停止运动，并及时检查治疗。

（7）运动注意事项：①运动的服饰要适宜：衣裤要宽松、舒适，最好是运动服，冬季要注意衣服的增减。运动鞋要选择大小合适、穿着舒适，鞋底软、有弹性并防滑，鞋帮稍有硬度，可起到保护踝关节又便于活动的作用，尤其是老年糖尿病患者更应注意鞋的选择。②运动前和运动后的活动：注意运动前不要喝含有咖啡因的饮料，以免运动时心率增加过快。运动后不宜立即停下、蹲坐休息，要逐渐放松，进行慢步走、甩手等活动，直到心率降至比静息状态下的心率高 10～15 次/分为止。运动后不要立即洗热水澡，以防虚脱与晕倒。③异常情况应及时就诊：年老体弱、患有多种慢性病的老年人，运动中出现胸闷、心慌、气促或全身不适等情况，应及时请医生检查，并根据医嘱实施运动，以免发生意外。④下列情况应暂停运动锻炼：患有急性疾病，平时有心绞痛或呼吸困难，精神受刺激，情绪激动或悲伤之时。

（8）体力劳动不能完全取代运动锻炼：体力劳动仅是部分肢体参加的紧张性、强制性运动，而体育锻炼是全体关节、肌群参与的协调性运动。不可忽视日常生活中的运动，如沐浴时利用清洗身体各部位的动作，做伸展及弯曲的运动；睡醒后在床上可做深呼吸及四肢活动。

（9）注意防止跌倒：跌倒不仅对老年人的身体带来影响，如软组织损伤、骨折、硬膜下血肿等，而且还会影响到老人的心理和社会层面，经常跌倒的老年人对自己的活动能力丧失了信心，而可能尽量减少活动，这样常常导致骨骼肌萎缩，走路更加不稳，更易导致跌倒，从而形成恶性循环。

4. 患病老年人的活动　患病老人通过坚持适当的活动，可以维持或促进其生理功能，改善日常生活的自理能力，增进老年人与群体间的互动，提高其自我满意度和生活质量。

（1）偏瘫的老年人：应借助辅助器进行活动。常用的有助行器和多脚手杖。助行器有两种：一种带轱辘，适用于能够步行但容易疲劳的老年人。老年人可利用助行器进行下肢的功能训练或进行日常生活自理活动；另一种不带轱辘，可以帮助不能行走的老年人站立，又可训练其行走能力。根据手杖底端的形状，手杖分成单脚手杖或多脚手杖。多脚手杖特点是基底面大，即支撑面与支持力大，稳定性好，给行走不便的老人增加了活动的安全性。

（2）因治疗而采取制动的老年人：制动状态下很容易出现肌力下降、肌萎缩、关节僵硬或挛缩、手足下垂等并发症。应将患肢处在良肢位。在不影响治疗的情况下，尽可能地做被动运动或按摩等方式协助患者运动，争取早日解除制动状态。

（3）虚弱的老年人：这类老人因惧怕病情恶化而不愿活动。此时，首先应与老人和家人进行良好的沟通，耐心说明活动的重要性及对疾病的影响，增强老年人的生活情趣和运动爱好，丰富老年人的日常生活。对于无力无欲活动者，应积极鼓励老人主动参与活动计划的制订，使其感到愉快、满意，愿意自己去做，以达到老年人自我健康照顾的目标。

（4）认知障碍的老年人：认知障碍老人的感知和认知功能较差，家人和照顾者通常采用各种方法限制认知障碍老人的活动范围，这种限制只能加重病情。而积极促进认知障碍老人的活动能力，增加老人与社会的接触机会，可延缓病情发展。因此，护理人员和家属应为其创造良好的环境，让患者接受不间断的外在刺激，使其保持对活动的兴趣并积极参与。

笔记

四、交流与沟通

沟通(communication)是指可理解的信息或思想在两个人或两个以上群体间传递或交流的过程。对老年人来说,随着社会角色的转换,闲暇时间增多,易出现孤独、寂寞和空虚,因而对交流的需要相对增加。但因工作及家庭角色转变,使自我价值感降低,导致主动沟通的意愿有所减弱;加之衰老与疾病导致表现力、感知力、理解力等沟通能力有所降低,影响了沟通效果,进而会影响老年人的身心健康。所以,达成与老年人的有效沟通就显得尤其重要,应注意根据老年人的特点选择有效及可操作的沟通方式。沟通要素包括意愿、能力、环境。沟通过程包括信息发送、接收、反馈三个基本环节。沟通技巧有语言性和非语言性。

(一)语言性沟通技巧

1. 语言性沟通的诱发技巧

(1) 善于引导谈话:与老年人谈话时,要用尊敬的语言及称呼,使老人感到亲切。为激发老人的谈话兴趣,不妨先请他谈谈以前的得意事,避免与其争论,应多加称赞;或请他传授知识,谈其不平凡的身世,成功的经验,称颂其学识渊博,这样很容易建立起一个融洽的谈话氛围。

(2) 重视反馈信息:与老年人谈话时,应对所理解的内容及时反馈。例如适时地回应"嗯、对",表示已理解了老年人的情感。同样,在向老年人传递信息时,可采用目光接触、简单发问等方式探测对方是否有兴趣听,是否听懂等,以决定是否继续谈下去和如何谈下去。这样能使谈话双方始终融洽,不至于陷入僵局。

(3) 处理好谈话中的沉默:沉默本身也是一种信息交流,但长时间的沉默又会使双方情感分离,应予避免。打破沉默的最简单方法是适时发问。

2. 善于使用美好语言

(1) 安慰性语言:美好的语言,不仅使老年人听了心情愉快,感到亲切温暖,而且还有治疗疾病的作用。护理人员每天频繁与老年人接触交往,如果能注意发挥语言的积极作用,必将有益于老人的身心健康,从而提高护理水平。

(2) 鼓励性语言:护理人员对老年人的鼓励,实际上是一种心理支持。对调动老年人与疾病作斗争的积极性是非常重要的。所以,应学会对不同的老年人说不同的鼓励性话语。如对新入院者说"我们医院经常收治你这种病,有很多经验,您放心吧"。

(3) 积极的暗示性语言:可使老年人有意无意地在心理活动中受到良好的刺激。如看到老年人精神状态比较好,可以暗示说:"您气色越来越好,这说明治疗很有效。"

(4) 指令性语言:有时对某些老年人必须严格遵照执行的动作和规定,护理人员指令性的语言也是必需的。例如,静脉滴注时告知老年人"不得随意调快速度";对肾脏和心脏疾患的老年人告诉他们"一定要低盐饮食"等。

(二)非语言性沟通技巧

非语言沟通方式有很多,与老年人沟通中应用较多的有触摸、身体姿势和倾听。

1. 触摸　可表达触摸者对老年人的关爱,而触摸他人或事物则可帮助老年人了解周围环境。然而,触摸若使用不当可能会增加躁动或触犯老年人的尊严等。因此在使用触摸沟通模式时要注意:

(1) 维护老年人的尊严及尊重其社会文化背景:检查涉及老年人的隐私时,应事前征得老年人的允许,且应注意不同社会文化背景下的触摸礼节。

(2) 渐进地开始治疗性触摸:如从单手握老年人的手到双手合握;逐渐拉近社交距离;在触摸过程中观察老年人面部表情和被触摸的部位是松弛(表示接受且舒适)或是紧绷(表示不舒适),身体姿势是退缩的向后靠或者是接受的前倾,都可为下一步措施的选择提供依据。

(3) 把握好适宜的触摸位置:最易被接受的部位是手,其他适宜触摸的部位有手臂、背部与肩膀。头部则一般不宜触摸。

(4) 实施有准备性的触摸:事先让老人知道触摸者的存在,部分老人因为视、听力的渐进丧失,常易被惊吓,所以应尽量选择从功能良好的一边接触老人,注意触摸老人前给提示信号,绝不要突然从背后或暗侧给予触摸。

笔记

（5）对老年人的触摸予以正确的反应：护士应学习适当地接受老人用抚摸头发、手臂或脸颊来表达谢意，而不要一味地以老人为触摸对象。

2. 身体姿势　当言语无法清楚表达时，身体姿势能适时有效地辅助表达。运用身体姿势沟通时应注意：

（1）无法用口头表达清楚的老人：可鼓励用身体语言来表达，再给予反馈，以利于双向沟通。

（2）听力下降的老人：要面对老年人，利于老年人观察口形的变化，并加上缓和、明显的肢体动作来有效地辅助表达。

（3）用轮椅代步的老年人：注意不要俯身或利用轮椅支撑身体来进行沟通，而应适时坐或蹲在旁边，并维持双方眼睛于同一水平线，以利于平等的交流与沟通。

3. 倾听　老人是家庭的长者，部分老人遇事好啰唆、唠叨，很希望他人特别是年轻人多听他们的教诲。因此，在护理活动中注意耐心倾听，并注意：

（1）眼神接触：眼神的信息传递是脸部表情的精华所在，所以保持眼与眼的接触是非常重要的。尤其与认知障碍的老年人交流时，需要提供简要的引导和保持目光接触，以提高老年人的注意力。

（2）态度良好：倾听时要集中注意力和保持开朗的情绪去感受对方所想要传达的信息。个人脸部表情要平和，不要紧绷或皱眉。说话时倾身向前以表示对对方的话题有兴趣，但应小心不要让老年人有身体领域被侵犯的不适。

（3）适时的反馈：倾听时，不时对老年人点头或说“嗯”“是”表示赞同，脸部用表情传达惊喜、欢乐、担心、关怀、有兴趣等情绪。同时仔细观察和发现老年人脸部表情反映出其内心的正向情感（欢乐、幸福、兴趣等）或负向情感（如焦虑、害怕、担心、生气、挫败感等）。

总之，与老年人沟通使用语言交流时应做到“CLEAR”，即 clarify（讲述清楚）、listen（认真倾听）、encourage（鼓励表扬）、acknowledge（表示感谢）、reaction and repeat（反应与重复）。同时，还要注意观察老人的非语言交流，如表情、眼神、手势、坐姿等，并做到“SLEOR”，即 sit squarely and smile（面对面坐、微笑）、lean towards client（身体倾向老人）、eye contact（目光接触）、open and approachable（坦率、平易近人）、relax（放松、自然、大方）。

（夏晓萍）

第三节　老年人中医养生保健

中医养生保健在老年护理中占有重要的地位。科学的养生观认为，一个人要想达到健康长寿的目的，必须进行全面的养生保健。而中医养生是在中医理论指导下，通过生活起居、情志调护、食疗药膳、养生功法等整体综合措施，对人体身心进行全面科学的保健，达到防病、祛病、健康长寿的目的。

一、中医养生保健基本知识

（一）概念

中医养生保健，古人也称之为摄生、道生、卫生、保生等，是人类为了自身更好的生存与发展，根据生命过程的客观规律，有意识进行的一切物质和精神的身心养护活动。这种行为活动应贯穿于出生前、出生后，病前（预防）、病中（防病情变化）、病后（防复发）的全过程。

古代把人的精神和肉体看作一个整体，认为人是精、气、神三者的统一体。一个人生命力的旺盛，免疫功能的增强，主要靠人体的精神平衡、内分泌平衡、营养平衡，阴阳平衡、气血平衡等来保证。养生应该从胚胎开始，直至寿终正寝为止。儿在胎，日月未满，阴阳未备，脏腑骨节皆未成足，禀质未定，倘若孕妇衣食住行合乎卫生，饮食有节，起居有常，均适寒温，不妄作劳，动静合宜，调养有方，心情愉悦，对胎儿的生长、发育、胎养、胎教有着积极的作用，胎儿就能“逐物变化”。出生之后，婴幼儿的养生全靠父母调养，若调养有方，婴幼儿身心发育自能康泰。少壮时代若能注重养生，常保终生健康，不服药物，可免药物之害。人到中年多事之秋，更应注意养生，这样可延长中年期，推迟衰老的到来。人到老年，保养更为重要。老年人生理功能日趋老化，故应性情开朗，虚怀若谷，坚持运动，生活自理，老有所为，养成良好的生活习惯，使内外百病，皆悉不生，终生保养，享尽天年。

笔记

（二）原则

养生主要是立足于“神形兼养”原则。而根据中医“心者，形之主也”，“主明则下安，以此养生则寿”的理论，认为精神心智的养生应在脏腑形质养生之上，故神形兼养中，又以养神为主，特别是养神对精神残疾的实用意义更大。中医养神法是采用以形调神、动静结合、动中求静为原则，其实质是取动静结合来调和人体阴阳和气血的运行，促进机体康复。

在动静养生法中，养神偏重于静，养形调神也偏重于静。这是因为静者，宜于老残体弱、慢性痼疾一类病证的身心康复。如在书法作业康复训练中，是取“正书居静以治动”，“草书居动以治静”；而在智能康复训练中，是采用静中求动“积思生智”的钓鱼法等进行的；太极拳也突出了动静结合、以静为动的原则。

（三）基本观念

1. 生命观　生命观是人对生命长期观察、思考所形成的观点。中医养生保健学的生命观是对生命存在性质、生命活动特点的基本认识和看法，包括生命的物质观和运动变化观两方面。生命的物质观指精、气、神是构成生命的基本要素，精是物质基础，气是动力，神为主宰，三者协调统一，共同维持正常生命状态。生命的运动变化观指生命是天地运动的产物，生命在不断地变化。

2. 寿夭观　古人认为“上寿百二十年，中寿百岁，下寿八十”，能享尽“天年”，自然衰老而死称为“寿”，不及“天年”，早衰而死称为“夭”。现实中能享尽“天年”者为少数，因此探索“夭”的原因成为养生学的重要课题。中医养生保健学认为其原因有先天禀赋、后天因素两类，前者是人体寿夭的决定性因素，包括体质说和命门元气说；后者是决定寿夭的重要因素，包括地理环境、社会因素、行为因素、疾病损伤等方面。

3. 和谐观　“和”是中国传统文化哲学的核心理念和根本精神，中医养生保健学吸纳了传统“和”的思想并加以发挥，形成了养生学的和谐观念，认为人与外环境是一个和合通应的整体，包括人与自然、人与社会、人体内部互相协调适应。养生保健的目标即达到人、社会、自然之间和顺融洽的状态。

4. 权衡观　“权衡”原指秤砣（权）和秤杆（衡），中医用这种度量物体重量的方法形象地比喻人与自然的调节过程。“权衡观”作为一种基本的理论观点，认为世间万物存在的理想状态是一种相对稳定的动态平衡，而人体的这种理想状态通过“人神”的自动调节而实现，人与自然的平衡状态是通过阴阳的对立制约、互根互用、消长转化和五行的生克制化、亢害承制实现的。

5. 健康观　养生以保持健康、延年益寿为目的，因此正确的养生观是一切养生活动的基础。健康观即人们对健康的认识，包括对健康状态的认识、对维持和促进健康的综合认识两个方面。中医养生保健学认为健康状态包括形体健康、心理健康、社会适应良好、道德健康四个方面。

（四）注意事项

1. 养宜适度　养不可太过，也不可不及，按照生命活动的规律，做到合其常度，恰到好处。

2. 养勿过偏　主张动静结合、劳逸结合、补泻结合、形神共养，从机体全身着眼进行调养，不可失之过偏，用之太偏就忽略了其他方面。

3. 审因施养　强调养宜有针对性，要根据实际情况，具体问题具体分析，可因人、因时、因地不同而分别施养，不可一概而论。

二、中医养生保健主要内容

情景导入

董爷爷，男，72 岁。于 2017 年 12 月 3 日入院，12 月 1 日外出遇风寒感冒后未及时就医。入院时发热，T 37.9℃，头痛，腰背酸痛，无汗，食欲减退，面色淡红，语气低微，精神萎靡，全身乏力。

请思考：

老年人素体虚弱，易感风寒，护士应如何制订老人生活起居护理的健康指导方案，以增强老年人抵御外邪的能力？

（一）起居护理

人们生活起居环境的好坏，直接影响着健康的维护和疾病的康复。护士应指导老年人创造一个

笔记

安静、安全、整洁、舒适、便利的生活起居环境，使老年人心情愉悦。

1. 优化环境　优化环境包括为老年人提供良好的自然环境和居室环境。一方面应加强老年人生活环境的绿化、美化，给老年人创建一个有利于身心健康的自然环境；同时，应为老年人创造安静、通风、整洁、温湿度适宜、光线适度的居住条件。居室安静、整洁，不但能使人心情愉快，身体舒适，还能使人睡眠充足，食欲旺盛，有利于健康。反之，嘈杂的环境，不利于休息，还可使人产生很多不良症状，如心悸、坐卧不安、烦躁、惊悸等，这些不仅不利于健康，还会影响疾病的康复，甚至诱发疾病的发生，如心脏病患者常可因骤听高声喊叫或突然开门而惊恐万分，甚至引起心痛发作；失眠者稍有声响就难以入睡；高血压者也可因噪声而致血压升高等。

居室经常通风换气，能使人神清气爽，肺气宣通，气血通畅，食欲增进。每日通风的次数和每次持续的时间，应根据季节和室内的空气状况而定，但每天至少应通风 1～2 次。夏季天气炎热，易感暑热，一般宜在上午 8～10 点左右通风换气，保持凉爽；冬季气候寒凉，可短时间轮流开窗通风换气。通风时避免对流风，尤其是对身体虚弱或已经感受寒邪者，要在通风时穿好衣服或盖好被子，避免寒邪侵犯。对于刚装修的居室，尤需注意加强通风换气，以防急性或慢性中毒的发生。

适宜的温湿度，可使人感到轻松、舒适、安宁。室温过高，会使人感到燥热难受，易感热邪；室温过低，又会使人感到寒冷不适，易感寒邪。一般来说，老年人应安排在向阳的房间，室温宜高。湿度过高，汗液蒸发受阻，会使人感到胸中满闷，困倦乏力，特别是一些慢性风寒湿痹者，可使病情加重；湿度过低，则口干唇燥，咽喉干痛，特别是阴虚肺热者，会出现呛咳不止。因此，对感受燥邪等而致病的阴虚者，室内湿度宜偏高，可在地面洒水或应用加湿器等；对感受湿邪等而致病的阳虚者，室内湿度宜偏低，可经常开窗通风，降低湿度。

自然的光照使人舒适、欢快、明朗，有利于健康。应根据时间和患者病情不同，对光线进行相应的调节。如休息时光线宜暗；长期卧床者，床的位置应尽量靠近窗户，以得到更多的阳光，有利于患者早期康复；热证、肝阳亢盛、肝风内动的患者，光线宜稍暗；寒证、风寒湿痹证患者，光线则需充足。

2. 安卧有方　睡眠是人的一种生理需要。人在睡眠状态下，身体各组织器官大多处于休整状态，气血主要灌注于心、肝、脾、肺、肾五脏，使其得到补充和修复。老年人的睡眠时间约为 6 小时。改善老年人睡眠质量，需注意以下几个方面：①全面评估：找出影响老年人睡眠质量的原因并进行处理。②卧床要求：软硬适宜。过硬，全身肌肉不能松弛而影响休息；过软，脊柱周围韧带和椎间关节负荷过重，会引起腰痛。③枕头高度：一般离床面 5～9cm 为宜。过低，可使头部血管过分充血，醒后出现头面水肿；过高，可使脑部血流不畅，易造成脑血栓而引起缺血性中风。④睡眠姿势：一般都主张向右侧卧，微屈双腿，全身自然放松，一手屈肘平放，一手自然放于大腿上。这样，心脏位置较高，有利于心脏排血，并减轻负担；同时，由于肝脏位于右侧较低位置，右侧卧可使肝脏获得较多供血，有利于促进新陈代谢。⑤饮食习惯：晚饭不宜吃得过饱，也不宜吃刺激性和兴奋性食物，中医认为“胃不和则卧不安”。睡前宜梳头，宜用热水浴足。

3. 衣着宜忌　古今养生学家认为，服装宜宽不宜紧，并提出：春穿纱，夏着绸，秋天穿呢绒，冬装是棉毛。老年人衣着卫生的原则：方便、实用、整洁、舒适、美观。

（1）款式宜宽大而得体：老年人由于肌腱松弛，动作幅度小，行动迟缓，衣服过紧、过小就会感到穿脱不便。要求衣服式样要宽大，方便穿脱，不妨碍活动及便于变换体位。裤子最好采用松紧带，便于老年人穿脱，忌腰带过紧。

（2）料质以轻、暖、软为佳，以棉、麻和丝绸等天然织物及浅颜色为宜：衣服的料质应较为松软、轻便，以利于全身气血流畅。内衣宜用柔软、吸水性强、透气性良好、不刺激皮肤的棉织品。外衣随季节不同而各取所适。此外，衣着颜色要注意选择柔和、不褪色为宜。

（3）鞋袜的选择：老年人宜选柔软、吸汗、合适的布鞋。袜子宜选既透气又吸汗的棉线袜，忌紧口袜。

（二）饮食护理

饮食是人体五脏六腑、四肢百骸得以濡养的源泉，是精气、津液、血脉的重要来源，是维持人体生长发育和新陈代谢的必要条件。自古以来我国劳动人民就十分重视采用饮食以防治疾病和延年益寿，把食物喻为人的命脉。同时合理进食是促进疾病痊愈、身体康复的重要环节，所谓“治病当论药

笔记

攻，养病方可食补"。许多疾病后期，只要饮食调理适宜，不必用药便能自愈。祖国医学早有"药食同源""亦药亦食"，甚至有"食治胜于药治，药疗不如食疗"之说。加强饮食指导，对老年人养生保健具有重要意义。

1. 根据不同病证给予适合饮食　疾病有寒热、虚实、阴阳、表里之别，根据患者的不同情况，指导其选择不同属性的食物，以配合"虚则补之""实则泻之""寒者热之""热者寒之"的治疗原则。不同药物，其性味、功能、主治不同，食物同样也具有各自的性味、功能和主治。各种病证饮食宜忌总原则应以辨证为依据。

热证患者宜清热、生津、养阴，故食物宜选择寒凉性和平性食物，忌辛辣之物、烟酒及温热性食品。寒证患者宜温里、散寒、助阳，故宜选择温热食物，忌生冷瓜果，忌寒凉食物。虚证患者宜补虚益损，食补益类食物，其中阳虚患者，食物选择宜温补，忌用寒凉食物；阴虚患者，食物选择宜清补，忌温热；气虚者可随病证的不同辨证施食。应注意的是虚证患者多脾胃虚弱，进补时不宜使用滋腻、硬固之品，食物以清淡而富含营养为宜。实证患者应根据病情之表里寒热和轻重缓急辨证施食，采取急则治其标、缓则治其本和标本兼治的原则进行调护，一般不宜施补。外感病证饮食宜清淡，可食葱、姜等辛温发散之品，忌油腻厚味。

2. 根据不同的治则进行饮食调护　食物的性能（即食性）同中药的性能（即药性），都有"四气""五味"，也都有升、降、浮、沉的不同作用趋向和五脏六腑的不同归经。而且这些属性的含义也大体相同，如寒能清热，热能祛寒，辛能散，甘能缓，寒凉性质多具有滋阴、清热、泻火、凉血、解毒等作用。重视食物对药性的影响及疗效的发挥，根据治疗原则选择适宜的食物，以增强药效。当热证患者用寒药治疗时，适当进食寒性食物；寒证患者用热药治疗的同时，适当进食热性食物；实证患者用泻药治疗的同时，适当进食泻性食物；虚证患者用补药治疗时，适当进食补性食物，则会提高治疗效果。

3. 根据四时气候特点进行饮食调护　春季为万物生发之始，阳气卓越，应忌油腻、辛辣食品，以免助阳外泄，宜食清淡瓜果、豆类。夏季天气炎热，由于暑热夹湿，脾胃易受困，应进食清淡、解渴、生津、消暑之品，如西瓜、冬瓜、绿豆汤、乌梅小豆汤、藿香茶、冰糖煎水代茶饮等；忌食生冷或不洁食物，尤其是过于寒凉、厚味之品，以免损伤脾胃。平素阳虚体质，常服用参茸、附子之品者，也应注意节制。秋季万物收敛，凉风初长，燥气袭人，早晚凉爽，易致肺系病证如哮喘、咳嗽等复发，饮食应以滋阴润肺为主，可适当食用一些生津滋润食物，如芝麻、蜂蜜、菠萝、乳品、甘蔗、糯米等，以益胃生津，尽可能少食葱、姜、辣椒等辛辣之品；进补时应注意在平补的基础上再配以生津养液之品。冬季天气严寒，万物伏藏，易遇寒邪，宜食用具有滋阴潜阳作用且热量较高的食物，如谷类、羊肉、狗肉、龟鳖、木耳等，而且宜热饮热食，应忌生冷、过咸食品，以保护阳气。由于冬季以养精、藏精为主，此时进补可扶正固本，有助于体内阴精的潜藏，以增强抗病能力，为有效预防开春的时行瘟病打下较好的基础。

（三）情志护理

情志护理是根据医学心理学的理论，遵循"整体观念"和"辨证施护"的原则，以良好的护患关系为桥梁，应用科学的护理方法，通过护理人员的语言、表情、姿势、态度、行为及气质来影响和改善患者的情绪，增强其战胜疾病信心，解除顾虑与烦恼，减轻痛苦，提高患者的满意度，对提高护理质量有着极其重要的作用。

1. 说理开导　说理开导是指通过正面的说理，使人们认识到情志对人体健康的影响，从而使人们自觉地调和情绪，增强战胜疾病、促进健康的信心，积极配合治疗护理，使机体早日康复。首先要不断提高护理人员的自身综合素质，态度要真诚热情，要有同情心和责任感，以取得老年人的信任，再针对人们不同的症结，做到有的放矢，动之以情，晓之以理，喻之以例，明之以法，从而使人们以良好的精神状态投身于维护和促进健康的活动中。另外，在进行说理开导时，护理人员应注意对患者隐私之事保密。

2. 移情易性　移情，是指排遣情思，把思想焦点转移他处，在护理工作中，主要是指将患者的注意力，从疾病转移到其他方面；易性，是指改易心志，包括排除或改变患者的不良习惯或使不良情绪适度宣泄，使其能恢复正常习惯或心态，以有利于疾病的康复。身心疾病患者，其注意力往往在疾病上，担心病情加重，担心不易治愈，担心家人嫌弃等，整天胡思乱想，陷入忧愁、烦恼之中而不能自拔。护理人员应采用言语诱导的方法转移患者的注意力，使其忘却病痛，克服紧张、烦闷之感，自我解脱，达到

笔记

心态平衡。其方法有很多,如听广播、看电视、看书读报、下棋交友等。也可配合群体心理治疗,通过群体活动,可自然形成一种亲近合作的内部关系,建立相互帮助、支持,产生一种轻松、愉快、超脱的共鸣,以增强治疗效果。护理中应根据个体自身的素质、爱好、环境与条件等决定具体的方法。

3. 以情胜情　以情胜情是以中医五行相克的理论为依据,创立的独特情志护理方法。即有意识地采用一种情志抑制另一种情志,达到淡化,甚至消除不良情绪,以恢复正常精神状态的一种护理方法。根据五行相克的规律,怒胜思,思胜恐,恐胜喜,喜胜悲,悲胜怒。朱丹溪进一步提出:"怒伤以忧胜之,以恐解之;喜伤以恐胜之,以怒释之;恐伤以思胜之,以忧解之;惊伤以忧胜之,以恐解之;悲伤以喜胜之,以怒解之。"这种五行模式的以情相胜法,正是中医学独特的情志护理方法。所以在护理时,对于过怒所致疾病,可以怆恻苦楚之言感之,如值患者嗔怒之际,晓之以理,尽最大可能地宽慰劝解患者,若能令其感动,则气可随之而泄;对于突然或过度喜悦所造成的精神散乱,施恐怖以治之,如对患者骤然施予平素畏惧的事物,则有以水折火之效;对于过度思虑所得疾病,以怒而激之等,如夺其所爱,使患者气结得以尽情宣泄。

4. 顺情从意　顺情从意是指顺从个体的意志、情绪,特别是精神状态忧郁和感到压抑之人,应尽可能地满足其合理的心身需要。患者在患病的过程中,情绪多有反常,对此,尽可能顺其情,从其意,以利于身心健康。所以对于患者心理上的欲望,若是合理的,应尽力满足其所求或所恶,如创造条件以改变其环境,或对其想法表示同情、理解和支持等。对那些胡思乱想、淫欲邪念、放纵无稽等错误、不切实际的欲望,自然不能纵容迁就,而应当采用说服教育等方法处理。尤其在患者对所患疾病有思想顾虑时,可以为患者讲述有关的医学知识,帮助其消除疑虑,丢掉思想包袱。对重病者,更应耐心地向其解释,尽量解除心中不安及悲观失望的情志状态。对完全丧失生活能力的患者,应在生活上全面照顾、精心护理的同时,更要帮助他们树立克服疾病的信心和勇气。

5. 发泄解郁　发泄可使人的压抑和忧郁得以释放,释情开怀,身心得舒。发泄解郁,要求患者能自我调节,发泄抑情,化郁而畅。患者如能将病情或郁闷的情绪向护士或好友诉说出来,不仅对分析病情大有好处,本身也是一种"心理疏泄",可使心情得以舒畅,为治疗创造条件。

(四)运动护理

"生命在于运动"。我国古代用"流水不腐,户枢不蠹"来比喻运动。在实践中,华佗首创"五禽戏"的运动方法,成为我国体育健身运动的先驱,继后有孙思邈、王焘等提出了各种运动锻炼方法,为运动养生的产生、发展作出了巨大贡献。研究表明,运动对人体有诸多益处,如预防骨折、控制体重、预防心脑血管疾病、调节神经等。常用运动养生的方法有:劳动锻炼、散步、练内养功、练八段锦等。

1. 劳动锻炼　这里指的劳动是指体力劳动。恩格斯指出:"劳动创造了人本身。"具有正常劳动能力的年轻人固然要劳动,老年人也应时常小劳,这才符合养生之道。《老老恒言·消遣》中说:"拂尘涤砚,焚香烹茶,插瓶花,上帘钩,事事不妨身亲之,使时有小劳,筋骸血脉,乃不凝滞。"劳动能够舒展筋骸,流畅气血,调济精神,强身健体。

2. 散步　散步与跑步是最简单易行的运动方法,古代多开展散步,而对跑步则不大提倡,其实这两种运动方法具有相似的作用。前人对散步的作用、时间、要求均作了较详细的论述。"步主筋,步则筋舒而四肢健";饭后"缓行数百步,散其气以输其食,则磨胃而易腐化";闲暇"散步所以养其神";睡前散步"是以动求静",有助于入睡。并要求散步时安闲自如,行不言语。现代养生学对跑步作了许多观察与研究,确认跑步对人体健康有益,是一种较好的防疾治病方法。至于跑步以多快的速度最适宜,如何控制速度,研究者认为改善机体功能的跑步,应根据情况进行,持续跑步3~4分钟后,安静时脉搏次数不应少于跑步时的一半。无论是散步或是跑步,都贵在坚持、适量,这才是达到养生效果的保证。

3. 内养功法

(1)姿势:有侧卧式、仰卧式、坐式及壮式4种。

1)侧卧式:侧卧于床上,头微前俯,高低以枕调节。头颈保持在左右不倚稍许抬高的位置。脊柱微向后方,呈含胸拔背之势。四肢体位,于右侧卧时,可右上肢自然弯曲,五指舒伸,掌心向上,置于身前枕上,距身6cm左右;左上肢自然伸直,五指松开,掌心向下,放于同侧髋部;右下肢自然伸直,左下肢关节屈曲约成120°,其膝轻放于右下肢膝部。如为左侧卧,则四肢体位与此相反。双目轻闭或微露

笔记

一线之光，口按呼吸法之需，定期开合。

2）仰卧式：平身仰卧床上，头微前俯，躯干正直，两臂自然舒伸。十指舒展，掌心向下，放于身侧，下肢自然伸直，脚跟相靠，足尖自然分开。口目动作同侧卧式。

3）坐式：端坐于椅上，头微前俯，躯体正直，含胸拔背，松肩垂肘，十指舒展，掌心向下，轻放于大腿膝部，两脚前后平行分开，与肩同宽。小腿与地面垂直，膝关节屈曲成90°。坐椅高低不适时，可在臀下或脚下垫物调节。口目动作同侧卧式。

4）壮式：具体要求基本和仰卧式相同，只需将枕垫高25cm左右，肩背呈坡形垫实，不可悬空，两足并拢，掌心向内，紧贴于大腿两侧。

内养功练习，一般先由卧式开始，具体选择应根据病情和个人习惯确定。壮式宜在后期采用。每次练功30分钟，初期每日6次，后期可减为每日2次。

（2）方法：常用的有呼吸法和意守法。

1）呼吸法：内养功呼吸法较为复杂，要求呼吸、停顿、舌动、默念四种动作相互结合。具体方法：轻轻闭口，以鼻呼吸，先行吸气，同时以意领气下达小腹，吸气后行呼吸停顿，然后再把气徐徐呼出，即：吸—停—呼。默念字句的配合，先由三个字开始，以后逐渐增加，但最多不超过九个字为宜；词意要选择静松、美好、健康的内容，常用的如“自己静”“通身松静”“自己静坐好”“内脏动大脑静”“坚持练功能健康”等。默念要和呼吸、舌动密切结合起来。以“自己静”三字为例，吸气时默念“自”字，停顿时默念“己”字，呼气时默念“静”字，其他类推。舌动是指舌的起落，舌动配合吸气时舌抵上腭，停顿时舌不动，呼气时舌随之落下。

2）意守法：意守法有意守丹田法、意守膻中法、意守脚趾法三种。意守丹田法：内养功的丹田指脐下1.5寸的气海穴。意守时，可想象为一个球形体积，设在小腹内，或想象为以气海穴为圆心的一个圆面，设在小腹表面。不可拘泥分寸。意守膻中法：即意念默默回忆两乳之间，以膻中穴为中心的一个圆形面积或意守剑突下的心窝区域。意守脚趾法：两眼轻闭，微露一线之光，意识随视线，注意脚的蹋趾，也可闭目，默默回忆脚趾形象。

4. 八段锦　八段锦是我国古代的导引术，其健身效果显著，流传广泛，是中华传统养生文化中的瑰宝。八段锦的“八”字，不是单指段、节和八个动作，而是表示其功法有多种要素，相互制约，相互联系，循环运转。“锦”字是由“金”“帛”组成，以表示其精美华贵。此外，“锦”字还应理解为是单个导引术式的荟萃，如丝锦那样绚丽精美。八段锦的功法动作根据经络的循行走向规律，突出体现逢练必旋、逢功必绕的特点，通过对五脏六腑直接或间接刺激、牵拉，达到改善微循环、通经活络的目的。

0301

视频：八段锦

（五）用药护理

中医用药护理独具特色，不同的药物、不同疾病具有不同的用药原则、要求与方法，正确的用药护理可提高药效，从而达到提升医疗与护理质量的目的。

1. 中药服用时间和服用温度指导

（1）中药服药时间：中药汤剂一般每日1剂，煎煮2次，分2次服用，上、下午各1次。其中健胃药宜空腹服，消导药宜饭后服，滋补药宜空腹服，安神药宜睡前半小时服，催吐药宜清晨、午前服，峻下逐水药宜清晨空腹服。

（2）中药服药温度：①温服药：将煎好的汤剂放温后服用，或用温开水送服。汤剂放凉后，要温服时，应先加热煮沸，再放温服用。②热服药：将煎好的汤剂趁热服下，或用热开水送服。解表药、理气、活血、化瘀、补益剂均应热服。③凉服药：凉服即将煎好的汤剂放凉后服用或用凉开水送服。热证应凉服。

2. 观察药物效果和反应　如服解表药后，应给老年人喝些热粥或热饮，以助药力。冬令感冒还需稍盖衣被，让其周身微汗出。服催吐药后要观察呕吐物的性质、量和次数，服泻下药后应观察泻下次数，大便性质、量等。服排石汤要观察二便情况，检查有无结石排出等。在服用逐水药或剧毒药时，应事先向老年人或家属交代注意事项和可能发生的反应。服药后要观察腹泻、腹痛、恶心呕吐等不良反应。

3. 注意食物对药效的影响　中医历来有“药食同源”之说。因药性和食性都有“四气”即寒、热、温、凉和“五味”即辛、甘、酸、苦、咸的相同内容和区别。同时某些食物本是药物，既可食用，又当药用。

笔记

如大枣、莲子、桂圆、百合、山药、赤小豆、海带、甲鱼、桑葚、黑芝麻、蜂蜜等。既然食性和药性有共同的性味，凡是食性与药性相顺应，食物能增强药物的作用；食性与药性相反，食物便会降低药物的作用。如热证老年人用寒药治疗的同时，食物应选用寒凉之品，以顺应病性和药物的药性；同样，寒证老年人使用热药治疗时也应给以温热性食物，这样才能在一定程度上提高治疗效果。反之，就会降低药物的效果。

三、中医养生保健常用技术

常用的中医养生保健技术主要包括熏洗法、灸法、刮痧法、拔罐法、耳穴贴压法、贴敷法等。这些技术具有操作简便、疗效确切、成本低廉、老年人易接受等特点，满足了老年人对健康的需求和顺应了社会发展的需要。

（一）熏洗疗法

熏洗法是将药物煎汤，趁热在患处进行熏蒸、坐浴、冲洗的方法。此法具有宣通表里、活血化瘀、消肿止痛、清热解毒、祛风杀虫止痒、清洁疮面、生肌收口等作用。

1. 适应证　熏洗法适用于疮疡、筋骨疼痛、目赤肿痛、皮肤病、阴痒带下、肛门疾病等。

2. 物品准备　治疗盘、治疗碗、中药液、毛巾、橡皮单、镊子、绷带或胶布、纱布、面盆或坐浴盆、坐浴架、大浴巾等（根据熏洗部位选用以上物品）。

3. 操作方法

（1）四肢熏洗法：先将煎好的药液倒入盆内，加热水至所需容器，然后将橡皮单垫于盆下，将患者的患肢架于盆上，用浴巾围盖患肢及盆，用药液的蒸气熏蒸患部，待药液不烫时揭去浴巾，将患部浸入药液中泡洗。

（2）坐浴法：先将煎好的药液倒入坐浴盆内，加热水至所需容量，置盆于坐浴架上，盖上有孔木盖，必要时用屏风遮挡患者。让患者暴露臀部坐在木盖上，使患部对准盖孔，进行熏蒸，待药液不烫时，拿掉木盖，臀部坐于盆内泡洗。

4. 注意事项

（1）注意保温，室内应温暖避风，暴露部位尽可能采取保暖措施。

（2）熏洗时药液不可过热，防止烫伤皮肤。

（3）包扎部位熏洗时，应揭去敷料，熏洗完毕，应更换消毒敷料，重新包扎好。

（二）拔罐疗法

拔罐法，是一种以罐为工具，借助热力排除罐内空气，造成负压，使之吸附于腧穴或应拔部位的体表而产生刺激，使局部皮肤充血、瘀血，以达到防治疾病目的的方法。

1. 适应证　本法具有通经活络、行气活血、消肿止痛、祛风散寒等作用，其适应范围广泛，如风湿痹痛、各种神经麻痹、腹痛、背腰痛、痛经、头痛、感冒、咳嗽、哮喘、消化不良、胃脘痛、眩晕、丹毒、红丝疔、毒蛇咬伤、疮疡初起未溃等。

2. 物品准备　常用的罐具有竹罐、陶罐、玻璃罐、抽气罐等。

3. 操作方法　火罐法：利用燃烧时火焰的热力，排去空气，使罐内形成负压，借以将罐吸附在皮肤上。具体操作方法有投火法和闪火法两种。闪火法：用镊子或止血钳夹住 95% 的酒精棉球，点燃后在罐内绕一圈后，立即退出，然后速将罐扣在施术部位。投火法：将酒精棉球或纸片点燃后投入罐内，迅速将罐扣在施术部位。此法适用于侧面横位拔罐。

4. 注意事项

（1）拔罐时，要选择适当体位和肌肉丰满的部位。体位不当、移动或骨骼凹凸不平、毛发较多的部位均不适宜。

（2）拔罐时，要根据所拔部位的面积大小而选择大小适宜的罐。操作时必须迅速，才能使罐拔紧，吸附有力。

（3）用火罐时应注意勿灼伤或烫伤皮肤。若烫伤或留罐时间太长而皮肤起水疱时，小疱无须处理，仅敷以消毒纱布，防止擦破即可。水疱较大时，用消毒针将水放出，涂以甲紫药水，或用消毒纱布包裹，以防感染。

笔记

（4）皮肤有过敏、溃疡、水肿和大血管分布部位，不宜拔罐。高热抽搐者腹部、腰骶部不宜拔罐。

（5）起罐时，手法要轻缓，以一手抵住罐边皮肤，按压一下，使空气进入罐内，即可将罐取下，切不可硬行上提或旋转提拔，以防拉伤皮肤。

0302

视频：拔罐法

（三）刮痧疗法

刮痧法是采用边缘光滑的器具如刮痧板（多用水牛角、黄牛角制成）、铜钱、硬币、陶瓷片、小汤匙等物，蘸植物油或清水在患者体表部位从上到下、从内到外进行反复刮动，使局部皮下出现细小的出血斑点，状如砂粒，以促进全身气血流畅，邪气外透于表，从而达到防治疾病的一种治疗方法。

1. 适应证　本法临床应用范围较为广泛。过去主要用于痧证，现已扩展用于呼吸系统和消化系统等疾病。如中暑、伤暑、湿温初起、感冒、发热、咳嗽、咽喉肿痛、呕吐、腹痛、疳积、伤食、头痛、头晕、小腿痉挛、汗出不畅、风湿痹痛等。

2. 物品准备　取边缘光滑、没有缺损的铜钱或硬币或瓷汤匙一个。准备小碗或酒盅一只，盛少许植物油或清水。

3. 操作方法

（1）刮痧部位：主要在背部，有时亦可在颈部、前胸、四肢。

（2）刮痧方法：先暴露患者的刮痧部位，施术者用右手持拿刮痧工具，蘸取植物油或清水后，在确定的体表部位，轻轻向下顺刮或从内向外反复刮动，逐渐加重用力，刮时要沿同一方向刮，力量要求柔和均匀，应用腕力，一般刮10～20次，以出现紫色红斑点或斑块为度。一般要求先刮颈项部，再刮脊椎两侧部，然后再刮胸部及四肢部。刮背时，应向脊柱两侧，沿肋间隙呈弧线由内向外刮，每次8～10条，每条长6～15cm。

4. 注意事项

（1）室内空气要流通，但应注意保暖，勿使患者感受风寒。

（2）患者体位要根据病情而定，一般有仰卧、俯卧、仰靠、俯靠等，以患者舒适为度。

（3）凡刮治部位的皮肤有溃烂、损伤、炎症等，均不宜采用本法。

（4）掌握好刮痧手法轻重，由上而下顺刮，并时时蘸植物油或清水保持肌肤润滑，不能干刮，以免刮伤皮肤。

0303

图片：刮痧技术操作流程图

（5）刮痧时应注意患者病情的变化，如病情不减，或反而更加不适者，应立即送医院诊治。

（6）刮完后，应擦净油渍或水渍，让患者休息片刻，保持情绪平静。并嘱忌食生冷、油腻、刺激食品。

（7）刮痧时间一般20分钟左右，或以患者能耐受为度。

知识拓展

扯　痧

扯痧又称挤痧、揪痧，是我国民间常用的简易出痧方法。挤拧部位多在印堂、太阳、廉泉、天突穴两侧及胸、背、肋间、两肩梁部、脐腹等部位。操作者用示、中指或示、拇指屈起如钳状，蘸清水在一定部位的皮肤上反复提扯、挤拧、揪拔等，或用两手拇、示指相对挤压揪扯皮肤，使细小血管破裂，出现暗紫色痧痕或痧点，达到疏通气血、通畅经络的目的。

临床多应用于头痛、眩晕、咽喉疼痛、音哑、恶心、吐泻、中暑、外感风寒等病证。

来源：吕立江，邰先桃．中医养生保健学．北京：中国中医药出版社，2016.

（四）灸法

灸法是指用某些燃烧材料熏灼或温熨体表的一定部位，借灸火的热力和药物的作用，通过刺激经络腧穴达到温经通络、活血行气、散寒祛湿、消肿散结、回阳救逆及预防保健的作用。

1. 适应证　本法主要适用于慢性虚弱性疾病以及风寒湿邪为患的病证。如中焦虚寒性呕吐、腹痛、腹泻；脾肾阳虚、元气暴脱所致久泄、遗尿、遗精、阳痿、虚脱、休克；气虚下陷所致脏器下垂；风寒湿痹而致腰腿痛。

笔记

图片：艾条

2. 物品准备 治疗盘、艾条或艾炷、火柴、凡士林、棉签、镊子、弯盘、浴巾、屏风。间接灸时还应备用姜片、蒜片、食盐、附子饼等。

3. 操作方法 艾条灸：将艾条一头点燃，置于距施灸皮肤约2～3cm处进行熏灸，或与施灸部不固定距离，而是一上一下活动地施灸，使患者局部有温热感而无灼痛感。一般灸3～5分钟。

4. 注意事项

（1）灸时应防止艾火脱落，烧伤皮肤和点燃衣服被褥。

（2）施灸顺序，一般是先灸上部，后灸下部；先腰背部，后胸腹部，先头身，后四肢。壮数是先少后多，艾炷是先小后大。

（3）黏膜附近、颜面、五官和大血管的部位，不宜采用瘢痕灸。实证、热证、阴虚发热不宜施灸。

（4）灸后局部出现微红灼热属正常现象，无须处理，如局部出现水疱，小者可任其自然吸收，大者可用消毒针挑破，放出水液，涂以甲紫，以消毒纱布包敷。

（五）药熨法

药熨法是将中药加热用布包好，放在患者身体的一定部位或特定穴位上来回烫熨，利用其热和药物的作用以达到行气活血、散寒定痛、祛瘀消肿等治疗目的的一种治疗方法。

1. 适应证

（1）风湿引起的关节冷痛、酸痛、沉重、麻木。

（2）扭挫伤引起的局部青紫、肿痛、腰背不适。

（3）脾胃虚弱所致的消化不良、便溏、腹部闷胀、寒性呕吐、腹泻等。

2. 操作方法 盐熨法：取粗盐250～500g，放入铁锅内，用急火烧热至60～70℃后，用布包好，在患处不停地烫熨。

3. 注意事项

（1）凡热证、实证、局部破损或局部无知觉，以及麻醉后知觉尚未恢复者禁用。

（2）严格掌握热熨温度，温度太低效果差，太高患者不能忍受，易烫伤皮肤，应以患者感到舒适为度。热熨前局部可先涂以薄油脂保护皮肤，刚开始烫熨时药包较热，熨速要快，温度低时熨速要慢，注意患者对热感的反应，避免烫伤。

（3）准备两个热熨包交替使用，效果更好。

（4）随时观察皮肤有无潮红、水疱，如有烫伤，立即停止药熨，将受伤局部涂烫伤药物。

（六）贴药法

贴药法是将药物贴附于患者体表局部或穴位上的一种操作方法，其剂型有膏贴、饼贴、叶贴、皮贴、花贴和药膜贴。

1. 适应证 适用于疖肿、疮疡、瘰疬、乳核、风湿痹痛、哮喘、胸痹、偏头痛、口眼㖞斜、癥瘕积聚、腰腿病、腹痛、腹泻等多种疾患。

2. 物品准备 治疗盘、遵医嘱配制的药物、酒精灯、火柴、剪刀、棉花、纱布、胶布、绷带、保险刀、滑石粉、汽油、棉签。

3. 操作方法

（1）备齐用物，携至床旁，做好解释，核对医嘱。

（2）协助患者取合适体位，暴露贴药部位，注意保暖。

（3）擦洗皮肤上的贴药痕迹，观察疮面情况及贴药效果。暴露患处（揭去原来贴药），清洁皮肤。

（4）遵照医嘱使用已经配制的药物，并根据病灶范围选择大小合适的膏药，剪去膏药周边四角，将膏药背面置酒精灯上加温，使之烊化便于贴于患处。

（5）操作完毕，协助患者着衣，整理床单位，安置舒适的体位。

（6）整理所用物品，做好记录并签字。

4. 注意事项

（1）贴药的时间一般视病情而定，膏药应逐渐加温，以烊化为度，过久烘烤易烫伤皮肤或药膏外溢。

（2）使用膏药后，如出现皮肤发红，起丘疹、水疱、瘙痒、糜烂等，应停止用药，及时报告医师。

笔记

（3）膏药不可去之过早，以防创面不慎受伤，再次引起感染。

（4）皮肤过敏者慎用。

（5）除去膏药后，应用汽油或松节油擦拭残留的膏药痕迹。

（七）耳穴贴压法

耳穴贴压法是用胶布将药豆或磁珠准确地粘贴于耳穴处，给予适度的揉、按、捏、压，使其产生热、麻、胀、痛等刺激感应，以达到治疗目的的一种外治疗法。

1. 适应证　本法适用于多种疾患，如胆石症、胆囊炎、腹痛、痛经、颈椎病、失眠、高血压、眩晕、便秘、哮喘、尿潴留等。

2. 物品准备　治疗盘、药豆（如王不留行籽等）或磁珠、皮肤消毒液、棉签、镊子、探棒、胶布、弯盘等。

3. 操作方法　进行耳穴探查，找出阳性反应点，并结合病情，确定主、辅穴位。皮肤消毒后，左手手指托持耳廓，右手用镊子夹取割好的方块胶布，中心粘上准备好的药豆或磁珠，对准穴位紧贴压其上，并轻轻揉按 1～2 分钟。每次以贴压 5～7 穴为宜，每日按压 3～5 次，隔 1～3 天换 1 次，两组穴位交替贴压。两耳交替或同时贴用。

4. 注意事项

（1）贴压耳穴应注意防水，以免脱落。

（2）夏天易出汗，贴压耳穴不宜过多，时间不宜过长，以防胶布潮湿或皮肤感染。

（3）耳廓皮肤有炎症或冻伤者不宜采用。

（4）对过度饥饿、疲劳、精神高度紧张、年老体弱者按压宜轻，急性疼痛性病症的患者宜重手法强刺激。

（5）根据不同病症采用相应的体位，如胆石症取右侧卧位，冠心病取正处位，泌尿系结石取病侧在上方的侧卧位等。

图片：穴位敷贴技术操作流程图

视频：耳穴贴压法

第四节　老年人的长期照护

情景导入

张爷爷，男，80 岁。近 2 年来逐渐出现记忆力减退，起初表现为新近发生的事容易遗忘，如经常失落物品，经常找不到刚用过的东西，看书读报后不能回忆其中的内容等。症状持续加重，近半年来表现为出门不知归家，忘记亲属的名字。言语功能障碍明显，讲话无序，不能叫出家中常用物品的名称。个人生活不能料理，日间昏昏入睡，有情绪不稳和吵闹行为，夜间睡眠约 2～3 小时，体格检查未发现神经系统定位征，CT 检测提示轻度脑萎缩，临床诊断为阿尔茨海默病。

请思考：

目前国内外对该病的照顾模式有哪些？请为张爷爷选择最佳的照顾模式。

长期照护（long term care，LTC）是美国学者桑特勒、纽恩于 2005 年提出，是指“在持续的一段时间内给丧失活动能力或从未有过活动能力或从未有过某种程度活动能力的人提供的一系列健康护理、个人照料和社会服务项目”，主要是为了提高生活质量而不是解决特定的医疗问题，用于满足基本需求而非特殊需求。其服务最显著的特点是由专业性机构，如医院、护理院等提供长期性和连续性的照护，如以家庭为场所的长期照护服务则需要由有组织和经过培训的居家照护服务者来提供。老年长期照护是介于老年养老服务与医疗服务之间的一种中间照料服务，一般可长达半年或数年以上，甚至在生命存续期内都需要他人给予各种帮助。最基本的照护服务内容有护理服务、生活照料服务、物资援助服务和特殊服务。我国的老年照护模式是以居家养老为基础、社区养老为依托、机构养老为补充的社会化养老服务体系。

一、居家养老照顾模式

居家养老照顾模式是指以家庭为核心、以社区为依托、以专业化服务为依靠，由专业人员或社区志愿者及家人为居家老年人提供以日常生活照料和照顾为主要内容的社会化服务。它是一种社会化养老模式，而不是指我国传统的家庭养老方式。该模式具有投资少、成本低、服务广、收益大、收费低、服务方式灵活等特点。

居家养老照顾主要依托社区，以社区服务为保障，将社区养老服务延伸到家庭，是体现家庭养老和社会养老双重优势的一种养老照顾模式，尤其强调社区照顾在居家养老照顾中的重要作用，是老年人及其家属最愿意接受的养老照顾方式，也是我国养老照顾的主流。这种模式更注重对老年人心理和情感的关怀，使老年人尽可能过上正常化的生活，提高老年人的生活质量。

（一）主要优点

1. 居家养老符合多数老年人的传统观念，老年人居住在熟悉的家中，可以享受到家庭的温暖，精神愉悦，有利于身心健康。

2. 居家养老相对社会机构养老所需费用低，可减轻家庭经济负担，有利于解决中低收入家庭养老的后顾之忧。

3. 可以减轻机构养老服务的压力，解决养老机构不足的难题。

4. 有利于推动和谐社区的发展和建设，在社区内形成尊老、助老的优良风气，提高社会道德风尚。

（二）主要不足

1. 家庭结构的小型化和空巢家庭越来越多，导致家庭养老功能正在弱化，仅仅依靠家庭养老服务系统难以满足老年人的养老需求。

2. 家庭养老的老人不能享受到专业服务，老年人之间的沟通少，容易使老人产生孤独感。

3. 家庭养老使子女的压力增加。

4. 家庭养老无法满足新时代老年人和“三无”老人的保障与服务。

二、机构养老照顾模式

机构养老照顾模式是指老年人居住在专业的养老机构中，由养老机构中的服务人员提供全方位、专业化服务的养老照顾，也是社会普遍认可的一种社会养老照顾模式，适合于高龄多病和无人照料的老年人。机构养老照顾模式主要是以各种养老机构为载体，包括福利院、养老院、敬老院、老年公寓、托老所、老年护理院、临终关怀医院等，实现社会化的养老功能。

（一）主要优点

1. 养老机构采用集中管理，能够使老年人得到全面的、专业化的照顾和医疗护理服务；良好的生活环境、无障碍的居住条件和配套设施、齐全的养老机构能使老年人的生活更加便利和安全。

2. 养老机构中各种社会活动和丰富的文化生活有助于解除或减轻老人的孤独感，从而提高其生活品质。

3. 可以减轻家庭的照顾负担。老年人的子女可以从繁杂的日常照料中解脱出来，减轻压力，使他们有更多的时间与精力投入到工作和学习中。

4. 可以充分发挥专业分工的优势，创造就业机会，从而缓解就业压力。

（二）主要不足

1. 家庭和社会经济负担加重　生活环境和居住条件好的养老机构收费过高，对于家庭经济状况一般的多数老年人则因费用太高而被拒之门外。有关数据表明，预计到2030年每4个中国人中就会有一位老人，如果要满足社会所有老人的需求，国家就必须耗资巨大兴建大批养老院，这将会增加社会的经济负担。

2. 养老机构管理体制和运营机制不能完全满足老年人的需求　国家投入的环境和居住条件较好的养老机构数量不足；而民办养老机构由于实力不足，大多数养老机构生活环境条件较差，设备设施不齐全、服务内容不丰富、服务队伍人力不足、服务专业化水平较低等，没有达到《老年人福利机构基本规范》和《养老护理员国家职业标准》等法规的要求，难以满足老年人的需求。

3. 削弱原有社会支持和家庭支持系统　机构养老容易造成老人与子女、亲朋好友间情感的缺失。将老人送至养老机构后，子女们认为有养老机构的照顾相对比较放心，会因为工作忙等原因而减少了对老人的探望，使老年人生活在一个与亲情、天伦之乐相距遥远的环境当中，容易造成亲情、友情的淡

笔记

化和缺失。

三、“医养结合”养老照顾模式

“医养结合”养老照顾模式是指将医疗资源与养老资源相结合，养老机构和医院功能相结合，即集医疗、护理、康复、养生、养老于一体，实现社会资源利用的最大化，为老年人提供生活照料和医疗、康复、护理服务的新型养老照顾模式。“医养结合”是在传统的生活护理服务、精神慰藉服务、老年文化服务的基础上，更加注重医疗、康复保健服务，涵盖医疗、健康咨询、健康体检、疾病诊治、护理服务以及临终关怀服务等，是对传统养老服务的延伸和补充。

2013 年国务院印发《关于促进健康服务业发展的若干意见》中提出：鼓励医疗机构与养老机构加强合作；在养老服务中充分融入健康理念，加强医疗卫生服务支撑，推行“医养结合”养老照顾模式势在必行。

主要优点

1. 可以有效整合现有的医疗和养老资源，拓展养老机构的功能，为老年人提供健康教育、生活照护、医疗保健、康复护理、文化娱乐等服务，体现老有所养、老有所医、老有所乐。

2. 在传统的老年人基本生活需求保障、日常照顾的基础上，能对老年人特别是“空巢”老人和失能、半失能老人开展医疗护理、康复训练、健康保健等服务。

3. 在老年人日常生活、医疗需求、慢病管理、康复锻炼、健康体检及临终关怀服务中实现一站式服务，可以提高老年人的生活品质、提高生命质量。

（张先庚）

思考题

1. 刘爷爷，71 岁。有高血压病史 5 年，每日饮酒，喜食辣椒，经常诉说全身皮肤瘙痒难忍，有时会将皮肤抓破。老人平常爱干净，养成了每晚洗热水澡的习惯。

请思考：

（1）采用哪些措施可有效减少刘老伯的瘙痒症状？

（2）为了使刘爷爷安全沐浴，应为其提供哪些必要的指导？

2. 刘奶奶，70 岁。3 个月前亲人病故，女儿生病后一直未痊愈，刘奶奶承担家里大部分家务，操劳过度，身心疲乏，长期精神抑郁寡欢。因右肋下疼痛不适就诊，主诉：心慌气短，全身无力，消瘦，精神和睡眠较差，口淡乏味，胸闷，易急躁。舌质紫，苔白腻，脉弦。

请思考：

针对刘奶奶的情况，护士应该如何实施情志护理？

03章 思路解析

思路解析

03章 扫一扫，测一测

扫一扫，测一测

笔记

第四章 老年人的安全用药与护理

学习目标

1. 掌握老年人常见药物不良反应的特点、用药能力的评估及安全用药的护理措施。
2. 熟悉老年人药物选择和应用原则。
3. 了解老年人药物代谢动力学、药物效力动力学的特点及相关影响因素。
4. 具备老年人药物应用的相关知识和技巧，能指导老人安全用药。

随着年龄增大，机体各组织器官出现衰退性变化，药物的吸收、代谢和排泄都受到影响。此外，老年人常罹患多种疾病，常同时应用多种药物进行治疗，发生药物不良反应的概率相应增加。因而老年人的合理安全用药和护理就显得尤为重要。

第一节 老年人用药特点

一、老年人药物代谢动力学特点

药物代谢动力学(pharmacokinetics)简称药代动学或药动学，研究药物在体内的过程(吸收、分布、代谢及排泄)及药物浓度随时间变化的规律，是确定药物给药剂量和间隔时间的依据。老年人各脏器功能减退，药动学改变的特点为：对绝大多数通过被动扩散方式吸收的口服药物吸收不变；对经主动转运机制吸收的药物吸收减少；对药物的代谢、排泄能力降低，药物消除半衰期延长，血药浓度增高。

(一) 药物吸收

药物从用药部位转运至血液的过程，称为吸收。其影响因素包括药物的理化性质、药物剂型及吸收环境(吸收面积、局部血液流速、胃液 pH、胃排空速度及肠蠕动情况等)。与青年人相比，老年人胃肠道血流量减少，胃肠蠕动减慢，黏膜萎缩，胃酸分泌减少。其药物吸收表现为：

微课：何谓前体药物

1. 通过主动转运机制吸收的药物吸收减少，而通过被动扩散方式吸收的药物吸收不变。

2. 某些前体药物需在胃内酸性环境下水解而生效，在老年人缺乏胃酸时，其生物利用度极大降低。

3. 正常情况下，非解离型药物易被吸收(如水杨酸类、巴比妥类)，而解离型者(如生物碱类)不易被吸收，但老年人胃内 pH 有所变化，对弱酸或弱碱药物的解离度有一定影响，导致弱碱药物在胃内吸收增加，弱酸药物的吸收减少。

笔记

4. 老年人常用泻药，可使药物在肠道的吸收减少。

（二）药物分布

药物分布（drug distribution）是指药物吸收进入体循环后向各组织器官及体液转运的过程。药物的分布与药物的贮存、蓄积和清除有关，同时影响药物的效应。影响药物在老年人体内分布的因素主要有：

1. 机体组成成分改变　老年人细胞内液减少，脂肪组织增加，对于一些水溶性较强的药物（如乙醇、吗啡等）分布容积减小，血药浓度增加，因此副作用或毒性反应出现机会增加；相反，脂溶性较大的药物（如利多卡因、苯巴比妥、地西泮等）因组织中分布容积增大，消除慢，药物作用时间延长，容易引起蓄积中毒。

2. 血浆蛋白减少　老年人血浆蛋白含量随年龄增加而减少，导致与血浆蛋白结合率高的药物（如磺胺嘧啶、苯妥英钠、地高辛、华法林等）的游离型药物浓度增加，效应增强，易发生毒性反应。尤其是几种结合型药物联合使用时，由于不同药物对血浆蛋白结合具有竞争性置换作用，可改变其他游离型药物的作用强度和持续时间。

（三）药物代谢

药物代谢（drug metabolism）又称生物转化，是指药物在体内发生的化学变化。药物代谢的主要场所是肝脏。老年人肝血流量减少、肝药酶活性下降、功能性肝细胞减少，导致对主要经肝脏代谢灭活的药物（如氯霉素、利多卡因、普萘洛尔等）的代谢能力下降，血药浓度增高或消除延缓，不良反应增加，应调整治疗剂量至成人量的1/2～1/3。

（四）药物排泄

肾脏是药物排泄的重要器官。随着年龄增加，肾实质和血流量减少，肾小球滤过及肾小管分泌、重吸收能力降低，肾功能减退，造成肾脏排泄药物减少，药物消除延缓，半衰期延长，易在体内蓄积产生毒性作用。故老年人使用经肾脏排泄的药物如庆大霉素时，应注意减量。

图片：药物体内过程示意图

二、老年人药物效应动力学特点

药物效应动力学（pharmacodynamics）简称药效学，主要研究药物的效应、作用机制，以及剂量与效应之间的规律。药物效应可因个体、病原体、环境条件、联合用药等原因发生效应增强、减弱或质的变化及毒、副作用增强。由于药物作用的靶组织（器官或细胞）功能、受体数目和功能及酶活性的改变等原因，老年人对药物的敏感性改变，耐受性降低。

（一）药物敏感性改变

1. 对中枢神经抑制药和镇痛药敏感性增高

（1）由于中枢神经系统功能的退行性变，老年人对中枢神经系统抑制药如抗抑郁药、镇静催眠药的敏感性增强，药物半衰期延长，不良反应发生率增高。

（2）由于肝、肾解毒和排泄功能减退，老年人对中枢性镇痛药如吗啡、哌替啶的敏感性增高。

2. 对心血管系统药物反应的改变

（1）由于心血管系统的结构和功能发生明显改变，老年人对洋地黄类强心药的正性肌力敏感性降低，毒性反应敏感性增高，治疗安全范围变窄。

（2）由于血压调节功能减退，老年人使用降压药、利尿药、β受体拮抗剂、亚硝酸酯类及吩噻嗪类药物时，易发生直立性低血压。

3. 其他

（1）对胰岛素和口服降糖药的敏感性增高，易发生低血糖反应。

（2）对抗凝血药的敏感性增高，用药时须减量。

（3）由于β受体数目和亲和力下降，老年人对β_2受体激动剂（如沙丁胺醇、特布他林）的敏感性降低。

微课：老年人需提防五类药

（二）药物耐受性降低

1. 使用糖皮质类激素时，不良反应发生率明显增高，较年轻人更易出现消化性溃疡、出血和骨质疏松症等。

2. 使用非甾体抗炎药如阿司匹林、吲哚美辛、布洛芬等时，不良反应发生率可高于60%。

笔记

三、老年人常见药物不良反应及特点

药物不良反应（adverse drug reaction，ADR）是指正常剂量的药物用于预防、诊断、治疗疾病或调节生理功能时出现有害的或与用药目的无关的反应。通常按照与正常药理作用有无关联分为：A 型，即剂量相关的不良反应（包括药物副作用、毒性反应、过度效应、撤药反应、继发反应等）；B 型，即剂量不相关的不良反应（包括变态反应和特异质反应等）。

（一）老年人常见药物不良反应

1. 体位性低血压　即直立性低血压。老年人血管运动中枢的调节功能弱于年轻人，压力感受器易发生功能障碍，平时就会因为体位的突然改变而引起头晕等症状。在使用血管扩张药、降压药、利尿药和三环抗抑郁药等药物时，更容易发生直立性低血压，因而使用这些药物时应特别注意。

2. 精神症状　中枢神经系统，尤其是大脑，最易受药物作用影响。老年人中枢神经系统对某些药物的敏感性增高，可引起精神错乱、焦虑、抑郁和痴呆等精神症状。

知识拓展

常见引起老年人精神症状的药物

药　物	精神异常表现
吩噻嗪类、洋地黄、降压药和吲哚美辛	老年抑郁症
苯海索（中枢抗胆碱药，别名安坦）	精神错乱
中枢抗胆碱药、左旋多巴或金刚烷胺	老年痴呆患者的痴呆症状加重
长期使用咖啡因、氨茶碱、麻黄碱等	精神不安、焦虑或失眠
长期服用巴比妥类镇静催眠药	惊厥，身体及精神依赖，停药后出现戒断症状

来源：张洪泉．老年药理学与药物治疗学．北京：人民卫生出版社，2010.

3. 耳毒性　老年人内耳毛细胞数目减少，听力有所下降，容易受药物的影响，进一步产生前庭症状和听力下降。主要表现为：①第 8 对脑神经（听神经）损害，年老体弱者应用氨基糖苷类抗生素和多黏菌素时可出现；②前庭损害，主要症状有眩晕、头痛、恶心和共济失调，多见于卡那霉素、链霉素和庆大霉素；③耳蜗损害，主要症状有耳鸣、耳聋，多见于卡那霉素、阿米卡星等。由于毛细胞损害后难以再生，故可产生永久性耳聋，所以老年人使用氨基糖苷类抗生素时应减量，或避免使用此类抗生素和其他影响内耳功能的药物。

4. 尿潴留　老年人使用具有副交感神经阻滞作用的三环类抗抑郁药和抗帕金森病药时可引起尿潴留，伴有前列腺增生及膀胱颈纤维病变的老年人尤易发生。因此，老年人使用三环类抗抑郁药时，应以小剂量分次服用开始，逐渐加量。呋塞米、依他尼酸等强效利尿药应用于患有前列腺增生的老年人，也可引起尿潴留，应注意观察。

5. 药物中毒　老年人体内各器官的生理功能呈减退趋势，60 岁以上老年人肝脏血流比年轻时下降 40%，解毒功能降低；60 岁时肾脏排泄毒物的功能比 25 岁时下降 20%，70～80 岁时下降 40%～50%；同时老年人窦房结内起搏细胞数目减少，心脏传导系统功能障碍，心功能减退，心排量减少。因此，老年人用药容易产生肝、肾和心脏毒性反应。

（二）老年人药物不良反应的特点

老年人药物不良反应的特点是发生率高，程度和后果严重，表现特殊。

1. 发生率高　研究表明，老年人 ADR 发生率 15%～27%，比成年人高 3 倍以上，且老年女性（29.96%）高于男性（18.91%）。ADR 的发生率与年龄成正比。其原因主要包括：

（1）生理因素：肝、肾功能衰退，药物代谢灭活和消除延缓，半衰期延长，用药反应剂量个体差

笔记

异大。

（2）病理因素：老年人常患多种疾病，脏器功能减退，对药物耐受性差，同时对疾病或不适的感受性降低，从而易发生 ADR。

（3）药物因素：研究表明，药物不良反应的发生率与用药种类呈正相关。据统计，老年人因常患多种疾病，联合用药机会多，发生 ADR 的概率相应增多。据统计，同时用药 5 种以下者 ADR 发生率为 6%～8%，用药 6～10 种则升到 40%，同时用药 15 种以上时，发生率升至 70% 以上。

（4）服药依从性差：**服药依从性**（drug compliance）是指患者服药行为与医嘱的符合程度。老年人未按医嘱准确服药的比例高达 40%，表现为服用药量过大或过小，不规则服药，擅自停药或停药过快，处方药与非处方药合并使用，使用违禁药，服药时未限制饮酒吸烟等。其原因可能与年龄增大，理解、记忆力减退，对遵医嘱用药的认识不足，需同时使用多种药物，无力购买药物，家属和照顾者的支持、关心不够等因素有关。

2. 程度重，死亡率高　老年人发生药物不良反应的程度往往较高，后果也较严重。如老年人使用药物后发生直立性低血压，引起晕厥、跌倒，甚至死亡。调查显示：在我国因药物不良反应而住院治疗的老年人占 1/3，因药物因素而死亡的老年人占半数。

微课：老年人常见用药问题

3. 表现特殊

（1）症状常不典型，与原发病不易鉴别：老年人 ADR 的表现常不典型，如直立性低血压、精神症状、便秘、尿潴留或尿失禁、共济失调致跌倒等，易与老年病症状相混淆。

（2）药物矛盾反应多见：老年人用药后易出现与用药治疗效果相反的特殊不良反应。如用硝苯地平治疗心绞痛，反而诱发心绞痛；应用激素抗过敏，反而引起过敏反应等。

第二节　老年人用药原则

情景导入

李爷爷是退休工人。某天早上起来，他觉得头有点痛，鼻子有点堵，心想“感冒了”，就要老伴找出抽屉里的感冒药给他，老伴把抽屉里的 3 种感冒药都拿了过来：“老头子，看看要吃几颗？”李大伯看了一下，说：“不一样的，每样吃两颗。”老伴有些不放心，劝他去医院看看，大伯说：“没事的，感冒嘛，自己弄点药吃吃就好了。”

请思考：

1. 李爷爷的用药行为说明老年人用药中存在何种问题？
2. 针对这种现象应如何进行健康教育？

WHO 将**合理用药**（rational use of drug）定义为：“患者接受的药物适合他们的临床需要，药物的剂量符合他们个体需要，疗程足够，药价对患者及其社区最为低廉。”并建议将合理用药作为国家药物政策的组成部分之一。合理用药须体现安全、有效、经济和适当四个基本要素。由于老年人各器官贮备功能及身体内环境调节能力衰退，对药物的耐受程度明显下降，要求在为老年人用药时，一定要权衡利弊，确保用药对患者有益，即受益原则（用药时受益/风险>1）作为老年人用药的总指导原则。

一、选药原则

（一）做到六先六后

1. 先明确诊断，后对症用药　用药必须有明确的指征，用药前应了解老人的健康史、既往用药史以及目前用药情况，分析引起老人机体异常的原因，做出正确诊断，选择疗效确切、毒副作用小的药物。

2. 先非药物疗法，后药物疗法　重视非药物疗法，包括物理疗法、饮食疗法、心理疗法、运动疗法以及音乐疗法等，可作为老年人治疗疾病时的首选。如老人便秘时，若能通过进食纤维素丰富的食物、腹肌锻炼纠正改善，则无须用药。除急症和器质性病变外，老年人应尽量不用药物。

3. 先老药，后新药　用药时应首选老药，避免使用新药。因新药的临床预实验往往未将老年人群纳入，新药可能对其有意外的毒副作用，老药则相对安全有效。

4. 先外用药，后内服药　为了减少对老年人机体的毒害作用，能用外用药治疗的疾病（如皮肤病、扭伤）最好不用内服药物治疗。

5. 先内服药，后注射药　老年人心、肝、肾等脏器功能减退，为安全起见，能用内服药使疾病缓解者，最好不用注射剂。

6. 先中药，后西药　中药大多数属于天然药物，毒副作用明显低于化学药物，对老年人来说相对更安全，因此在能用中药治疗时，先选中药。

（二）药物合理联用，种类宜少勿多

老年人用药须抓主要矛盾，尽可能减少服用药物的种类。必须联合用药时，应遵循少而精、先重急、后轻缓的基本原则，尽量选用疗效协同、毒副反应相拮抗、一举两得的药物（如阿托品和吗啡联用，可减轻后者所引起的平滑肌痉挛而加强镇痛作用），避免合用有相同作用或相同副作用的药物（如红霉素加阿司匹林，联合应用后毒性增强，易致耳鸣、听觉减弱等），适当使用长效制剂，以减少用药次数，用药种类以不超过 5 种为宜。

（三）慎用或不用高危险药物

老年人服用某些药物中毒的危险性增加，应注意避免使用特别敏感的药物。如苯巴比妥类镇静催眠药、洋地黄类、止痛药、颠茄生物碱、东莨菪碱等胃肠解痉药，经肾脏排泄的庆大霉素、卡那霉素等有耳肾毒性的药物，降压药中的胍乙啶、利血平等，降血糖药中的氯磺丙脲等。

微课：不宜同时服用的中成药和西药

（四）不滥用维生素、滋补药或抗衰老药

根据老年人的健康状态和病情，按照辨证施补、合理配伍的原则，科学地选用滋补药、保健药。严格掌握老年人应用维生素的适应证，注意维生素与其他药物间的相互作用。

二、应用原则

（一）小剂量原则

老年人在应用常规剂量药物治疗时其药物效应和毒副作用有可能增加，因此用药小剂量原则是老年人开始和维持治疗的重要策略，用药剂量可以为成人量的 1/2、2/3 或 3/4。

（二）从小递增，剂量个体化原则

由于衰老、病理损害、平时用药情况不同等个体差异，不同老年人用药时的有效剂量可相差数倍至数十倍，为安全起见，用药可从小剂量（成人剂量的 1/5～1/4）开始，用药过程中密切观察分析药物的疗效与反应，以获得更大疗效和更小副作用为准则，缓慢增量至最佳剂量，同时应考虑老年患者的个体差异，做到用药剂量个体化。

（三）简洁原则

根据老年人的服药能力、生活习惯，用药方案应尽量简洁明了：①尽可能减少用药种类和给药次数，避免间歇或交替服药；②药物剂型应适合老年人服用，如有吞咽困难的老年人不宜选用片剂、胶囊剂，最好选用液体剂型（冲剂、口服液等），必要时也可选用注射给药。因胃肠功能改变可影响缓释药物的吸收，因此胃肠功能不稳定的老年人不宜服用缓释剂；③药物标识（名称、用法和用量等）必须清楚醒目；④药物包装开启要容易、方便，便于老年人服用，提高用药依从性。

（四）择时原则

根据疾病、药动学和药效学的昼夜节律变化，结合老年人的作息时间特点，选择最合适的用药时间进行治疗（表 4-1），以达到提高疗效和减少毒副作用的目的。

（五）暂时停药原则

老年人长期用药十分常见，应随时了解老年人的病情和服药情况，注意观察有无潜在的感染、代谢改变或任何新的症状，定期监测血药浓度和肝、肾功能。当怀疑 ADR 时，应在监护下停药一段时间。对于服药的老年人出现新症状，包括躯体、认识或情感方面的症状，应考虑 ADR（需停药）或病情进展（需加药），但停药受益明显多于加药受益，所以暂停用药原则作为现代老年病学中最简单、最有效的干预措施之一，值得高度重视。

笔记

表 4-1　老年人常用药物的最佳用药时间

药物名称	用药时间
降压药	治疗非杓型高血压应在早、晚分别服用长效降压药
	治疗杓型高血压应在早晨服用长效降压药
抗心绞痛药	治疗变异型心绞痛主张睡前用长效钙拮抗剂
	治疗劳力型心绞痛应早晨用长效硝酸盐、β 受体拮抗剂及拮抗剂
降糖药	格列本脲、格列喹酮在饭前半小时用药
	二甲双胍应在饭后用药
	阿卡波糖与食物同服
利尿药	氢氯噻嗪应在早晨用药
铁剂	晚餐后半小时服用
阿司匹林	早餐后服用
平喘药	睡前服用
强心苷类	地高辛上午 8 ~ 10 时服用

第三节　老年人安全用药护理

情景导入

张奶奶，68 岁，独居。体型较胖，有晨练习惯，糖尿病 5 年，一直口服格列本脲（优降糖）控制血糖。近十余天来晨练后总感到心慌、出汗、肢体无力、视物模糊，休息并喝些糖水之后症状有好转，未予重视。前日因尿频、尿急、尿痛，医院检查诊断为：尿路感染，医嘱给予复方磺胺甲基异噁唑口服。今日晨练时出现眩晕、肢体无力、大汗淋漓、意识模糊，同伴将其送入医院。

请思考：

1. 张奶奶可能出了什么问题？原因是什么？
2. 此事件对医务人员有何启示？

老年人各器官功能及身体内环境稳定性随年龄增长而衰退，且常罹患多种疾病需联合用药，因而发生用药不良反应的可能性明显高于年轻人。同时，老年人记忆力减退，学习新事物的能力下降，对药物的治疗目的、服药时间、服药方法常不能正确理解，使加强用药安全管理显得更为重要。

一、评估老年人用药情况

1. 详细评估用药史　仔细询问老年人以往及现在的用药情况，包括药物名称、剂量、用法、服用时间、效果，有无药物过敏史，有无引起副作用的药物，对使用药物的了解情况，建立完整的用药记录。

2. 动态监测内脏功能　仔细评估老年人各脏器的功能状况，如肝、肾功能生化指标，作为判断所用药物是否合理的参考依据。如肾功能减退者，应避免使用卡那霉素、新霉素等有肾脏毒性作用的药物或经肾脏排泄的药物。肝功能不良者使用地西泮、磺胺类药物时应调整剂量或选用对肝脏损害较轻的药物。长期使用药物者建议每隔 1 ~ 2 个月复查肝、肾功能。

3. 定期评估服药能力　老年人能否自行安全用药与其感官、神经、运动、消化系统的功能状况以及思维能力等有关，因此应定期对老年人的服药能力进行评估并做好记录，评估内容包括：视力、听

笔记

力、阅读力、理解力、记忆力、口腔状态、吞咽功能及手足运动功能等情况，以判断其认识用药目的、区别药物种类、自行取药、准时准量用药、坚持用药、及时发现不良反应、识别停药时机的综合能力，拟定适合老人的给药途径、辅助手段和观察方法。

4. 心理-社会状况　①了解老年人家庭及经济状况，家属的支持情况；②个人文化程度，饮食习惯，有无烟、酒、茶嗜好；③对目前治疗方案的了解、认识程度和满意度，药物保存是否合适；④对药物有无依赖、期望、反感、恐惧或其他心理反应等。

二、安全用药指导

（一）指导老年人进行用药的自我管理

1. 严格遵医嘱用药　注意服药时间和服药间隔，坚持按时按量服药。须在医护人员的指导下调整药物剂量或方案，不得擅自增、减药量或停药，不随意混用某些药物等。

2. 尽量不用或少用药物　能用非药物方式缓解症状或痛苦时，不用药物。

3. 不滥用滋补药、保健药、抗衰老药和维生素　老年人服用保健药的主要目的是增强体质，预防疾病，提高生活质量和自理能力，健康地安度晚年。身体健康的老年人通过合理的饮食、乐观的心态、适宜的运动和良好的生活习惯即可延年益寿，因此一般不需要服用滋补药。体弱多病者，可在医护人员的指导下适当应用保健药，但不可盲目服用或过度服用，以免适得其反。

4. 服药技巧　服用药片较多时，可分次吞服，以免发生误咽。药物刺激性大或异味较重时，可将其溶于水，用吸管饮服，用后可饮果汁，以减轻不适感。吞咽片剂或胶囊有困难时，可选用液体剂型，如冲剂、口服液等。

（二）指导家属学会病情观察和药物管理

1. 及时观察用药后反应　指导家属多关心老人，注意观察老人服药后的反应和病情变化。一旦发现异常，应立即停药，保存好残余药，送老人入院就诊。

2. 帮助保管药品　定期帮助老年人整理药柜，弃除过期变质药品，保留常用药和正在服用的药物。

（三）预防和控制药物不良反应的发生

1. 合理选用药物

（1）遵循老年人药物选用的基本原则，在明确诊断的基础上，选择疗效肯定、最小有效剂量的药物。

（2）对于治疗窗窄的抗心律失常药、抗癫痫药等进行治疗药物监测，以便更准确地根据个体差异调整用药剂量，指导临床用药和减少不良反应。

（3）多种疾病综合治疗时，应根据病情的轻重缓急合理用药，一般先使用急重病症的治疗药物，病情基本控制后，再兼顾治疗其他方面疾病的药物，以减少联合应用多种药物增加 ADR 发生的可能性。

（4）采用正确的给药途径，适当减慢给药速度，以减少毒副作用。

知识拓展

治疗窗和治疗药物监测

治疗窗即“有效治疗药物浓度范围”，是指药物治疗成功概率较高的血浆浓度范围。如果检测到患者的血药浓度位于治疗窗内，通常认为治疗效果可能是较为理想的，同时也是比较安全的，但并非绝对。临床上常见的治疗窗窄的药物有茶碱、地高辛、锂制剂、苯妥英钠等。

治疗药物监测的目的是通过测定血液中或其他体液中药物的浓度并利用药代动力学的原理和公式使给药方案个性化，以提高药物的疗效，避免或减少毒性反应；同时也为药物过量中毒的诊断和处理提供有价值的实验室依据。需要进行治疗药物监测的药物须满足药物治疗浓度范围狭窄、同一剂量可能出现较大的血药浓度差异、具有非线性药代动力学特性、肝肾功能不全或衰竭患者使用主要经肝代谢或肾排泄的药物、长期用药、怀疑患者药物中毒等条件。

来源：张洪泉．老年药理学与药物治疗学．北京：人民卫生出版社，2010.

笔记

2. 制订个体化给药方案 根据老年人的生理特点，各器官的功能状况，结合其所患疾病的种类、严重程度，适用药物的代谢、分布和排泄特点，制订个体化的用药方案。

3. 严格控制预防用药 掌握预防用药指征，切忌随意滥用药物。

4. 纠正用药误区 对于部分长期患病用药的老人，应注意不可凭经验随便用药或加大用药剂量，这种做法对体质较差或患多种慢性病的老人尤为危险。同时告诫老年人不可听信广告用药，迷信名、贵、新药或保健品等。

5. 控制嗜好和饮食 用药期间应控制烟、酒、糖、茶等嗜好，以免影响药物疗效。应严格按照各种药品的说明书注意饮食忌口，以免与药物发生反应，如含钠或碳酸钙的制酸剂不可与牛奶或其他富含维生素 D 的食物一起服用，以免刺激胃液过度分泌或造成血钙或血磷过高。

0406 微课：老年人用药常见误区

（四）提高老年人用药的依从性

1. 建立伙伴式的护患关系，引导老人主动参与治疗 鼓励老人表达意愿，提出问题，参与治疗方案的讨论和制订。若老人欲调整治疗方案或停止治疗，鼓励其陈述理由，并可根据其意愿和实际情况做出酌情调整，逐渐使老人对治疗具有参与感、充满信心，形成医疗意向。治疗过程中，应关注老人心理状况，是否存在不自觉否定疾病、“忘记”有病、对药物治疗有错误认识或恐惧感、不肯服药等情况，在充分的讨论和说明基础上，帮助解除疑虑，以顺利执行治疗方案。

2. 用药方案和指导简单易记

（1）用药方案力求简单易懂，减少服药种类、次数，缩短疗程，选择适合老年人的药物剂型，统一服药时间，使老人容易理解、记忆和规范自己的遵医行为。

（2）以通俗易懂、简洁明了的话语或老年人能接受的方式解释用药的必要性、用量、用法、疗程、副作用和注意事项等，并附以书面说明。

（3）在药品标签上以醒目的颜色和大字标明药品的名称、剂量和用法。

（4）若经济因素是导致老人服药依从性下降的主要原因，可考虑换用相对价廉的药物。

0407 微课：家庭用药智能化管理

3. 实施行为监测 将老人的服药行为与日常生活习惯联系起来，如将药物放在固定、易见处（建议家属为老人设置专用的药盒或小药箱，颜色鲜艳，开关方便），使用闹铃等方法提醒老人按时服药。教会和鼓励老人写服药日记或病情自我观察记录。

0408 微课：Morisky 用药依从性问卷（MMAS-8）介绍

4. 促进家庭有效应对 老年人的家属或照顾者应督促和协助老年人遵医嘱按时按量服药，帮助检查用药是否无误等；对于服药有困难或自理能力差的老年人，可提前配好老人所用药物，分放于不同颜色的药袋或药瓶中，分别贴好“早、中、晚服用”的标签，也可以建立服用药品的日程表或备忘卡。必要时提前帮助老人打开药品包装或瓶盖等。

5. 完善随访工作 老年患者服药的依从性必须持续不间断地强化，因此需做好跟踪、随访工作。可根据老年人的不同情况采用定期的电话随访、预约随访等，医患定期联络可提高老年患者的服药依从性。

（黄金银）

思考题

1. 李奶奶，62 岁，小学文化。患有糖尿病、高血压，同时口服降糖药、抗高血压药，3 天前觉尿频、尿急、尿痛，自行服用诺氟沙星和呋喃妥因，症状无改善，且出现全身瘙痒、皮疹，来院就诊。诊断：尿路感染，糖尿病，高血压，药物过敏。

请思考：

（1）作为责任护士，你认为李奶奶的用药行为反映了什么问题？

（2）应如何做好李奶奶的安全用药指导，可采取哪些措施？

2. 张爷爷，71 岁。性格外向，常和朋友一起去参加各种健康讲座、保健用品等推销活动，一次参加了某保健品生产单位组织的活动后，对其生产的一款保健药品非常感兴趣，但是又有点拿不

笔记

定主意,于是拿了传单到社区卫生服务中心来咨询。

请思考:

作为接待张爷爷的社区护士,应如何介绍“保健品”选用的原则?

思路解析

扫一扫,测一测

第五章 老年期常见心理与精神问题的护理

05章PPT

学习目标

1. 掌握离退休综合征、空巢综合征、高楼住宅综合征、老年期抑郁症及阿尔茨海默病的概念；老年期抑郁症和阿尔茨海默病的护理评估、常见护理诊断/问题及护理措施；阿尔茨海默病和血管性痴呆的异同。
2. 熟悉老年人心理变化的特点及影响因素，做好有针对性的护理。
3. 了解老年人心理健康的标准。
4. 具有关爱老年人、指导老年人维护与促进心理及精神健康的能力。

进入老年期后，由于生理功能衰退、适应能力降低、重大生活事件(如退休、丧偶等)的影响，都会对老年人的心理和精神健康产生很大的影响。掌握老年人心理变化的特点及其影响因素，正确评估老年人心理和精神状况，采取有针对性的护理措施，对提高老年人的生活质量和实现健康老龄化有重要意义。

第一节 老年期常见心理问题

情景导入

85 岁的李爷爷和老伴，很想下楼去晒晒太阳，看看外面的世界，这对别人来说太平常了，但对他们来说却是一种奢望。5 层的楼梯让他们望而却步，只能在家中的小天地中，互相面对，日复一日。

请思考：

1. 该事例说明我国高龄老年人可能存在什么问题?
2. 作为社区护理人员应如何预防和应对?

随着增龄，人体组织器官发生老化，生理功能随之减退，机体整体调节功能减弱，适应能力、社交能力和生活能力等受到严重影响，从而使老年人产生一系列心理变化。此外，离退休、丧偶、再婚、经济窘迫、家庭不和等社会生活状况的改变，也影响着老年人的身心健康。因此，了解老年人的心理变化，加强对老年人常见心理问题的护理很有必要。

笔记

一、老年人心理变化的特点及影响因素

（一）老年人心理变化的特点

基于老年人内外条件的差异，各年龄段的心理变化有不同的规律和特点。老年人心理变化特点主要表现如下：

1. 身心变化不同步　生理和心理既相互联系，又有区别。生理变化主要由生物学自然法则所决定，而心理变化却较为复杂，并主要受社会文化的影响。伴随着老年期的进程，生理功能逐渐衰退，但并非心理状态也必然走向紊乱和衰退。事实上，不少人高龄后仍有建树，取得"第二个黄金时期"的辉煌成绩。

2. 心理发展具有潜能和可塑性　老年期面临的人生大事很多，如离退休、亲朋好友的去世、丧偶等问题，这就必然存在着适应过程。这种适应需要心理潜能，更要求有较大可塑性。社会地位更迭、生活方式改变、经济状况下降、疾病困扰、人生的回顾与安排等，对这些问题的良好适应本身就意味着心理发展是具有潜能和可塑性的。

3. 心理变化体现出获得与丧失的统一　获得和丧失在人生的任何阶段均可产生。老年期的心理发展会因增龄而受到诸多制约，但健康老人一般均能有选择性地优化能力或发展替代能力，以补偿逐渐下降的能力，适应新的生活。

4. 心理变化存在较大的个体差异　由于受遗传、社会环境和个体生活经历的影响，老年人的心理变化必然会存在较大的个体差异。

（二）老年人心理变化的影响因素

1. 机体的衰老性变化　步入老年，机体各系统功能趋于衰退。如视、听觉功能衰退，对外界感知迟钝；运动及交感神经对神经冲动的传导随增龄而减慢，对外界事物反应迟钝；脑细胞萎缩，导致记忆力下降，学习新知识、新技能的能力也随之下降；精力、体力不足，日常生活能力有不同程度的下降，使老年人有一种"垂暮感"，产生无能的心理。表现为对生活缺乏信心，不能积极地配合医护人员的治疗方案，但同时又向往着健康长寿，对衰老和死亡有忧虑和恐惧感。

2. 社会地位改变　离退休后，老年人的工作、生活环境、社会角色、经济状况都会发生一系列的变化，从一个在职者变成了旁观者，从以工作为重心转向为以闲暇为中心，从过去精神上支撑家庭、经济上维持生活、要求小辈言听计从的"家长"角色逐渐降低为被照顾的对象，从社会财富的创造者，逐渐变为社会财富的消耗者。随着子女长大成人，老人在家庭中的"主导"地位和"影响力"逐渐缩小，因而对生活的态度变得消极，精神上的依赖性增强，在生活、习惯、情绪、人际关系等诸多方面产生不适应现象，影响着老年人的心理状态及生活满意度。

3. 经济收入明显减少　经济收入减少，尤其是依靠老伴的经济收入维持生活的老年人，一旦丧偶，即使能够依靠子女赡养，也会形成沉重的心理压力，使老年人变得谨小慎微，沉默寡言。

4. 家庭关系改变　离退休后的老年人常以家庭的活动为中心，家庭是其生活的主要场所。家庭状况、家庭成员之间的关系对老年人的影响很大，如子女的独立、结婚和婚后婆媳间关系及丧偶、离异等老年夫妇间的关系变化等。特别是丧偶所带来的心理问题尤为严重。"少年夫妻老来伴"，如果多年的夫妻生活形成的互相关爱、互相支持的平衡状态突然被打破，常会使老年人感到生活乏味、无望，乃至积郁成疾。

5. 疾病损害的影响　如果长期患慢性病或伤残，可造成部分老年人经济贫困及活动范围缩小，甚至基本生活能力丧失，进而会产生孤独、抑郁等不健康的心理状态。

6. 死亡临近的影响　随着年龄增长，衰老及同龄人的相继去世，老年人逐渐感到生命有限，伤感时间流逝，甚至产生对死亡的恐惧。常回忆自己一生的历程，产生自豪、满足、悔恨与罪恶感等各种各样复杂的心理。

二、老年期常见心理问题

（一）离退休综合征

笔记

离退休综合征是指职工在离退休后所出现的适应性障碍。老年人由于离退休后不能适应新的社

会角色、生活环境和生活方式的变化而出现焦虑、抑郁、悲哀、恐惧等消极情绪，或因此产生偏离常态行为的一种适应性的心理障碍，这种心理障碍往往还会引发其他生理疾病，影响身体健康。

离退休综合征多发生于事业心强、平时工作繁忙、争强好胜和毫无心理准备而突然离退休的老年人。而平时活动范围大且爱好广泛的老年人则较少发生。离退休综合征经心理疏导或自我心理调适大部分在一年内可以恢复常态，个别需较长时间才能适应。少数可能转化为严重的抑郁症，也有的并发其他身心疾病，极大地危害了老年人健康。

1. 原因

(1) 离退休前缺乏足够心理准备：进入老年期，机体各器官处于衰老、退化阶段，如对离退休这一重大生活事件缺乏足够的心理准备，则会发生强烈的情绪体验，非常容易破坏人体的内环境稳定，造成内分泌功能的紊乱，中枢神经功能失调。

(2) 离退休前后生活境遇反差过大：离退休后经济水平下降，社交活动减少，生活单调，家人、亲戚朋友及邻居之间往来减少，这种工作、生活、环境的突然改变，会产生短暂的情绪反应。如不能适应现实生活，顺应角色改变，完成心理上的自我调整，则会出现一些偏离常态的心理和行为，甚至由此而引起其他疾病的发生。

(3) 存在个性缺陷或适应能力差：由于个性上的原因，有些离退休后的老年人难以适应离退休所带来的生活变化。一般情况下，性格固执、怪僻、急躁、刚愎自用、过度内向及具有黏液质和抑郁质等气质类型的人适应能力较差，容易出现心理失调。

(4) 社会支持系统缺乏：普遍认为我国传统的家族观念和家庭结构具有良好的社会支持作用，有利于促进身心健康。家庭成员、经常往来的亲戚朋友、有着良好关系的团体成员以及各种社会关系网，能对老年人提供社会支持。反之，则会因缺少支持而变为心理失衡，发生离退休综合征。

(5) 价值感丧失：离退休人员离开了原来的工作岗位，突然感到失去了人生的社会价值，产生无能、无用、无望、无助的负性情绪。如不能及时调整，久之也会导致心理失调。

2. 主要表现

(1) 焦虑：表现为心烦意乱、坐卧不安，行为重复，小动作多，无法自控；犹豫不决，不知所措；偶尔出现强迫性定向行走，注意力不集中；容易急躁和发脾气，性格变化明显；对任何事都不满或不快，做事缺乏耐心；敏感、多疑，当听到他人议论工作时，常觉烦躁不安，猜疑是否有意刺激自己。平素颇有修养的老人，也会一反常态不能客观地评价外界事物；严重者会出现高度紧张、恐惧感，伴失眠、多梦、心悸、出汗、阵发性全身燥热等症状。

(2) 抑郁：表现为情绪低落，沮丧、郁闷，意志消沉、萎靡不振；有强烈的孤独感、失落感和衰老无用感，对未来生活失去信心，感到悲观失望；行为退缩，兴趣减退，不愿主动和人交往；懒于做事，严重时个人生活不能自理。

(3) 躯体不适：表现为头晕、头痛、失眠、胸闷或胸痛、腹痛、乏力、全身不适等症状，且现有躯体疾病无法解释这些症状。

3. 防护措施

(1) 正确看待离退休：向老年人耐心介绍角色过渡与转换的必然性，离退休只是人生的一个新起点，而不是终点。

(2) 做好离退休心理行为准备：快到离退休年龄时，老年人可适当地减少工作量，多与已离退休人员交流，主动及早地寻找精神依托；退休前积极做好各种准备，培养一至几种爱好，根据自己的体力、精力及爱好，安排好自己的活动时间，或寻找一份轻松的工作，使自己退而不闲。

(3) 帮助老人重建离退休后的生活：建立有规律的生活习惯，科学安排家庭生活，戒烟，适量饮酒，养成良好的起居、饮食习惯。鼓励老年人发挥个人专长，继续工作，避免个人价值感失落。回报社会，做力所能及的事情。如帮助照顾那些因父母工作繁忙而得不到照顾的孩子、陪伴空巢老人等，让老年人感到老有所用、老有所乐。

(4) 培养健康而又广泛的兴趣爱好：兴趣多、爱好广，能开阔视野，扩大知识面，丰富生活，陶冶性情，增进心脑健康。鼓励老年人积极参与社区、居委会等组织的活动，根据自己的爱好，选学一两项技艺，诸如书法、图画、摄影、园艺、烹调、弹琴等，用以调节情绪，稳定生理节奏，使老年人的晚年生活充

笔记

实而充满朝气。

（5）建立良好的社会支持系统：家人要热情温馨地接纳老年人，尽量多陪伴老年人；单位要经常联络、关心离退休的老年人，发挥离退休党支部桥梁作用，有计划地组织离退休人员学习、外出参观，从而减少心理问题。社区要及时建立离退休老年人的档案，并组织各种有益于老年人身心健康的活动。

（二）空巢综合征

“空巢家庭”，是指家中无子女或子女长大成人后相继分离出去，只剩下老年人独自生活的家庭。生活在空巢家庭中的老人常由于人际关系疏远、缺乏精神慰藉而产生被疏离、舍弃的感觉，出现孤独、寂寞、空虚、伤感、精神萎靡、情绪低落等一系列心理失调症状，称为空巢综合征。

据统计，目前我国空巢老人数量达到了老年人口的一半，而在北京、上海、广州等大城市中，这个比率已经超过了三分之二。这些老人一旦到了高龄，失去了自理能力，生活便会非常困难。其中，独居老人在健康医疗、日常照料、经济支持和精神慰藉等方面所面临的问题比夫妇同居老年人更为严峻。空巢家庭的数量和比例正以前所未有的速度增长，因而空巢不再是局部的社会问题，而是普遍的社会问题。

1. 原因

（1）老人独居时间增多：由于年轻人外出务工、子女出国等人口流动增多，许多子女无法与老年人居住在一起，而请人照顾，部分老年人又难以满意；或因住房紧张、子女不能与老年人一起生活；或年轻人追求自由与自己的生活方式等，造成不能或不愿意与老人一起居住。另外，社会竞争激烈，子女工作繁忙，无暇顾及老年人，特别是久病老年人，子女不堪重负等，所有这些因素，均会导致老年人独居时间增多，形成“空巢”。

（2）传统观念受到冲击：部分老年人对子女情感依赖性强，有着“养儿防老”的传统思想。当老年人因衰退或疾病需要子女照顾时，子女却不在身边，或部分已婚子女家庭关系淡薄，长久不探望老人，使老年人晚年理想落空，常感心情郁闷、孤寂、沮丧、凄凉等。如体弱多病，行动不便时，其消极感更会加重。久之，机体免疫功能下降，发生疾病。

（3）自身个性特点：个性内向、人际交往较少、兴趣爱好不多的老人退休后空闲时间增多，对子女的情感依赖进一步增强，一旦儿女离开身边，老人就容易失去生活的重心，陷入孤独寂寞的心境中，因此更容易患空巢综合征。

2. 主要表现

（1）情感表现：老年人常有孤独、思念亲人、自怜、无助等复杂的情感体验。空巢家庭中的老年人，大都情绪低落、寂寞、空虚、伤感、精神萎靡和心情抑郁。

（2）认知表现：多数老年人有自责倾向，认为过去没有尽到父母应尽的责任与义务，关心、照顾子女不够等。也有部分老年人认为子女对父母的回报、孝敬、关心和照顾不够，只顾个人追求自在的生活方式和享乐，却让老人独守空巢。

（3）行为表现：活动减少，兴趣减退，深居简出，与社会交往减少，常愁容不展、闷闷不乐，时常发出叹息，甚至偷偷哭泣。常伴有睡眠障碍、食欲减退，严重时生活不能自理。

3. 防护措施

（1）指导老人正确面对“空巢”：随着人们寿命的延长，人口的流动性和竞争压力的增加，年轻人自发地选择离开家庭来应对竞争，从前那种“父母在，不远游”的思想已不再适用于今天的社会。老人要做好充分的思想准备，计划好子女离家后的生活方式，不过高期望和依赖子女对自身的照顾，善于利用现代通信工具与子女沟通。老年人要学会独处，善于克服生活方面的困难，不将晚年幸福建立在子女照顾的基础上，同时注意寻找精神寄托。

（2）指导老人安排合适的社会活动：鼓励空巢老人多参与社会活动，多与邻里和朋友交往，扩大生活圈，改善独居现状。增进与邻居的关系，互相关心和帮助，消除孤寂感。许多老人通过跳舞、下棋或其他文娱活动结识了朋友，体会到老年生活的乐趣。

笔记

（3）支持丧偶老人再婚：知心“老伴”是维持老年人心理健康的重要因素，家庭成员要正确对待老人的选择，理解、支持老年人再婚，使老年人晚年不再孤单。

（4）发挥子女对老人的精神赡养作用：子女要常与父母进行感情和思想交流。子女与老人居住距离不要太远，在异地工作的子女，除了托人照顾父母，更要“常回家看看”，注重父母的精神赡养。

（5）完善与落实社会化养老保障机制：随着我国老龄化程度的加剧以及独生子女越来越多，只靠子女来照料老人，几乎是不可能的，需要政府提供社会性服务。政府应在全社会加强尊老教育，深入贯彻《中华人民共和国老年人权益保障法》。提供有效权益支持，切实维护空巢老年人合法权益；依托社区组织开展兴趣活动，社区工作人员或义工定期电话联系或上门看望空巢老人，转移排遣空巢老人的孤独寂寞情绪；建立家庭扶助制度，制订针对空巢困难老人的特殊救助制度，把帮扶救助重点放在空巢老人中的独居、高龄、女性、农村老人等弱势群体上。

（三）高楼住宅综合征

高楼住宅综合征，即长期居住于城市的高层闭合式住宅里，很少与外界交往，也很少到户外活动，所引起一系列的生理和心理上异常反应的一组症候群。常发生于长期居住于高楼而深居简出的高龄老年人。高楼住宅综合征容易引起老年肥胖症、骨质疏松症、糖尿病、高血压及冠心病等疾病的发生。

1. 原因　由于高龄及疾病所致的身体活动受限，加之家庭和社会支持不够，使居住在高楼中的老年人无法下楼，导致户外活动减少，与外界的交往减少所致。

2. 主要表现

（1）身体方面：难以适应气候变化，表现为体质虚弱、面色苍白、四肢乏力、活动减少等。出现躯体化症状，如睡眠障碍、心慌气短、头痛、食欲减退、消化不良等。

（2）心理方面：常感无所事事，精神空虚。表现为情绪不稳、烦躁不安、消沉抑郁；悲观、孤僻、不愿与人交谈、难以与人相处等，严重者可因孤独、抑郁、失去生活信心而产生自杀倾向。

（3）社会方面：居住高楼环境，不愿与邻里往来，户外活动减少，人际交往减少。

3. 防护措施

（1）增加人际交往：应与邻里经常走动、聊天，以增加相互了解，增进友谊，有利于独居高楼居室的老年人调适心理；和其他老年人交朋友，一起打太极拳、做老年操，既增进友谊，又锻炼身体，消除孤寂感；根据身体状况，积极参加社区、居委会等组织的老年活动，消除因居住高楼而不利于人际交流的弊端。

（2）保持乐观情绪：面对生活中的不良情绪刺激，要创造良好心境，做到理智冷静，自我调节。

（3）经常户外活动：为居住高楼的老年人下楼活动创造条件，鼓励其到户外活动，增加活动量，并持之以恒。

（4）加强心理疏导：对已发病的老年人应及时给予心理辅导和治疗，对严重抑郁或有自杀倾向的老年人应遵医嘱用药，避免各种不良后果发生。

三、老年人心理健康的维护与促进

（一）老年人的心理健康

1. 心理健康的定义　第三届国际心理卫生大会将**心理健康**（mental health）定义为：“所谓心理健康，是指个体在身体、智能及情感上与他人的心理健康不相矛盾的范围内，将个人心境发展成最佳状态。”因此，心理健康应包括两层含义：①与绝大多数人相比，其心理功能正常，无心理疾病；②能积极调整自己的心理状态，顺应环境，建设性地发展完善自我，充分发挥自己的能力，过有效率的生活。也就是说，心理健康不仅意味着没有心理疾病，还意味着个体的良好适应和充分发展。

2. 老年人心理健康的标准　目前国内外尚无心理健康的统一标准，综合国内外心理学专家对老年人心理健康标准的研究观点，结合我国老年人的实际情况，老年人心理健康的标准可从以下 6 个方面进行界定。

（1）认知正常：认知正常是人正常生活的最基本的心理条件，是心理健康的首要标准。老年人认知正常体现在：感觉、知觉正常，判断事物基本准确，不发生错觉；记忆清晰；思路清楚，不出现逻辑混乱；在平时生活中，有比较丰富的想象力，并善于用想象力为自己设计一个愉快的奋斗目标；具有一般的生活能力。

（2）情绪健康：愉快而稳定的情绪是情绪健康的重要标志。能否对自己的能力做出客观正确的

笔记

判断，能否正确评价客观事物，对自身的情绪有很大的影响。心理健康的老年人能经常保持愉快、乐观、开朗而又稳定的情绪，并能适度宣泄不愉快的情绪。

(3) 关系融洽：融洽和谐的人际关系表现为多个方面，包括：乐于与人交往，能与家人保持情感上的融洽并得到家人发自内心的理解和尊重，同时拥有志同道合的朋友；在交往中保持独立而完整的人格，有自知之明，不卑不亢；能客观评价他人，取人之长补己之短，宽以待人，友好相处；既乐于帮助他人，也乐于接受他人的帮助。

(4) 环境适应：老年人要与外界环境保持接触，虽退休在家，却不脱离社会，通过与他人的接触交流、电视广播网络等媒体了解社会信息，并能坚持学习，从而锻炼记忆和思维能力，丰富精神生活，正确认识社会现状，及时调整自己的行为，使心理行为能顺应社会改革的进步趋势，更好地适应环境，适应新的生活方式。

(5) 行为正常：能坚持正常的生活、工作、学习、娱乐等活动，其一切行为符合自己年龄特征及在各种场合的身份和角色。

(6) 人格健全：主要表现为：①以积极进取的人生观为核心，积极的情绪多于消极的情绪；②能够正确评价自己和外界事物，能够听取别人意见，不固执己见，能够控制自己的行为；③意志坚强，能经得起外界事物的强烈刺激，正确应对悲痛、欢乐及困难处境；④能力、兴趣、性格与气质等心理特征和谐而统一。

（二）老年人心理健康的促进与维护

1. 帮助老年人正确认识和评价衰老、健康和死亡

(1) 树立正确的生死观：生老病死是人生的自然规律。古往今来没有人可以长生不老，也没有让人长生不老的药。当死亡的事实不可避免时，若不能泰然处之，就可能没有足够的时间与精力处理未尽心愿。只有树立正确的生死观，克服对死亡的恐惧，才能以无畏的勇气面对将来生命的终结，也才能更好地珍惜生命，使生活更有意义和乐趣，提高生命质量。

(2) 树立正确的健康观：老年人要坦然面对衰老与疾病，增强自身和疾病作斗争的顽强意志，要充分了解自身所患疾病的性质，积极配合医务人员进行疾病诊治，且充分发挥自己的主观能动性，寻找出一套适合自己病情的治疗和休养方法。

2. 教会老年人及时消除和转化不良心理　老年人容易受各种消极因素的影响而产生不良心理。如经常缅怀以往的业绩，悔恨过去的缺点与不足；羡慕中青年时期的光辉前程和大好机会，埋怨过去错失的良机；对某些不正之风看不惯，但又喟叹自己已无能为力等。总之，老年人常心情复杂，感慨万千，导致消极情绪的产生。国内学者提出以下解决方法：①知足常乐：老年人在其以往的工作岗位上，为社会作出了巨大贡献，尽到自身应尽的责任。如今步入老年，受到国家照顾，生活有保障，享有较好的医疗福利待遇，对此应感到满足，安度晚年。②豁达、超脱：遇有不快之事，要以健康和大局为重，以豁达的态度自我解脱，泰然处之，并将注意力转移，使心境舒畅。③宣泄、疏导：老年人如有郁闷、愤怒、惊恐、苦恼等情况，应对家属、朋友或组织倾诉、宣泄，争取得到他人的帮助和劝导，做到“想得通、看得开、放得下”，解除精神压抑和不快。

3. 注意日常生活中的心理保健

(1) 培养广泛的兴趣爱好：对老年人而言，广泛的兴趣爱好不仅能开阔视野，扩大知识面，丰富生活，陶冶性情，充实老人的晚年生活，而且能有效地帮助其摆脱失落、孤独、抑郁等不良情绪，促进生理及心理的健康。因此，老年人要根据自己的情况，有意识地培养一些兴趣爱好，如书法、绘画、下棋、摄影、园艺、烹调、旅游、钓鱼等，用以调节情绪，充实精神，稳定生理节奏，让老年人的晚年生活充实而充满朝气。

(2) 培养良好的生活习惯：饮食有节，起居有常，戒烟限酒，修饰外表，装饰环境，多参与社会活动，增进人际交往，多与左邻右舍相互关心往来，有助于克服消极心理、振奋精神、怡然自得。

(3) 坚持适量运动：坚持适量运动有益于老年人的身心健康。适量运动有助于增强老年人的脏器功能，延缓细胞代谢和功能的老化，并增加老年人对生活的兴趣，减轻老年生活的孤独、抑郁和失落的情绪。因此，老年人可根据自己的年龄、体质、兴趣、爱好等选择合适的运动项目，如散步、慢跑、钓鱼、游泳、骑自行车、太极拳、气功等，都是非常适合老年人的运动项目。

笔记

4. 指导老年人妥善解决家庭问题　家庭是老年人晚年生活的主要场所，和睦温馨的家庭对老年人身心健康有很大益处。老年人需要家庭成员的理解、支持和照料，因而搞好夫妻、子女及亲属的关系，建立和睦的家庭环境非常重要。老年夫妻间相互照顾、体贴和关心，可以使晚年夫妻生活充满情趣和温馨，是老年人健康长寿的良药。如果丧偶老人再婚，子女亲属应正确对待，给予积极支持。老年人和子女之间存在所谓的“代沟”问题，也就是在思想、感情和生活习惯等方面不相适应，难以沟通或保持一致。为此，老年人要客观分析和充分认识，要看到子女在成长过程中的心理变化，从自身和子女双方的具体情况考虑问题；对于已有独立能力的子女，可阐明自己的观点或建议，而不必强求一致，要子女“无条件服从”，否则只能加深矛盾，增加郁闷情绪。老年人应避免独断专行，固执己见或大摆长辈尊严，遇事后多和家人协商。此外应根据自身情况参加一些力所能及的家务劳动。

5. 教育老年人树立老有所用，老有所为的新观念　年龄的增加带来的是老年人职业功能的下降，因而从原来的工作岗位上退休是一个自然的、不可避免的过程。老年人要充分理解新陈代谢、新老交替的规律，过好离退休关。离退休后的老年人如何发挥作用，需要根据自身的实际情况和客观条件来定。有人把老年人的再就业看作是“第二次青春”“第二个职业生命”，认为是老年人再次展现自己才能的大好时机。对于身体好、精力充沛的健康离退休老人来讲，应积极创造条件再就业，寻找适合自己的工作，做一些力所能及的事情。此外，可以积极参加社会公益活动或社会福利事业，这样可使老年人真正感到心情愉快，内心充实，真正实现老有所为，老有所用。

6. 教育老年人认识老有所学的必要性　经常坚持适量的脑力劳动，使脑细胞不断接受外界信息的刺激，有助于使大脑保持活跃状态，对于延缓大脑衰老、预防脑功能退化有着重要意义。因此，老年人离退休后仍应坚持学习，多看书看报，不断获取新知识，关心国家大事，参加一些文化学习活动，达到丰富精神生活，减少孤独、空虚的目的，同时也是一种健脑、健身的方法，使老年人精神有所寄托，感到青春常在，晚年生活丰富多彩。

7. 营造良好的社会支持系统，体现老有所养，老有所助

（1）建立或完善社区服务网络：在住宅区集中处建立或完善服务网络，为生活不能自理的老年人提供多种便利服务，如协助搞卫生、采购物品、实施送医送药上门等。

（2）丰富老年人的精神文化生活：如加强文化娱乐设施建设，满足老年人的精神文化需求。在各种媒体中增添老年人喜爱的内容，组织一些老年活动，如书法、绘画、棋艺竞赛，老年保健知识讲座，组织观赏戏剧等，为老有所学、老有所乐创造良好平台。同时，完善相关法律保护和社会保险机制，提供良好的心理和社会环境，实现“积极老龄化”和“健康老龄化”的宏伟蓝图。

（3）建立老年人的健康档案：社区护理人员应掌握本社区居住老年人的基本情况，建立老年人的健康档案，方便志愿者为其提供系统化、个性化的服务。

（4）促进多种类型老年机构的建立：如养老院、老年公寓、托老所、老年大学、老年精神卫生中心、老年人医疗保健中心等，帮助老年人解决实际问题，使其真正享受到生活的快乐。

8. 心理治疗和心理咨询　常用的方法有心理疏导、暗示疗法、转移疗法、行为疗法和想象疗法等。

第二节　老年期常见精神障碍

情景导入

66岁的周老先生，生活美满，儿女长大成人，事业有成。然而这一切幸福并没使他感到愉快。半年来，他总是郁郁寡欢，情绪特别容易激动，爱发脾气，常为一些小事与家人争吵不休，以往感兴趣的事变得索然无味。近期越来越悲观，觉得自己没用，生不如死。曾想触电身亡，由于开关跳闸，自杀未遂。家人为他万分担心，时刻派人守护。

请思考：

1. 周先生目前发生了何种健康问题？
2. 针对周先生的健康问题应采取哪些护理措施？

笔记

目前，老年人精神障碍的患病率日趋上升，而老年人精神障碍的临床表现往往不典型或明显不同于中青年人，其护理也常有特殊性。本节重点介绍老年人常见且对其危害较大的老年期抑郁症和老年期痴呆。

0501

微课：老年期抑郁症

一、老年期抑郁症

老年期抑郁症(depression in the elderly)是指首发于老年期，以持续至少2周的抑郁心境为主要临床特征的一组精神障碍。老年期抑郁症的临床症状多样化，趋于不典型，其主要表现为情绪低落、焦虑、迟滞和躯体不适等，常以躯体不适的症状就诊，且不能归同于躯体疾病和脑器质性病变。我国老年期抑郁症的患病率为7%～10%，在患有高血压、冠心病、糖尿病甚至癌症等疾病的老人中，抑郁症发病率高达50%。相关研究发现，老年人的自杀和自杀企图有50%～70%继发于抑郁症。老年期抑郁症已成为全球性的重要精神卫生保健问题，被世界卫生组织列为各国的防治目标之一。

本病病因错综复杂，迄今尚不能确定。引起老年期抑郁症的易感因素有：

1. 遗传因素 早年发病的抑郁症老人，具有明显的家族遗传倾向。

2. 生化代谢异常 增龄引起中枢神经递质改变，如5-羟色胺(5-HT)和去甲肾上腺素(NE)功能不足以及单胺氧化酶(MAO)活性升高，影响情绪的调节。

3. 神经-内分泌功能失调 下丘脑-垂体-肾上腺皮质轴功能失调导致昼夜周期波动规律紊乱。

4. 心理-社会因素 老年期角色地位的改变、患病、丧偶等负性生活事件的不断出现，均可引发老年期抑郁症。

5. 人格特征 患本病者具有突出的回避和依赖性人格特征，常常有明显的被动、孤僻、依赖和固执等人格特点。

【护理评估】

1. 健康史

(1) 生活状况：了解个人成长发育史、生活方式、特殊嗜好、家族史等。

(2) 既往史及用药史：老年人常伴各种躯体疾病，如脑血管系统疾病、心肺疾病、内分泌系统疾病等，这些疾病可引起抑郁症状。同时因躯体疾病服用的某些药物，如利血平、胍乙啶、α-甲基多巴、普萘洛尔、类固醇和抗肿瘤药物等均可诱发抑郁症状。

2. 身体状况 老年抑郁症的临床症状群与中青年相比有较大的临床变异，症状多样化，趋于不典型。

(1) 抑郁心境：情绪低落、兴趣缺乏及乐趣丧失是抑郁发作的核心症状。老人不能体验乐趣是较常见的特点。自感情绪低落，痛苦忧伤，丧失了既往对生活的乐趣，不愿意参加正常社交、娱乐，甚至闭门不出，疏远亲友。自责、自罪、自我评价低。心境压抑，苦闷沮丧，少语寡言，唉声叹气。老年人感到绝望、无助与无用。重性抑郁障碍的老人其抑郁心境呈现晨重夜轻的波动性变化，即清晨低落情绪和症状最重，感到“度日如年”，至下午或黄昏时则有所减轻。

(2) 思维迟缓和妄想症状：表现为主动言语减少，语速明显减慢，声音低沉，联想过程受到限制，反应迟钝。部分老人可出现被害、疑病、虚无、罪恶、贫穷等妄想。有些老人希望能向人倾诉其内心感受，一旦愿望未达到，则会产生“别人言行举止在瞧不起、讨厌或嫌弃他”的观念，甚至出现一些被害妄想的症状，产生厌世想法和自杀观念。如果因小事而引发大怒，言行激越者，称之为**激越性抑郁症**(agitated depression)。家人因此言行小心翼翼，诚惶诚恐。亲朋同事则退避三舍，敬而远之。但这又使老人产生病理性观念和妄想，形成恶性循环，家庭社会的人际关系恶化。

(3) 意志消沉：老年人主观上感到精力不足，疲乏无力，生活被动，主动性活动明显减少，回避社交，行动缓慢。重者终日卧床，日常生活不能自理。严重者可表现为不语不动、不吃不喝，称抑郁性木僵。

(4) 躯体症状：老年期抑郁症具有躯体化障碍的明显特征，常有许多躯体不适的主诉，如睡眠障碍、食欲减退、上腹部不适、周身乏力、头部不适、出汗、心慌、气短、胸闷等。躯体症状突出，常掩盖或冲淡了抑郁心境，称之为**隐匿性抑郁症**(masked depression)。

(5) 认知功能障碍：老年抑郁症患者10%～15%有严重认知功能损害，表现类似痴呆，也称“假性痴呆”。

笔记

(6) 自杀观念和行为：重度抑郁发作者，常自感极度忧伤、悲观、无用、无助、绝望、度日如年，内心十分痛苦，以死求解脱而产生强烈的自杀观念和行为。老年人一旦决心自杀，常表现得更坚决，行为更隐蔽，成功率也更高，约达20%。孤独、酒精中毒、疑病状态、激越和谵妄等往往是导致自杀的危险因素。

3. 心理-社会状况 包括病前个性特征、病前有无遭受某种心理-社会应激事件、老年人应付挫折与压力的心理行为方式及效果、社会支持系统等。

4. 辅助检查 首先考虑排除明显的躯体疾病，并可采用抑郁量表测量老年人的抑郁程度。

【常见护理诊断/问题】

1. 个人应对无效 与情绪抑郁、无助感、精力不足、疑病有关。
2. 情境性自尊低下 与抑郁情绪、自我评价过低、无价值感有关。
3. 睡眠型态紊乱 与抑郁情绪有关。
4. 营养失调：低于机体需要量 与抑郁导致食欲下降、自罪妄想有关。
5. 生活自理缺陷 与意志活动减退、无力照顾自己有关。
6. 思维过程紊乱 与认知功能障碍及丧失有关。
7. 有自伤、自杀的危险 与严重的悲观情绪、自责自罪等有关。
8. 妥协性家庭应对 与家庭对老年抑郁症老人不能有效地采取行动有关。

【护理计划与实施】

老年期抑郁症的治疗以药物为主，临床上常用的抗抑郁药物主要有：三环类抗抑郁药、四环类抗抑郁药、单胺氧化酶抑制剂及其他类抗抑郁药。中度抑郁症者采用睡眠剥夺治疗，即老人起床后约40小时不睡，监督其至次日晚上平时入睡时间才允许睡觉。辅以心理支持治疗，有强烈自杀企图或药物治疗无效者可考虑电抽搐治疗。

治疗和护理的总体目标是：①老年人的抑郁症状和情绪得到改善或消失；②能采取新的应对方法，能适当地与人交往；③基本生理需求得到满足，表现为睡眠充足、营养状况良好、生活自理、生活有规律；④妄想次数减少，思维过程有进步；⑤未发生自杀、自伤行为；⑥家属对疾病的简单知识及应对技巧有所了解，并掌握一定的照顾方法。其具体的护理措施如下：

1. 心理护理

（1）减轻心理压力：正确评估导致老年人抑郁的不良生活事件，帮助其正确认识和对待。为老年人创造一切机会增加社会交往，协助其改善以往消极被动的生活方式，逐步提高老人健康的人际交往能力。

（2）阻断负性思考：护理人员应设法改善老人的消极状态，鼓励和支持其重树生活的信心。帮助老人提高自身心理素质，乐观对待生老病死及生活中的负性事件。设法阻断老人的一些负性思考，护理人员可帮助老人回顾其优点、长处及成就，来增加其正向评价。鼓励老人采用宣泄、自我安慰、转移注意力、遗忘等措施和方式调节情绪，以积极乐观的心态克服消极悲观的情绪，并尽可能解决老人生活和工作中的实际困难，增强应对心理压力的能力。

（3）建立护患沟通：老人常会出现思维迟钝、言语减少或减慢。故在沟通时，要鼓励其抒发内心感受，给予老人足够反应和思考的时间，并耐心地倾听。交谈时，应避免简单、生硬的语言或一副无所谓的表情，尽量不使用“你不要……”“你不应该……”等直接训斥性语言，以免加重其自卑感。避免强化老人的抑郁情绪，要给予实事求是的评价。交流中应努力选择一些老人感兴趣、较为关心的话题，鼓励引导老人回忆以往愉快的经历和体验，激励老人对美好生活的向往。在语言交流的同时，应重视非语言沟通的作用。有时静静地陪伴、关切爱护的目光注视、轻轻地抚摸等非语言沟通方式，往往能使严重的抑郁症者从中感受到关心和支持，起到很好的安抚作用。

2. 日常生活护理

（1）改善睡眠状态：睡眠障碍是抑郁症患者最常见的症状之一，以早醒最多见。护理人员白天应安排或陪伴老人从事多次短暂的活动，尽量减少白天睡眠时间，睡前不做剧烈活动，不观看紧张刺激的电视节目和不阅读刺激性的书籍，晚上入睡前给予温热的牛奶，洗温水澡，温水泡脚等，必要时遵医嘱给予安眠药，并创造一个安静、舒适的环境。

（2）加强营养：抑郁常导致老人食欲减退，有些老年人因厌食或自罪观念而拒食，加之老年人体质较差，睡眠不好，容易出现营养缺乏，故应保证营养摄入。创造集体进餐的环境，少食多餐，注意选择老人喜爱的食物，并变换饮食种类，使其尽量符合老人的口味，增进食欲。对于进食少或违拗的老人要耐心规劝、喂食，督促其进食，必要时给予鼻饲或静脉营养。

笔记

（3）督促自理：抑郁者常无力料理自己的日常生活，护理人员应督促、协助完成自理，并使之养成良好的卫生习惯。对于重度抑郁、木僵、生活不能自理者，要悉心照料，做好老年人的清洁卫生工作。长期卧床者，需预防压疮的发生。

3. 安全护理　抑郁症患者易出现自杀观念与行为。尤其是病情较重、情绪消极、悲观失望、有厌世观念者，往往会事先计划，行动隐蔽，甚至伪装病情好转来逃避医护人员及家属的注意，并采取各种方法，来达到自杀目的，故护理人员要加强责任心，严防老人自杀。

（1）严格执行护理巡视制度：对于有强烈自杀企图者，要全天专人看护，不离视线，必要时给予约束，尤其在深夜、交接班时要防止出意外。凌晨是抑郁症者发生自杀的高峰时段，故对于早醒者要劝其继续入睡，避免其单独活动，每 10～15 分钟巡视一次。

（2）密切观察有无自杀先兆症状：自杀先兆症状，如表情极度痛苦，严重睡眠障碍；口头或文字遗嘱，赠与他人物品财产；收藏药物或自杀工具；或焦虑不安、失眠、沉默少语或心情豁然开朗、在曾经出事地点徘徊等。当老人服用抗抑郁剂后，其精神状态由抑郁转为亢奋，自杀的危险性增大；有些老人服药后病情明显好转，也不可放松警惕。

（3）提供安全的环境：病房设施要加强安全检查，做好药品及危险物品的保管，一切危险物品如刀剪、玻璃、铁器等锐器、药物和各种绳索、有毒物品等均不能带入病房，杜绝不安全因素。发药时应仔细检查口腔，严防老人藏药或囤积后一次吞服。测体温时，严防咬吞水银体温表。

4. 用药护理　服药后要注意观察药效和不良反应。服用抗抑郁药后如出现头晕、乏力、双手颤动、恶心、视物模糊等，甚至出现心悸、呕吐、腹痛、双手粗大震颤、嗜睡或昏迷等，应警惕药物中毒，及时通知医生。用药期间应避免驾驶或进行其他危险性的运动。清晨给药可避免因药物兴奋所引起的失眠。由于抗抑郁药可增加酒精的作用，故用药期间应忌酒。

5. 健康指导

（1）介绍有关抑郁症的知识：向老人及其家属介绍抑郁症的相关知识与预防复发的常识。说明坚持用药、定期门诊复查的重要性。对于原发性抑郁症者，达到临床治愈后至少应维持治疗一年；若出现复发，则维持治疗两年或更长。病情好转后，应鼓励其主动参加家庭和社会活动，克服性格弱点。指导家属帮助老人管理药物并监护其按时服药，对老人的进步给予正向的肯定和鼓励。

（2）指导家庭应对技巧：指导家庭给予老人更多的关心和照顾。如子女重视父母的身体、心理状况，耐心倾听父母的唠叨，经常与父母聊天，主动慰藉老年人，可避免老年人产生孤独感和尽早发现老年人的心理问题，防止老年抑郁症的出现。帮助老年人重新安排生活，扩大活动范围，尤其是文娱、体育、劳动等社会活动。有条件者，还可外出旅游，以使老人心胸开阔、陶冶情操。

（3）日常生活指导：在生活中适当降低生活目标，扬长避短，争取达到现实的目标，以增强自信。丰富自身的日常生活，培养广泛的兴趣爱好。心中如有不快，应及时诉说。克服不良生活习惯，多看正面宣传、主题积极的电视节目，以免带来负面影响。

【护理评价】

经过治疗和护理后，老年患者的抑郁症状得到改善或消失，异常情绪反应得到控制，未发生伤人、自伤、自杀等意外行为；老人的基本生理需求得到满足；老人及家属对疾病的知识及应对技巧有所了解，并能加以运用。

二、老年期痴呆

痴呆（dementia）是指脑功能减退而产生的获得性智能障碍综合征，表现为智力及认知功能的减退和行为人格的改变。痴呆主要发生于老年人，是老年人中危害甚大的疾病之一。据 2015 年全球老年期痴呆报告显示，全世界约有 4850 万老年期痴呆患者，平均每 3 秒钟世界上就增加 1 位老年期痴呆患者。**老年期痴呆**（dementia in the elderly）主要包括**阿尔茨海默病**（Alzheimer disease，AD）、**血管性痴呆**（vascular dementia，VD）、**混合性痴呆**（mixed dementia，MD）即 AD 合并 VD，和其他类型痴呆（如外伤、颅内血肿等引起的痴呆）4 种类型。但其中以阿尔茨海默病和血管性痴呆为多见，约占全部痴呆的 70%～80% 左右。下面重点介绍阿尔茨海默病与血管性痴呆。

阿尔茨海默病

笔记

阿尔茨海默病又称老年性痴呆，是一种病因未明的中枢神经系统原发性退行性变性疾病，多起病于老年期，潜隐起病，病程缓慢且不可逆，主要临床症状为痴呆综合征。目前该病病因尚不明确，与其发病有关的因素可能有遗传、慢性病毒感染、免疫功能障碍、铝中毒等

目前我国已超过600万AD患者，国内65岁以上老年人痴呆发病率高达5.1%。多项研究还表明，AD患病率随增龄而增长，老年人每增长5岁其AD患病率约增长一倍。全世界阿尔茨海默病占老年期痴呆病例总数的55%，占老年住院床位的半数以上，为老年人第四位主要死因。阿尔茨海默病已成为当今严重影响老年人生活质量并增加家庭社会负担的疾病。

【护理评估】

1. 健康史

（1）既往史：了解老人家族中有无老年期痴呆患者。

（2）认知能力：对老年人的记忆、理解、注意、思维及应答力、书写和阅读能力、分析综合能力及心智的敏捷度进行评估。

（3）情绪与性格特征：评估老年人情绪的紧张度。有无情绪低落或波动，伤感流泪，抑郁、焦虑、神志淡漠或烦躁不安，心神不宁，气愤发怒等现象。了解老人有无爱静、孤僻、离群、懒散等现象。

2. 身体状况　本病起病隐匿，老人及其家属均不能追溯到准确的起病日期；病程进展缓慢，整个病程经历5年以上，甚至达7～11年之久，难以缓解或终止进展。主要表现为认知功能的改变。根据病情演变，大致分为三期。

第1期（遗忘期）：①记忆力减退常是本病的首发症状，尤其是近事记忆下降，不能学习和保留新信息，例如常常忘记刚说过的话、做过的事和存放的东西。②语言能力下降，很难找出合适的词汇表达思维内容，甚至出现孤立性失语。③抽象思维和判断能力受损。④空间定向不良，易于迷路。⑤情绪不稳，情感可较幼稚，或呈童样欣快，情绪易激惹，出现抑郁、偏执、急躁、缺乏耐心、易怒等。⑥人格改变，如主动性减少、活动减少、孤僻、自私、对周围环境兴趣减少、对人缺乏热情，敏感多疑。病程可持续1～3年。

知识拓展

良性老年记忆减退与痴呆的鉴别要点

	良性记忆减退	痴　呆
原因不同	主要是再现过程出现问题，即不能自如地从记忆库中提出已有的信息（如记不得熟悉的人姓名，但一经提示就能回忆起来）	主要是大脑记忆库中的信息不断丢失，新的信息又不能储存，以至于大脑的储存信息越来越少
记忆减退程度不同	程度较轻，次要信息会忘记，重要的个人资料绝不会遗忘	呈进行性加重，早期近事记忆障碍，后期远事记忆也会受到影响，最后记忆库中资料全部丢失，连自己的姓名、生日、籍贯、家庭地址等全部忘记
速度不同	进展缓慢	记忆减退速度明显加快，在发病后8～12年可以发展为一无所知的全面性痴呆
伴随症状不同	无	出现其他智能障碍和精神症状，如幻觉、妄想、人格改变、失语、失用、失写等

来源：熊仿杰，袁惠章．老年介护教程．上海：复旦大学出版社，2006．

第2期（混乱期）：①大脑皮质的功能明显受损，认知能力进一步减退，完全不能学习和回忆新事物，远事记忆受损，但并未完全丧失。②注意力不集中。③定向力进一步丧失，常去向不明或迷路，并出现失语、失用、失认、失写、失计算。④人格进一步改变，如兴趣更加狭窄，对人冷漠，甚至对亲人漠不关心，言语粗俗，无故打骂家人，缺乏羞耻感和伦理感，行为不顾社会规范，不修边幅，不知整洁，将

笔记

他人之物据为己有,争吃抢喝类似孩童,随地大小便,甚至出现本能活动亢进,当众裸体,严重者可发生违法行为。⑤行为紊乱,如精神恍惚,无目的性翻箱倒柜,爱藏废物,视作珍宝,怕被盗窃,无目的徘徊、出现攻击行为等,也有动作每日渐少、端坐一隅、呆若木鸡者。⑥日常生活能力下降,如洗漱、梳头、进食、穿衣及大小便等需别人协助。此期是本病护理照管中最困难的时期,多在起病后的2~10年。

第3期(极度痴呆期):①生活完全不能自理,二便失禁。②智能趋于丧失。③无自主运动,缄默不语,成为植物人状态。常因吸入性肺炎、压疮、泌尿系感染等并发症而死亡。此期多在发病后8~12年。

3. 心理-社会状况评估 患病老人有无孤独、寂寞、羞愧、抑郁、消极厌世,甚至自杀行为。评估家庭支持系统情况。本病病程长,老人常有人格障碍,并伴自理缺陷,给家庭和社会带来沉重负担。家庭付出的时间和精力增加,当付出与效果不成正比时,部分家属会失去信心,发生冷落、嫌弃老人的现象。

4. 辅助检查

(1) 影像学检查:脑电图检查多为正常或轻微的波幅降低。计算机断层摄像(CT)或磁共振成像(MRI)检查可见脑萎缩,脑室扩大、脑沟变深。

(2) 心理学检查:筛选痴呆可用简易智力状态检查(MMSE)、长谷川痴呆量表。记忆障碍测量用韦氏记忆测查和临床记忆量表。智力测查用成人韦氏及简易智能量表。国际痴呆研究小组最新研制的10/66诊断程序是一个不受教育程度影响、敏感度较高的诊断工具。

【常见护理诊断/问题】

1. 记忆受损 与阿尔茨海默病记忆细胞丧失和变性有关。
2. 自理缺陷 与认知障碍或丧失有关。
3. 思维过程紊乱 与认知障碍或丧失有关。
4. 认识环境受损综合征 与地点定向障碍、记忆力和(或)判断力丧失有关。
5. 语言沟通障碍 与思维缺陷或受损有关。
6. 照顾者角色困难 与老人病情严重或疾病过程不可预测有关;与照顾者的照料知识欠缺、身心疲惫有关。
7. 社交障碍 与失语、活动限制有关。

【护理计划与实施】

阿尔茨海默病迄今仅限于症状治疗,尚无有效的病因治疗。通过早期发现,早期诊断,早期治疗,可延缓病情进展,改善认知功能。其治疗以应用神经代谢复活剂为主,同时运用胆碱能药物、神经肽类药物和改善脑循环的药物。对轻症老人重点应加强心理支持与行为指导,使之尽可能长期保持生活自理和人际交往能力。鼓励老人参加适当的活动和锻炼,并辅以物理疗法、作业疗法、记忆和思维训练及其他康复训练。重症老人应加强护理,注意营养,预防感染。

治疗和护理的总体目标是:①老人能最大限度地保持记忆能力、语言沟通能力和社交能力。重建老人以前的生活经验。②老人能较好地发挥残存功能,日常生活能部分或全部自理,生活质量得以提高。③家庭能应对痴呆老人。其具体的护理措施如下:

1. 生活照顾与护理

(1) 日常生活的指导与帮助:注意老年人的饮食与营养、日常清洁卫生,生活自理有缺陷或完全不能自理者,应给予补偿或替代性护理和帮助;督促老年人尽量按时自行完成穿衣、洗漱、进食、梳头、如厕等日常事宜,鼓励并赞扬参加力所能及的活动。

(2) 训练自我照顾的能力:轻、中度痴呆症者,尽可能给予其自我照顾的机会,并进行生活技能训练,如反复练习洗漱、穿脱衣服、用餐及如厕等,以提高老人的自尊。护理人员应对老人的动手困难给予理解,并加强对照顾者生活护理、生活技能训练等相关知识和技巧的培训。

(3) 加强重症老人的护理:晚期痴呆症者,要专人照顾,注意饮食及大小便的护理,保证营养摄入,因记忆障碍而超量进食、因徘徊或兴奋而拒食的老人应加强管理。预防走失、跌倒及意外伤害等并发症的发生。长期卧床者,要定时翻身、清洁,以预防压疮及并发感染;喂食时,应避免呛咳,引起肺

笔记

部感染；发生肺部感染者，要指导并鼓励老人有效排痰，进行体位引流或给予拍背，协助排痰；泌尿系感染者，应鼓励老人多饮水，增加尿量，注意尿道和会阴部的清洗，并做好留置尿管的护理。

2. 认知、思维障碍者的护理

（1）协助老人确认现实环境：老人房间及使用的物品、储柜等，可以用明显的标志标明，便于识记。房间色彩要明快、活泼，有温馨感；不宜采用冷色调，否则，使人感到紧张、压抑。如果老人丧失了适应新环境的能力，则应建立稳定、简单、明了及固定的生活日程，如个人生活用品、桌椅等家居用品固定位置。帮助确认所住地址、房间、卫生间等现实环境。房间内的布置和物品摆设尽量不移动，且不放老人未见过的物品，以减少其辨认环境的困难和错误。

（2）诱导正向行为：尽可能随时纠正或提醒老人正确的时间、地点、人物等概念，诱导其向正向行为改变。

（3）积极开发智力：①记忆训练：鼓励老人回忆过去生活经历，帮助其认识目前生活中的真实人物与事件，以恢复记忆并减少错误判断。②智力锻炼：如进行拼图游戏，让老人对一些图片、实物、单词作归纳和分类。③理解和表达能力训练：在讲述一些事情后，提一些问题让老人回答。也可以让其解释一些词语的意义。④社会适应能力训练：如针对日常生活中可能遇到的问题，提出来让老人解决。对于日期、时间的概念，生活中必须掌握的常识，在日常生活中结合实际训练。⑤数字概念和计算能力的训练：如计算日常生活开支费用，运算能力较差者，可计算物品的数量等。

3. 安全管理

（1）环境管理：运动障碍者，应注意保持地面的平整、防滑，有台阶处要设法消除，地毯应固定，保持平整。厕所要选用坐式马桶，墙壁上安装把手，帮助老人保持身体平衡。床不宜过高，最好设有扶手架，便于老人安全上下和防止坠床。家具高度适宜，靠墙放置。

（2）物品管理：注意危险物品的管理，尽可能减少镜子、玻璃等危险品，防止意外事故的发生。尽可能不让老人直接接触电线、电器开关、热水瓶、煤气等日常物品，注意熄灭火种、关闭煤气开关，并妥善保管药品。

（3）外出管理：老人外出活动或散步时应有家人陪同，以防迷路或走失。可在老人衣服兜里装上写有老人及其保护人的名字、家庭住址、电话号码的卡片，并教给照顾者预防走失的护理方法。

4. 心理护理

（1）关心、理解老人：在帮助、护理痴呆老人时，照顾者的真诚最重要。对待老人要特别亲切、耐心，并注意老人的情绪变化，以保护老人的自尊心。

（2）沟通技巧：与痴呆老人谈话时，语调要低、温和；语速要慢，清晰地说出每个字；语句要简短，使用名词，不用代名词；在每次交谈之前，称呼老人的名字且说出自己的身份。最好重复关键词并用手势。

5. 照顾者的支持与护理　患痴呆症的老人如住在熟悉的环境，由熟悉的人来照顾，是相当有益的。许多痴呆症者，在社区中与家人同住，护理人员应对其家庭及其照顾者给予帮助支持与护理。

（1）指导照顾者及家属合理应对：为了缓解长期照顾患痴呆症的老人所带来的紧张情绪和压力，照顾者及家属要学会放松自己，合理休息，以保持良好的身心健康。根据病情对老人要进行合理安排，若老人尚能自我照顾，则可让其住在家里，利用家庭照顾机构进行家庭护理或家事服务；若晚期痴呆症者，则需要住进医院或专门机构，由专业人员照顾。

（2）帮助照顾者及其家属寻找社会支持：虽然痴呆是进行性发展的，但有些老人的认知减退是可以改善的。护理人员要帮助寻找社会支持，并组织有痴呆症老人的家庭，进行相互交流，相互联系与支持。

（3）阿尔茨海默病老人家属的反应类型及护理措施：见表 5-1。

6. 健康指导

（1）及早发现痴呆：加强对全社会的健康指导，提高对痴呆症的认识，普及有关老年期痴呆的预防知识和痴呆早期症状，重视对痴呆前期的及时发现，鼓励凡有记忆减退主诉的老人及早就医，以利于及时发现介于正常老化和早期痴呆之间的轻度认知障碍（mild cognition impairment，MCI）。做到早期发现，早期诊断，早期干预。

笔记

表 5-1　阿尔茨海默病老人家属的反应类型及护理措施

反应阶段	家属的行为表现	护理措施
否认	可能忽略记忆力丧失的严重性，认为老人的远期记忆尚完整，而有可能干扰治疗计划的进行	指导、面谈
过分介入	将自己的所有时间均用来照顾老人，不愿求医（常与民族习惯有关）	帮助家人分析过分介入产生的问题
生气	照顾者负担过重产生的反应。想要放弃，或将不良情绪转移或投射到老人身上	协助认清及表达内心感觉，防止不良情绪的产生
罪恶感	对于生气及希望老人死去的感受有所认知而产生罪恶感，也可能起因于过去与老人间的人际关系	帮助指导照顾者对疾病的认知，了解家人能控制的范围。协助家属决定照顾的方式（即使老人有不同意见）
接纳	确实想了解老人期待的是什么？自己为老人又做了些什么	提供必要的知识和支持

知识拓展

轻度认知障碍

轻度认知障碍（MCI）是介于正常衰老和阿尔茨海默病之间的过渡状态。资料表明，轻度认知障碍具有较高的发展为痴呆的危险性。正常老年人群中每年发展为痴呆的只有 1.5%，而轻度认知障碍老人中每年发展为痴呆的高达 15%，是正常老年人的 10 倍，且 2/3 的阿尔茨海默病老人是由轻度认知障碍转变而来的。因此，自 20 世纪 90 年代初开始，轻度认知障碍已成为痴呆早期诊断和早期干预的研究对象。国际上研究轻度认知障碍的重点，集中在轻度认知障碍与阿尔茨海默病之间的连接上。如携带载脂蛋白 E4 等位基因的轻度认知障碍老人，发展为阿尔茨海默病的可能性极大。轻度认知障碍老人脑脊液中 tau 蛋白含量增加，血清 β 淀粉样蛋白（Aβ）总量，尤其是 Aβ40/Aβ42 的比值异常可作为轻度认知障碍的诊断标志，对轻度认知障碍转化为阿尔茨海默病具有重要预测价值。

来源：国际老年痴呆协会中国委员会．关注老年期痴呆．2010.

（2）早期预防痴呆：①老年期痴呆的预防应从中年开始做起。②积极合理用脑、劳逸结合，保证充足睡眠，注意脑力活动多样化。③培养广泛的兴趣爱好和开朗的性格，保持乐观的情绪。④养成良好的饮食习惯，多吃富含锌、锰、硒、锗类的健脑食物，如海产品、乳类、豆类、坚果类等，适当补充维生素 E，以延缓认知功能减退。⑤戒烟限酒。⑥尽量不用铝制炊具，过酸过咸的食物在铝制炊具中存放过久，会使铝深入食物而被吸收。⑦积极防治高血压、脑血管疾病、糖尿病等慢性病。

【护理评价】

经过预防、治疗和护理干预后，痴呆老人的认知能力有所改善，并能最大限度地保持社交能力和日常生活自理能力，生活质量有所提高。

血管性痴呆

血管性痴呆（vascular dementia，VD）是指由于脑血管的广泛性梗死等病变，引起大脑细胞广泛而散在的缺血性病变，最终导致脑功能不全，临床以痴呆为主要表现的一组疾病。男性略多于女性，其发病率占痴呆病例的 8% ~20%，但近年来发病有逐渐增多的趋势。病程常呈现明显的波动性、阶梯式发展，可伴有局灶性神经系统的体征。

导致血管性痴呆的危险因素通常认为与卒中的危险因素类似，如高血压、冠心病、糖尿病、高血脂、吸烟、高龄、既往卒中史等。病理变化为脑血管可见广泛的动脉硬化，弥散性脑萎缩，脑的体积减小、脑沟变宽、脑室扩大。

笔记

【护理评估】

1. 健康史　发病前有高血压史、高脂血症史、脑血栓形成、脑栓塞、脑血管意外发作史。

2. 身体状况

(1) 脑衰弱综合征：常发生于疾病的初期，临床表现与神经衰弱相似，如头痛、头晕、眩晕、失眠或嗜睡，易疲乏，注意力难以集中，易激动或神经过敏等。

(2) 记忆和智能障碍：早期表现为近记忆障碍及工作能力、日常生活能力减退，对人名、地名、日期及数字最先出现遗忘，远期记忆相对完好。智能损害常涉及某些特定的局限性的认知功能。如计算、命名等方面的障碍，而一般的推理判断能力，自知力都可在相当一段时间内保持完好。老人常能认识自身问题而主动求医，寻求解决。人格也保持相对完好。如发作卒中，痴呆会呈阶梯样加重，最终出现严重的全面性痴呆。

(3) 情感障碍：情感脆弱是疾病早期最典型的症状。老人控制情感的能力差，极易伤感及激惹，也可出现焦虑抑郁。

(4) 神经系统体征：根据脑部不同的受损部位而出现相应的神经系统体征。常见有对光反射减弱，瞳孔变小或不对称，手、舌震颤，肌张力增高，腱反射不对称，失认、失用、共济失调及锥体束征阳性等。

血管性痴呆与阿尔茨海默病在临床上均有构成痴呆的记忆障碍和精神症状的表现，但两者又在多方面存在差异，见表5-2。

表5-2　阿尔茨海默病与血管性痴呆的鉴别

	阿尔茨海默病	血管性痴呆
起病	隐渐	较急，发作性的，高血压史
病程	进行性缓慢发展	波动或阶梯式恶化
早期症状	近记忆障碍	脑衰弱综合征
认知功能	可出现全面障碍	有一定的自知力
人格	常有改变	保持良好
精神症状	情感淡漠或欣快	情感脆弱
神经系统	早期多无局限性体征	存在局限性症状和体征
脑影像学	弥漫性脑皮质萎缩	多发梗塞、腔隙或软化灶

3. 心理-社会状况　同阿尔茨海默病。

4. 辅助检查　脑脊液一般无明显改变，有时可见蛋白分离现象，血脂增高，尿蛋白或尿糖阳性。脑 CT 可见低密度区及局限性脑室扩大，头 MRI 可显示腔隙性梗死。

Hachinski 缺血量表可用于鉴别诊断 AD 和 VD，见表5-3。

表5-3　Hachinski 缺血量表

临床表现	分数	临床表现	分数
1. 突然起病	2	8. 情感脆弱	1
2. 病情逐步恶化	1	9. 高血压病史	1
3. 病程有波动	2	10. 卒中发作史	2
4. 夜间意识模糊明显	1	11. 合并动脉硬化	1
5. 人格相对保存完整	1	12. 神经系统局灶症状	2
6. 情绪低落	1	13. 神经系统局灶性体征	2
7. 躯体性不适的主诉	1		

注：总分≤4分为AD，总分≥7分为VD，得分介于两者之间为混合性痴呆

笔记

【常见护理诊断/问题】

同阿尔茨海默病。

【护理计划与实施】

血管性痴呆的治疗包括积极有效治疗原发病，改善脑供血、预防脑梗死、促进大脑代谢，阻止恶化，改善及缓解症状。扩血管药物如尼莫地平、地巴唑等，尼莫地平既有高选择性扩张脑血管的作用，还可改善智力，为国际公认的首选药；改善认知和促进脑细胞代谢的药物如吡拉西坦、阿米三嗪萝巴新片等，用抗精神药物对症治疗。

预防血管性痴呆，必须预防和治疗脑血管病，积极预防高血压病、糖尿病、肥胖症、高脂血症。在青少年中严格控制吸烟，对吸烟者劝其戒烟。及早发现脑血管疾病的老人在记忆、智力方面的改变。

血管性痴呆的护理要点，同阿尔茨海默病的护理。

（杨支兰）

思考题

1. 陈爷爷，65 岁，某大学离休教授。子女因出国一直不在身边，与老伴一起生活，退休半年后丧偶，陈先生常常情绪低落、精神萎靡、伤感落泪。

请思考：

（1）应如何指导其保持充实的生活？

（2）家庭成员应从哪些方面给予支持？

2. 齐爷爷，67 岁，工人，初中文化。4 年前家人发现老人经常丢三落四，东西放下即忘。近 2 年来忘事更严重，外出买菜忘记将菜带回家；在小区散步，竟找不到回家的路。不会穿衣，常将双手插入一个袖子中，或将衣服穿反，或将内衣扣与外衣扣扣在一起，家人纠正，他反而生气。不知主动进食，或只吃饭，或只吃菜。常呆坐呆立，从不主动与人交谈，不关心家人。入院前 3 天无目的地外出走失，被家人找回送入医院。体格检查未发现神经系统定位征，CT 检测提示轻度脑萎缩，诊断为阿尔茨海默病。

请思考：

（1）如何指导其家人应对出现的情况？

（2）如何保证该类老人的安全？

05章 思路解析

思路解析

05章 扫一扫，测一测

扫一扫，测一测

第六章　老年人认知与感知的护理

学习目标

1. 掌握老年性白内障、老年性耳聋、脑栓塞、脑出血的概念、护理评估、常见护理诊断/问题及护理措施。

2. 熟悉老年人感觉系统与神经系统的解剖生理变化。

3. 了解青光眼、脑血栓、帕金森病的临床特征及主要治疗与护理措施。

4. 具有关爱老年人的意识，能够针对具体情况，分析认知与感知相关老年疾病的危险因素和诱因，并对此开展健康教育。

认知是大脑接受感知信息，加工、处理、推断等大脑功能的表现。感觉器官是产生感觉和知觉的重要器官。老年人由于年老体衰，感觉系统和神经系统的生理功能明显减退，使机体对内、外环境刺激的反应以及认知能力下降，从而会对老年人的日常生活、安全和健康造成不同程度的影响。因此，应重视老年人的感觉及神经系统的保健护理工作，提高老年人的生活质量，减轻家庭和社会的负担。

第一节　相关解剖生理变化

本节重点介绍与老年人认知和感知密切相关的感觉系统与神经系统的解剖生理变化。

一、感觉系统

（一）眼和视觉

1. 角膜　随着年龄的增长，角膜表面的微绒毛显著减少，导致角膜上皮干燥和角膜透明度降低，视力减退。角膜变平，使角膜的屈光力减退引起远视和散光。此外，角膜边缘基质因类脂质沉积而出现灰白色环称“老年环”。

2. 结膜　由于血管硬化变脆，老年人易发生结膜下出血。

3. 虹膜　虹膜血管与虹膜实质的硬化，导致瞳孔变小，对光反应不灵敏。

4. 晶状体　晶状体的调节功能和聚焦功能在40岁以后会逐渐减退，视近物能力下降，出现老视；晶状体中非水溶性蛋白质逐渐增多，出现晶状体混浊，透光度减弱，形成老年性白内障；晶状体悬韧带张力降低，使晶状体前移，有可能使前房角关闭，影响房水回流，导致眼压升高，易诱发青光眼。随着年龄的增长，晶状体对紫外线的吸收增强，对红、绿光的感觉减退。

5. 玻璃体　其老化的主要表现为液化和玻璃体后脱离。随年龄增长，玻璃体液化容积不断扩大。玻璃体后脱离使视网膜脱离的可能性增加。脱离的玻璃体随着眼球转动时，牵拉视网膜可引起“闪光感”。由于老年期瞳孔括约肌张力相对增强，使瞳孔始终处于缩小状态，进入眼内的光线减少，视野明显缩小。

6. 视网膜　可出现眼底动脉硬化，脉络膜变厚，视网膜周边带变薄，黄斑变性，造成视力减退。患有高血压或糖尿病的老年人，易引起出血或血管阻塞。

7. 泪器　老年人的泪腺萎缩，泪液分泌减少，眼睛发干和角膜的透明性降低。同时，老年人泪管周围的肌肉、皮肤弹性均减弱，收缩力差，不能将泪液很好地收入泪管，故有些老年人常有流泪现象。

此外，老年人对分辨远近物体的相对距离（深度视觉）的能力下降，导致判断台阶或地砖高度失误而容易摔倒，发生意外。

（二）耳和听觉

老年人外耳道皮肤毛囊、皮脂腺、耵聍腺萎缩，分泌减少，耵聍干而固结，易患耵聍栓塞，可造成老年人暂时性听力下降。鼓膜增厚，弹性降低，听骨退行性改变，关节纤维化和钙化及关节囊玻璃变性，降低关节的活动度，从而影响声音的传导。由于耳蜗动脉的外膜增厚，管腔缩小，导致内耳供血不足，使其功能发生变化，促使老年性耳聋的发生和发展。老年人对高频音的听力开始减弱，逐渐地对中、低频率的声音也会受到影响，此称为老年性重听。随着听力敏感度的普遍下降，需要对话者说话时提高音量，但老年人又会感到刺耳不适，造成老年人沟通障碍。

（三）味觉和嗅觉

老年人的味蕾逐步萎缩，数量减少，功能亦减退，主要表现为对酸、甜、苦、辣的敏感性降低，对咸味更迟钝。同时长期吸烟、饮酒、佩戴不合适的义齿、维生素 D 缺乏等也可导致味觉减退或改变。

老年人的嗅神经数量逐渐减少、萎缩、变性，嗅觉不敏感导致食欲减退。对一些危险环境如有害气体、变质食物等的敏感性降低，使老年人对危险处境的辨别能力下降。

（四）触觉

由于神经细胞缺失，神经传导速度减慢，老年人对温度、压力、疼痛等的感觉减弱，对精细动作不能很好地执行，对一些日常的生活活动产生困难，如系鞋带、剪指甲等。对一些危险的环境如过热的水、电热器具等的感知度降低，易出现安全隐患。

二、神经系统

（一）神经细胞

在 20～30 岁时，机体的脑神经细胞数量随着年龄增长而开始逐渐减少。70 岁以后的老年人脑神经细胞总数减少达 45%。正常大脑皮质的各区域：海马、杏仁核、脑干、小脑的细胞数，到老年期均有不同程度的减少。大多数老年人的脑组织均有不同程度的萎缩，脑回缩小，脑沟变宽，脑室扩大，脑脊液增多，脑灰质变硬萎缩，含水量减少，脑膜增厚。大脑皮质、锥体细胞的树突、树突棘以及突触的数目也较年轻时明显减少，突触和相应神经递质的释放亦减少，使神经系统功能受到损害。

（二）神经递质

神经递质由神经细胞合成和释放，通过突触形成化学传递，引起突触后神经元的兴奋或抑制。老年人脑内某些中枢神经递质减少，如乙酰胆碱含量与活性同时下降，引起记忆力减退，尤其表现在近期记忆力的下降。老年人因脑内蓝斑核合成和释放儿茶酚胺的量减少，导致老年人睡眠不佳，精神不振、情绪不稳、抑郁。随年龄增长，脑内 5-羟色胺含量减少，使老年人夜间睡眠的时间进行性减少。脑内多巴胺神经递质系统包括黑质-纹状体部分、中脑-边缘系统部分和结节-漏斗部分等三个部分。脑内最主要的多巴胺能神经通路是黑质-纹状体系统，老年人黑质-纹状体多巴胺减少，可导致肌运动障碍、动作缓慢和运动震颤麻痹等。

（三）其他改变

老年斑是退化变性的神经元轴突形成的嗜银性斑块。随着年龄增长，逐渐在大脑中堆积起来，大部分在大脑皮质，也可见于杏仁核等灰质中。这些斑块使神经细胞传递及接受信息的能力下降。脂褐质也称为老年色素，随着年龄增长，脑内脂褐质沉积逐渐增多。由于细胞不能将其排出，影响了细胞内的合成代谢，因而脂褐质增加至一定程度会导致细胞萎缩和死亡。正常神经细胞体内的神经纤维起着支持、传递的作用，在某些因素下，神经纤维发生融合、增粗、扭曲、断裂或形成特征性的缠结，

笔记

即神经纤维缠结。随着年龄增长而逐渐增加，缠结的神经纤维沉积于神经细胞胞体内，神经纤维缠结过多时可引起阿尔茨海默病。

（四）脑代谢

随着年龄的增长，脑组织的血流量和耗氧量都有所下降。神经纤维传导速度减慢，神经系统反应时间延长，尤其对复杂刺激反应时间延长更显著。此外，丘脑-垂体系统也发生退行性改变，使丘脑对内环境稳定性的控制能力降低，导致应激能力减弱。脑的这些改变，使老年人思维减慢，对刺激反应能力、记忆力、认知能力均减退。

第二节　常见问题和疾病

情景导入

拿钥匙开门很平常，可对于80岁的李大爷却是个大难题。一天，他外出回家，哆哆嗦嗦，花了半个小时也没把钥匙插进锁眼。此后他害怕出门，为了减少出门买东西的次数，他省吃俭用，日复一日。

请思考：

1. 李大爷出现了什么健康问题？
2. 作为社区护士如何为李大爷提供必要的帮助？

本节主要介绍与老年人认知和感知相关的常见疾病，如老年性白内障、青光眼、老年性耳聋、脑血管疾病、帕金森病等的临床特点及护理。

一、视觉障碍

（一）老年性白内障

老年性白内障（senile cataract）指中年以后因晶状体蛋白变性混浊引起的视功能障碍，是一种最常见的白内障，发病率随年龄增长而上升，故又称年龄相关性白内障（age-related cataract）。我国现有因白内障致盲者约400万人，其中绝大多数是老年人。

老年性白内障病因较复杂，是由多种因素长期综合作用导致的晶状体退行性改变。流行病学研究表明，年龄、职业、紫外线照射、过量饮酒、吸烟、营养状况以及糖尿病、高血压、心血管疾病等均是引起老年性白内障的危险因素。

【护理评估】

1. 健康史　询问老人视力下降的时间、程度、发展的速度和治疗经过等。了解有无糖尿病、高血压、心血管疾病等和家族史。

2. 身体状况　早期常出现眼前固定不动的黑点，可有单眼复视或多视、屈光改变等表现，无痛性、进行性视力减退，最后只剩光感。根据混浊部位不同，临床上将老年性白内障分为皮质性、核性和后囊下三种，其中皮质性白内障最常见，按其发展过程分为初发期、膨胀期、成熟期、过熟期。膨胀期因晶状体肿胀，前房变浅，有闭角型青光眼解剖基础者，可诱发青光眼急性发作。成熟期的白内障未及时手术就进入过熟期，由于晶状体囊膜变性、通透性增加，晶状体蛋白溢到前房影响房水排出，可引起晶状体蛋白过敏性葡萄膜炎和晶状体溶解性青光眼；核性白内障，发病较早，40岁左右开始，进展缓慢，老人常诉说老视减轻或近视增加，早期周边部皮质仍为透明，对视力影响不大，但在强光下瞳孔缩小，视力反而减退，故一般不等待皮质完全浑浊即行手术；后囊下白内障，因浑浊位于视轴区，早期即影响视力。

3. 心理-社会状况　老人因视力障碍影响工作、学习、日常生活，继而影响他们的饮食起居以及外出、社会交往等，严重妨碍他们的日常生活能力而产生消极悲观的情绪。故应评估老年人是否有孤独、抑郁、无自信心和自我保护能力受损等问题。

4. 辅助检查　散瞳后用检眼镜或裂隙灯活体显微镜检查晶状体，根据晶状体浑浊的形态和视力情况可作出明确诊断。若视力减退与晶状体浑浊不相符，应做进一步检查，以免漏诊其他眼病。

笔记

【常见护理诊断/问题】

1. 感知紊乱：视力下降　与晶状体混浊有关。

2. 有受伤的危险　与视力障碍有关。

3. 知识缺乏：缺乏有关白内障防治和自我保健的相关知识。

4. 潜在并发症：继发性青光眼、晶状体脱位。

【护理计划与实施】

老年性白内障的处理原则：至今为止尚无药物可完全阻止或逆转晶状体浑浊，在初发期和未成熟期，用非手术疗法可抑制或延缓病情发展，如：注意全身营养，合理饮食，在医生的指导下可服用维生素C、维生素E、维生素B_2、障眼明，也可用卡他灵等眼药水滴眼。老年性白内障中后期最有效的治疗方法是手术治疗，通常采用白内障超声乳化术或白内障囊外摘除术联合人工晶状体植入术。

预防和护理的总体目标是：①老人未发生与视力障碍有关的受伤事件；②能复述有关白内障的自我保健知识；③未发生并发症，或及时发现并处理已发生的并发症。其具体护理措施如下：

1. 白内障的早期护理　根据医嘱使用谷胱甘肽滴眼液、卡他灵滴眼液，口服维生素C等药物，可能会延缓白内障进展。对于有眩光的老人，建议其照明用柔和的白炽灯或戴黄色或茶色眼镜以减少眩光，当室外强光照射进户时，可用纱质窗帘遮挡，外出戴好防紫外线的太阳眼镜。阅读时选择印刷字体大、对比度强、间距宽的书籍，增加光线的亮度，看电视、读书、看报时间不宜过长，减少视疲劳。

2. 白内障手术护理

（1）术前护理：①了解老人对手术的心理接受程度，给予心理疏导。②协助老人进行各项术前检查，并说明检查目的、意义。全身检查包括老人有无高血压、心脏病、糖尿病、咳嗽、感冒等，如有上述疾病，须将病情控制平稳后方可手术，以防出现并发症或其他意外。需要进行的眼部检查主要有：视功能、眼底、眼压、角膜和结膜有无炎症及瘢痕、晶状体有无浑浊等，需植入人工晶状体者要测算好人工晶状体的度数。③双眼泪道冲洗和术眼结膜囊冲洗。④用散瞳滴眼剂将术眼充分散瞳。

（2）术后护理：①手术后嘱老人卧床休息；②术眼用硬质眼罩保护，防止外力碰撞；③严密观察有无并发症，及时给予处理；④按医嘱正确使用眼药水。

3. 预防意外损伤

（1）评估老人的视力和自理能力。有跌倒危险的老人床头悬挂“防跌倒”标识，加强巡视。

（2）做好老人的安全教育，将常用物品固定摆放，活动空间不留障碍物，避免跌倒，不随意改变老人周围的环境。

（3）协助做好术前各项检查。

（4）教会老人使用呼叫系统，鼓励其寻求帮助。

（5）厕所必须安置方便设施，如坐便器、扶手等，并教会老人使用。

4. 预防并发症的发生

（1）老人如出现头痛、眼痛、视力下降、恶心、呕吐等青光眼的早期症状，应立即到医院检查，可能为急性青光眼先兆。

（2）慎用散瞳剂如阿托品，尤其在膨胀期，容易诱发急性闭角型青光眼。

（3）根据老人情况，选择合适的手术时机，避免过熟期的各种并发症。

（4）手术后如发生眼部剧烈疼痛、分泌物异常增多、视力突然下降等，应立即到医院就诊，确定是否为眼内感染，以便及时救治。

5. 健康指导

（1）一般指导：①向老人及家属讲解有关眼部的自我护理常识，保持眼部卫生，生活用具专人专用，洗脸时用清洁柔软的毛巾，勿用力揉术眼，洗头洗澡时，不要让脏水进入眼睛等；②饮食宜清淡，易消化的食物，忌食辛辣、刺激性食物，多进食维生素丰富、高纤维素的食物，保持大便通畅；③伴有全身其他内科疾病者，应坚持治疗，使疾病处于稳定状态；④教会老人滴眼药水或涂眼药膏的正确方法。

（2）术后配镜指导：白内障摘除术后，未植入人工晶状体者，无晶状体呈高度远视状态，指导老人佩戴框架眼镜或角膜接触镜；植入人工晶状体者，3个月后屈光状态稳定时，可验光佩戴近用或远用镜。

笔记

知识拓展

正确滴眼药水的方法

1. 操作前洗手,并核对老人的姓名、眼别,药物的名称、浓度,水制剂应观察有无变色和沉淀。

2. 老人取坐位或仰卧位,头稍向后仰并向患侧倾斜,用棉签擦去患眼分泌物。

3. 用左手示指或棉签拉开老人下眼睑,右手持滴管或眼药水瓶将药液滴入下穹隆的结膜囊内。

4. 用手指将上眼睑轻轻提起,使药液在结膜囊内弥散。

5. 用棉签擦去流出的药液,嘱老人闭眼5～10分钟。

来源:席淑新. 眼耳鼻咽喉口腔科护理学. 北京:人民卫生出版社,2012.

【护理评价】

老人未发生因视力障碍导致的外伤事件;无并发症发生或并发症得到及时处理;获得相关的自我护理知识及技能。

(二)青光眼

青光眼(glaucoma)是一组以特征性视神经萎缩和视野缺损为共同特征的疾病,病理性眼压增高是其危险因素。眼压的正常范围是10～21mmHg,它主要由房水生成和排出的平衡决定的。当房水排出不畅时,眼压即升高。瞬目、压迫上睑和仰望都可使眼压升高。某些全身性疾病和眼内疾病也与眼压升高有关。青光眼的危险因素除眼压增高外,主要还有家族史、种族、老年人年龄、某些疾病、近视、眼外伤、长期局部或全身应用皮质类固醇激素等。

根据眼压升高的原因,青光眼可分为原发性和继发性。根据眼压升高时前房角的状态——开放或关闭,青光眼可分为开角型青光眼和闭角型青光眼。①原发性开角型青光眼:欧美国家白种人最常见的青光眼类型,眼压升高是由于小梁网Schlemm管系统阻塞所致;②原发性闭角型青光眼:我国最常见的青光眼类型,因房水循环完全阻塞所致。老年人由于晶状体浑浊、晶状体体积增大,使原本浅前房和窄房角的情况更为加剧。

青光眼常被称为视力的无声杀手,因为大多数患者在出现视力改变、失明前并未意识到自己已患病,直到发现视力模糊或出现晕轮、聚焦困难、暗光下调节困难、周围视力丧失、眼睛疼痛或不适以及头痛等症状时,才去就医。治疗目的是通过药物、激光或手术及综合措施预防视神经损害。患者往往需要终身治疗,将眼压控制在不造成进一步损害的范围内。对于开角型青光眼,若仅有眼压升高而无视神经损害,则不需降眼压。滴眼液的作用主要是增加房水的排出或减少房水生成,必要时也可用口服药。对于闭角型青光眼,应迅速用药以降低眼压。如药物无效,则需要手术治疗。术后患者仍需使用抗青光眼药物。

二、老年听觉障碍

听觉障碍(hearing impairment)是指由于听觉系统某一部位发生病变或损伤,导致听觉功能减退,言语交流困难。听力障碍会影响老年人与外界的沟通交流,增加认知障碍、抑郁的风险,甚至导致老年人生活自理能力丧失。老年性**耳聋**(presbycusis)是老年人最常见的听觉障碍,是指随着年龄增长,双耳听力进行性下降,以高频听力下降为主的感音神经性聋。

部分老年人在耳聋刚开始时可伴有耳鸣,常为高频声,其出现频率随年龄增长而渐增,60～70岁达高峰。我国专家认为随着年龄的增长,耳聋的发病率逐渐增高,60岁以上的老年人中,耳聋发病率为30%左右,70岁增加到40%～50%,80岁以上超过60%。老年性耳聋影响老年人与他人的沟通,更是妨碍了低文化程度老年人对外界信息的接收。

老年性耳聋是由多种因素共同作用而引起的。除年龄外,遗传、饮食、环境、精神因素等与老年性耳聋密切相关,高血压、高脂血症和糖尿病等会破坏人体微循环系统,长期供血、供氧不足,如合并动脉硬化是加速老年性耳聋的重要因素。

笔记

【护理评估】

1. 健康史　询问老年人是否有听力下降，表现为希望别人大声说话或经常要求别人重复谈话内容等；了解是否有中耳炎、高血压、糖尿病、甲状腺功能减退等疾病；既往是否使用过具有耳毒性的药物，如庆大霉素、水杨酸盐、奎宁等。

2. 身体状况　表现为60岁以上出现原因不明的双侧对称性听力下降，以高频听力下降为主。听人说话，喜慢怕快，喜安静怕嘈杂；常有听觉重振现象，即"低音听不见，高音又感觉刺耳难受"；言语理解不连贯，常常打岔，有音素衰减现象；常伴有高频性耳鸣，开始为间歇性，渐渐发展成持续性，使老年人的睡眠受到严重影响。

3. 心理-社会状况　听力下降，严重影响老年人的正常交流，导致老人性情急躁、抑郁少言或产生与社会隔绝感和孤独感，对生活失去信心，严重损害老年人身心健康。通过与老人的沟通交流，了解其心理状态。

4. 辅助检查

（1）外耳道检查：检查是否存在耵聍或异物而影响听力。

（2）听力学测试检查：听力学测试在专门的医疗机构由专业人员进行，测得的数值可为佩戴助听器提供参考。按照我国的标准听力在26～40dB为二级重听；听力在41～55dB为一级重听；听力在56～70dB为二级聋；听力在71～90dB为一级聋。如果双侧听力均在56～70dB，沟通会发生明显障碍。

【常见护理诊断/问题】

1. 感知改变　与听力下降有关。

2. 沟通障碍　与耳聋程度加重、听力下降有关。

3. 知识缺乏：缺乏有关耳聋的防护知识。

【护理计划与实施】

老年性耳聋的处理原则：早期发现、早期诊断、早期治疗，争取恢复或部分恢复已丧失的听力，尽量保存并利用残余的听力，适时进行听觉言语训练，适当应用人工听觉。药物治疗包括扩张脑血管治疗，应用改善内耳微循环的药物，以改善听觉器官的血液供应，如双嘧达莫、地巴唑等；营养脑神经和抗动脉血管硬化治疗，能起到一定效果，阻止或减慢耳聋的发展，如降胆固醇药、维生素A、维生素D及维生素E。当听力下降时可考虑佩戴助听器，如果语言辨别率<50%，使用助听器效果差，可行人工耳蜗植入手术。

知识拓展

人工耳蜗植入简介

人工耳蜗（artificial cochlea）是一种能替代人耳功能的声电转换电子装置，人工耳蜗植入技术是目前能够恢复全聋老人听觉的唯一有效治疗方法。研究表明，语言形成早期实施人工耳蜗植入可以帮助重度、极重度耳聋或全聋儿童恢复语言能力。

人工耳蜗由体内和体外装置两部分组成，体内装置包括接收线圈、处理器、刺激电极，体外装置包括麦克风、言语转换器和发射线圈。其工作原理为：麦克风接受声信号以后，将其言语转换器进行数字编码，再通过发射线圈传送至体内接受线圈，并继续传送至刺激电极，刺激听神经产生听觉。

来源：席淑新．眼耳鼻咽喉口腔科护理学．北京：人民卫生出版社，2012.

预防和护理的总体目标是：①老人能避免引起听力减退的因素，减缓听力退化的速度；②老人适应听力减退的生活，能进行有效的语言沟通；③老人能得到正确指导，了解老年性耳聋的相关知识。其具体护理措施如下：

1. 一般护理

（1）评估听力：检查老年人听力下降的程度，同时了解与人沟通和语言交往的能力及方式。

（2）指导家属与老年人正确沟通：沟通的环境宜安静，交谈时说话吐字清楚且速度稍缓，不高声

笔记

喊叫。对老年人不理解的语言,应给予解释而不是简单重复原话。多用眼神或身体语言交流,如说话时倾身向前以表示对老人的话题感兴趣,适时夸大面部表情以传达各种情绪,激发老人交谈的欲望和增进理解交谈的内容。对视力较好的老年人可借助写字板、字卡或其他辅助器具与老人交谈。适度使用触摸传递信息,以表示对老年人的热情和关爱。

(3) 佩戴合适的助听器:以改善老年人的听力。

2. 心理护理　由于老人听力下降,造成与人交流困难,引发抑郁等情感障碍,逐渐与朋友、家人疏远,与社会隔绝,甚至促成老年性痴呆。因此,要耐心地给予老年人帮助,加强与老年人的沟通交流,同时要帮助老年人接受听力减退的现实,寻找积极的生活方式,增强其生活乐趣和社会交往。

3. 健康指导

(1) 老年性耳聋的预防:老年性耳聋属于听觉系统不可逆的退行性病变,目前尚无有效的治疗方法。但周围环境、营养条件及老年性疾病等加速老年性耳聋的因素是可以预防的。因此应注意以下几方面:①老年人因内耳微循环功能较差,对噪声和耳毒性药物等有害因素损害的敏感性增高,应避免噪声环境及耳毒性药物的影响;②积极治疗和预防老年性全身性疾病,如高血压、动脉硬化、糖尿病等;③教会老年人用手掌按压耳朵和用示指按压环揉耳屏,每日3~4次,以增加耳膜活动,促进局部血液循环,防止听力下降;④增加适度的锻炼,但避免过度劳累,遇事乐观,保持心情舒畅;⑤可以使用一些预防性药物,如维生素A、维生素E、维生素B类及改善微循环的药物等。

(2) 助听器的使用:①佩戴助听器的适应证:验配助听器前,必须由专业医生进行全面的检查,根据听力损害程度,选择合适的助听器。不可自行选购随意佩戴,以免损害残存的听力。一般情况下,具有中度至重度感觉神经性耳聋,精神及身体状况较好,语言分辨率较高的老年人适合佩戴。②佩戴时间及调整:首先指导老年人掌握助听器的各种开关的功能。老年人佩戴助听器有一个适应过程,约3~5个月。适应期内,助听器的音量应尽量小,使用2~3个月后重新调整音调和各种控制装置。注意初戴助听器时,应每天先戴1~2小时,几天后逐渐延长佩戴时间,而且上、下午应分开,待完全适应后再整天佩戴。③对话训练:开始时,先在安静的环境中训练听自己的声音,适应后练习听电视或收音机播音员的讲话,逐步收听其他节目,然后训练对话。训练时,开始要在安静环境下一对一地进行,适应后可进入较多人的环境中进行练习。最后练习在嘈杂环境中听较多人说话。老年人的感觉功能下降常为多种因素并存,因此需要延长对话训练时间,要帮助老年人消除急躁情绪。

【护理评价】

经过治疗和护理,老人能避免引起听力减退的因素,听力有所提高;能进行有效的语言沟通;获得相关的自我护理知识及技能。

三、脑血管疾病

(一) 脑栓塞

脑栓塞(cerebral embolism)又称栓塞性脑梗死,是指脑动脉被进入血液循环的栓子堵塞所引起的急性脑血管疾病,约占脑梗死的15%。栓子来源可分为心源性、非心源性及来源不明性,其中以心源性最常见,占脑栓塞的60%~75%。

老年人脑栓塞多由冠心病及大动脉病变引起,通常在无明显诱因的情况下发病,安静与活动时均可发病,以活动时发病常见。多呈突然发病,在数秒或数分钟内症状可发展至高峰,多为完全性卒中,少数可在数天内呈阶梯式进行性恶化。

【护理评估】

1. 健康史　评估老人起病的时间、方式,有无明显的前驱症状和伴随症状,有无心脏病、高血压、大动脉粥样硬化或手术、骨折史,是否吸烟、酗酒等。

2. 身体状况　老年脑栓塞发作急骤,多在活动中发病,无前驱症状,意识障碍和癫痫的发病率高,且神经系统的体征不典型。部分老人有脑外多处栓塞,如肺栓塞、肾栓塞或下肢动脉栓塞等。

3. 心理-社会状况　评估老人的心理状态,了解家属对老人的关心程度以及对疾病治疗的支持情况。

4. 辅助检查

笔记

（1）头颅 CT、MRI：可显示脑栓塞的部位及范围，发病后 24～48 小时 CT 检查可见低密度灶，MRI 检查 T_1 低信号，T_2 高信号。

（2）脑脊液检查：颅内压正常或升高，出血性脑梗死时脑脊液可见红细胞；亚急性细菌性心内膜炎产生含细菌的栓子，故脑脊液中的白细胞增高。

【常见护理诊断/问题】

1. 生活自理缺陷　与偏瘫、神经受损等有关。
2. 营养失调：低于机体需要量　与咀嚼、吞咽困难有关。
3. 有皮肤完整性受损的危险　与偏瘫卧床有关。
4. 潜在的并发症：肺部、泌尿道感染　与长期卧床，留置导尿有关。

【护理计划与实施】

脑栓塞的处理原则：急性期的综合治疗，尽可能恢复脑部血液循环，恢复期进行物理治疗和康复治疗。

预防和护理的总体目标是：①老人生活自理能力有所增强；②能掌握恰当的进食方法，并主动配合吞咽功能训练，吞咽功能逐渐恢复，营养需要得到满足；③能有效预防并发症的发生。其具体护理措施如下：

1. 严密观察病情　急性脑梗死的老人应进入脑卒中单元重点监护，密切监测生命体征、意识、瞳孔、肌力、肌张力的变化，加强血气分析、心电血压监测、氧气吸入，防止低氧血症、心律失常及高血压的发生。

2. 基础护理　保持床铺清洁、干燥，做好口腔护理，保持大便通畅，避免用力咳嗽，以防栓子脱落再次造成栓塞。注意休息，保证充足的睡眠，避免过度疲劳。

3. 偏瘫护理　应保持床单位整洁、干燥、无渣屑，减少对老人皮肤的刺激；垫气垫，抬高患肢并协助被动运动，必要时骶尾部及足跟给予减压贴保护，预防压疮和下肢静脉血栓形成；定时翻身以促进血液循环，增进睡眠。

4. 运动、语言及认知功能训练　训练要循序渐进，康复早期开始做关节的被动运动，以后应尽早协助下床活动。

知识拓展

脑卒中单元

脑卒中单元（stroke unit）是多科医务人员参与，将脑卒中的急救、治疗和康复等结合为一体的管理模式。其建立使老人发病后能够得到及时、规范的诊断、治疗、护理和康复，可有效降低病死率和致残率，提高生活质量，缩短住院时间，减少经济和社会负担。具体包括：①急性脑卒中单元：紧急收入治疗数天，一般不超过 1 周；②急性与康复混合性脑卒中单元：紧急收入，根据病情需要康复数周或数月；③康复脑卒中单元：延迟 1～2 周收入，根据病情需要康复数周或数月；④脑卒中小组：在各类病房为卒中老年人提供医疗服务。其中混合性和康复性脑卒中单元已被证实能有效降低死亡率和致残率。

来源：曹非．高血压与脑卒中．沈阳：辽宁科学技术出版社，2010.

5. 饮食护理　选择清淡、易消化食物，鼓励老人多食高蛋白、高维生素食物。对吞咽困难、不能进食者，给予营养支持，遵医嘱胃管鼻饲，并做好留置胃管的护理。

6. 心理护理　仔细倾听，主动询问老人的想法，鼓励老人多与家人交流，指导老人正确面对疾病，增强老人战胜疾病的信心。

7. 健康指导

（1）日常生活指导：养成良好的生活习惯，适当运动，合理安排起居，坚持适当的体育锻炼，避免情绪激动及从事重体力劳动。指导老人穿宽松、柔软、棉质且穿脱方便的衣服，穿衣时先穿患侧再穿健侧，脱衣时顺序相反。不宜穿系带的鞋子。

笔记

（2）用药指导：严格遵医嘱用药，定期来院复查，复查血糖、血压、血脂等指标，以观察病情变化，随时调整治疗方案。

（3）康复训练：康复训练包括语言功能训练、运动功能训练及协调能力训练。

1）语言功能训练：可根据老人喜好选择合适的图片或读物，从发音开始，按照字、词、句、段的顺序训练老人说话，循序渐进地、有重点地进行训练。训练时护理人员应仔细倾听，善于猜测询问，为老人提供诉说熟悉的人或事的机会。同时要对家属做必要的指导，为老人提供良好的语言环境以便于促进语言功能的改善和恢复。

2）运动功能训练：应循序渐进，对肢体瘫痪的老人在康复早期即开始做关节的被动运动，稳定后，应鼓励老人做主动锻炼，活动量由小到大，时间由短到长，并逐渐增加活动量。应尽早协助老人下床活动，先借助平行木练习站立、转身，后逐渐借助助行器练习行走。

0601

微课：偏瘫病人转移训练方法

3）协调能力训练：主要是训练肢体活动的协调性，先集中训练近端肌肉的控制力，后训练远端肌肉的控制力，训练时要注意保护老人的安全。

（4）如发现眩晕、步态不稳、血压升高、肢体麻木无力、言语模糊或失语等异常情况，立即就诊，防止病情进一步发展。

【护理评价】

通过治疗、护理及功能锻炼，改善了老人脑梗死区血液循环，尽可能地恢复神经功能，老人生活自理能力有所提高，吞咽功能逐渐恢复，未发生营养不良、压疮等并发症。

（二）脑出血

脑出血（intracerebral hemorrhage，ICH）指原发性非外伤性脑实质内出血，也称自发性脑出血，占急性脑血管病的20% ~30%。近年报道，老年人患病率为250/10万，且患病率和病死率随年龄增长而增高。存活者中80% ~95%遗留神经功能损害，是影响老年人健康的严重疾病。

脑出血最常见的病因是高血压合并细、小动脉硬化，其他病因包括动脉粥样硬化，血液病如白血病、再生障碍性贫血、血小板减少性紫癜、血友病、红细胞增多症等，以及脑淀粉样血管病、动脉瘤、动静脉畸形、烟雾病（Moyamoya病）、抗凝或溶栓治疗、原发性或转移性脑肿瘤破坏血管等。在活动或情绪紧张时突然发病，少数在安静状态下发病。

【护理评估】

1. 健康史　评估起病的方式、速度及有无明显诱因，发病前有无头晕、头痛、肢体麻木和言语不清；是否在情绪激动、兴奋、疲劳、用力排便或咳嗽等情况下发病；询问老人有无糖尿病、高血压、高脂血症、动脉硬化等，了解是否遵医嘱使用抗凝、降压等药物。

2. 身体状况　老人一般无前驱症状，少数可有头晕、头痛及肢体无力等。发病后症状往往在数分钟至数小时内发展至高峰，血压明显升高，并出现头痛、呕吐、肢体瘫痪、意识障碍、脑膜刺激征等。

3. 心理-社会状况　评估老人对疾病的了解程度及家属对老人的关心程度和对疾病治疗的支持情况。

4. 辅助检查

（1）头颅CT：为首选检查，出血区密度增高，易见异常。

（2）MRI：对急性脑出血诊断不如CT，但对脑干出血诊断率高。

（3）脑脊液：脑出血患者一般无须进行腰椎穿刺检查，以免诱发脑疝形成。如需排除颅内感染和蛛网膜下腔出血，可谨慎进行。

（4）脑血管造影：疑有血管畸形、血管炎或烟雾病（Moyamoya病）又需外科手术或血管介入治疗时才考虑进行，通过造影可寻找到破裂的动脉瘤或动脉畸形等。

【常见护理诊断/问题】

1. 急性意识障碍　与脑出血、脑水肿有关。
2. 语言沟通障碍　与语言中枢受损有关。
3. 躯体移动障碍　与肢体瘫痪有关。
4. 潜在并发症：脑疝、上消化道出血。

【护理计划与实施】

老年脑出血的处理原则：脱水降低颅内压，减轻脑水肿；调整血压；防止继续出血；减轻血肿所致继发性损害，促进神经功能恢复；加强护理，防治并发症。

预防和护理的总体目标是：①老人意识障碍程度减轻或意识清楚；②能配合进行语言和肢体功能康复训练，语言表达能力、躯体活动能力逐步恢复正常，日常生活能力能有所提高，生活需求得到满足；③能及时识别脑疝的先兆和上消化道出血的症状，并采取正确的抢救措施。其具体护理措施如下：

1. 休息与卧位　急性期绝对卧床休息，床头抬高15°～30°，以利于减轻脑水肿。有烦躁、谵妄时加保护性床挡，必要时使用约束带适当约束。病情平稳后，鼓励老人做渐进性活动，先将床头摇高，在床沿边摆动脚数分钟，将健侧手伸直，掌面撑在床上，以保持身体的平衡，让老人学习用健侧足将患肢抬高，再将两腿一起移到床边，然后着地。下床时，使用助步器并有人扶持。

2. 密切观察病情　监测老人的生命体征、意识、瞳孔，注意观察脑疝的先兆，如：意识障碍加深、头痛、呕吐、血压升高、呼吸不规则、双侧瞳孔不等大，出现以上情况应及时通知医生并做好抢救准备。

3. 保持呼吸道通畅　及时清理呼吸道分泌物，维持呼吸道通畅，防止肺部感染。吸氧，防止脑缺氧。

4. 饮食护理　给予高蛋白、高维生素的清淡、易消化、无刺激性饮食，少食多餐，意识障碍、消化道出血者应禁食24～48小时，必要时给予鼻饲，做好口腔护理。

5. 用药护理

（1）降颅压药：常用药物为甘露醇，如老人合并心功能不全时可用呋塞米。对出血量较大、颅内压增高明显、意识障碍较重或有脑疝时还可选用地塞米松，但注意对合并糖尿病、消化道出血或严重感染者禁用糖皮质激素。

（2）降压药：脑出血急性期一般不予应用降压药物，以脱水降颅压治疗为基础。但血压过高时，可增加再出血的风险，应及时控制血压。当血压≥200/110mmHg时，应采取降压治疗，使血压维持在略高于发病前水平或180/105mmHg左右。血压降低速度和幅度不宜过快，以免影响脑灌注压。

（3）止血和凝血药物：仅用于并发消化道出血或有凝血功能障碍时，对高血压性脑出血无效。应激性溃疡导致消化道出血时，可用西咪替丁、奥美拉唑等药物。

6. 加强基础护理，预防并发症　对于昏迷、瘫痪老人注意预防压疮，保持床单位整洁、干燥。做好留置导尿护理，防止逆行感染。

7. 心理护理　在急性期，老人意识障碍时，也要鼓励和安慰老人，减轻老人的应激反应。同时做好家属的心理疏导，通过相关知识和技能的讲解，增强其与老人合作、共同战胜疾病的信心和勇气。

8. 健康指导

（1）饮食指导：合理饮食，戒烟酒，忌暴饮暴食。

（2）运动指导：保持环境安静，注意适当休息，生活规律，保证充足睡眠。坚持适当的运动，如打太极、散步，可以促进血液循环和大脑的新陈代谢，改善脑的营养状况，但应避免过度劳累及用脑过度。保持积极愉快乐观的生活态度，避免情绪激动和不良刺激。

（3）积极治疗原发病：如高血压、糖尿病、心脏病、肥胖、高血脂等危险因素。

（4）遵医嘱按时服药，积极控制高血压。一旦出现头痛、呕吐、意识障碍等及时就医。

【护理评价】

老人意识障碍无加重或意识清楚；能按计划坚持进行语言和肢体功能的康复训练，日常生活能力逐渐提高，生活需求得到满足；未发生脑疝、上消化道出血，或脑疝抢救成功、上消化道出血得到控制。

（三）脑血栓形成

脑血栓形成（cerebral thrombosis）简称脑血栓，是指脑动脉因动脉粥样硬化及各种动脉炎等病变使管腔狭窄、闭塞或在狭窄的基础上形成血栓，造成脑局部血流减少或中断。脑组织因缺血而软化坏死，临床出现相应的神经系统症状和体征，是急性脑血管病中最常见、发病率最高的一种临床类型。

本病一般多发生于中老年人，有脑动脉硬化、高脂血症和糖尿病的老人最易发生。约25%老年人发病前有短暂性脑缺血发作（transient ischemic attack，TIA）史，多数在安静休息时发病，不少老人在睡眠中发生，次日晨被发现不能说话，一侧肢体瘫痪。病情多在几小时或几天内发展达到高峰，也可呈症状进行性加重或波动。多数老人意识清楚，少数可有不同程度的意识障碍，持续时间较短。神经系

笔记

统体征主要取决于脑血管闭塞的部位及梗死的范围，常为局灶性神经功能缺损的表现，如失语、偏瘫、偏身感觉障碍。

脑血栓形成的处理原则：应遵循超早期、个体化和整体化的原则。超早期治疗：发病后力争在治疗时间窗内选用最佳治疗方案。个体化治疗：根据老人的年龄、病情严重程度、临床类型及基础疾病等采取适当的治疗；整体化治疗：采取病因治疗、对症治疗、支持治疗和康复治疗等综合措施，同时对高危因素进行预防性干预。护理过程中应注意：保持安静及情绪稳定，卧床休息，避免劳累；密切观察病情变化，监测生命体征；老年脑血栓的药物治疗主要包括溶栓、抗凝、抗血小板聚集和降颅压等，使用过程中注意药物不良反应；老人常因突然出现瘫痪、生活自理能力降低、失语等产生焦虑、悲观的情绪，护士应予以心理疏导和心理支持，主动照顾老人，指导并帮助老人正确处理面临的困难，增强战胜疾病的信心；饮食应清淡易消化，进食低盐、低脂、低胆固醇、适量碳水化合物、高蛋白质且富含维生素和粗纤维的食物，多吃水果和蔬菜，多饮水，预防便秘。

四、帕金森病

帕金森病（Parkinson disease）又称**震颤麻痹**（paralysis agitans），是一种常见的中、老年人的疾病。主要是中脑的黑质和纹状体的神经介质多巴胺减少引起的慢性神经系统退行性病变。据统计帕金森病的发病率随着年龄的增长而增高，50岁以上发病率为500/10万，60岁及以上者明显增加，为1000/10万。目前认为本病可能与老化，环境中的有害因素如农药、锰，饮水中钙、镁含量及遗传因素有关。

帕金森病是导致老年人运动障碍的主要原因之一。主要表现为震颤、肌强直、运动迟缓和姿势障碍。静止性震颤常为首发症状，震颤早期出现在肢体远端，手部震颤多见且明显。震颤静止时出现，随意运动时减轻或消失，紧张时加重，睡眠时消失。严重时头部也可出现震颤，且合并运动性震颤。肌强直表现为主动肌和拮抗肌张力增加，在被动运动中始终存在，故称为"铅管样强直"。如同时合并震颤，肢体被动运动常有齿轮运动感，又称为"齿轮样强直"。此外，老年人还可出现思维和智能障碍、自主神经功能紊乱的症状。

运动迟缓是帕金森病的核心症状，表现为运动时启动困难，动作缓慢，易误认为是年老的关系，而常被忽视。而有些老年人常因肩胛带和骨盆带肌强直而引起关节疼痛，易被误诊为骨关节病。因此，老年人若无其他原因（如视力问题等）出现动作逐渐缓慢，要考虑帕金森病的可能，注意神经系统的检查，做好帕金森病的鉴别诊断。

帕金森病病因不明，治疗较困难。目前治疗以药物治疗为主，主要应用抗胆碱能药物和改善多巴胺递质功能药物，且需长期服药。治疗原则是从小剂量开始，缓慢增加剂量，以最小的剂量获得最好的疗效。护理过程中应注意：老人因震颤、肌强直常导致生活自理能力下降和营养失调。因此，日常生活中鼓励老人完成力所能及的事，如进食、穿衣、移动等；同时鼓励老人每天进行各关节的主动运动，如老人不能自己完成可协助完成；评估居室环境不安全的因素，及时消除。避免老人单独外出，以防跌倒发生意外；饮食应营养可口、制作精细，少量多餐。对流涎的老人，应适当地增加口腔护理的次数。

（曹文静）

思考题

1. 孙奶奶，74岁。有12年糖尿病病史，两年前右眼看远处物体时出现多个叠影，近1个月来右眼视力下降到只有眼前光感，左眼视力也明显下降，有时伴头痛。老人担心完全失明而成为儿女的负担。医生初步诊断为老年性白内障。

请思考：

（1）孙奶奶目前的主要护理诊断/问题是什么？

（2）如何为孙奶奶进行健康指导？

2. 张爷爷，70岁。因早晨起床时发现右侧肢体无力、活动不灵、头晕、头痛、说话不清来医院就诊。既往有高血压史10余年，不规则服药。身体评估：体温37℃，脉搏74次/分，呼吸18次/分，血压180/110mmHg。神志清楚，双侧瞳孔等大等圆，对光反应灵敏，言语不清。右侧鼻唇沟变

笔记

浅，口角下垂，伸舌向左侧，饮水无呛咳。右侧肢体肌力 2～3 级，张力不高，腱反射可引出，病理反射阳性。头颅 CT 示左侧低密度灶。

请思考：

（1）张爷爷目前存在哪些护理问题？请制订出护理计划。

（2）如何指导张爷爷进行功能康复训练？

思路解析

扫一扫，测一测

笔记

第七章　老年人营养与排泄的护理

学习目标

1. 掌握胃食管反流病、便秘、尿失禁、老年糖尿病、围绝经期综合征及良性前列腺增生的临床特征、评估要点及护理要点。

2. 熟悉口腔干燥、胃食管反流病、老年糖尿病、良性前列腺增生的病因及辅助检查内容。

3. 了解老年人消化系统、泌尿系统、内分泌系统的解剖生理改变及其能量代谢特点。

4. 培养学生临床思维，能对胃食管反流病、老年糖尿病、围绝经期综合征、良性前列腺增生患者实施整体护理，在工作中关心、尊重每一位老年人。

营养与排泄是保证人体健康的重要条件。合理营养是人体健康的物质基础，营养不足或营养过剩都会对机体功能产生影响，甚至引发疾病，而排泄是机体将新陈代谢的产物排出体外的生理过程，顺利排泄是维持健康和生命的必要条件，排泄行为的自理则是保持人类尊严和生活自理的重要条件。

随着年龄的增长，老年人的基础代谢率明显下降，体力活动减少，全身器官功能下降，消化吸收功能与排泄能力不同程度地减弱，影响食物的摄入、消化吸收和利用能力，可能导致老年人发生营养风险和营养不良，降低其生活质量，导致疾病预后不良。老年人排泄功能改变导致尿急、尿频或排便时间延长等，甚至出现排泄障碍即便秘、尿潴留、大小便失禁等现象，给其生理、心理上造成很大的压力。因此，护理人员应给予老年人正确的生活指导，消除其心理障碍，运用专业知识和技能，尽力为其提供帮助。

第一节　相关解剖生理变化

本节重点介绍老年人消化系统、内分泌系统、泌尿系统的解剖和生理变化以及其能量代谢的特点。

一、消化系统

老年人消化系统的退行性改变与营养的关系最为密切。步入老年期后，消化系统出现一系列解剖结构的改变和功能减退，导致消化系统疾病在老年人群中的发病率增高，影响其营养状况和生活质量。

（一）口腔

1. 唾液腺、黏膜　老年人的唾液腺萎缩，唾液分泌减少，唾液中的淀粉酶减少，影响了口腔的自洁作用和对淀粉的消化作用，在病理状态下或使用某些药物时唾液分泌更加减少，易发生感染和损伤。口腔黏膜萎缩、角化，常发生口腔黏膜干燥症，导致口干、说话不畅，影响食物的吞咽。

2. 牙齿及牙周组织　随着增龄，牙釉质变薄，釉质下牙本质神经末梢外露，对冷、热、酸、甜等刺激过敏而产生疼痛，并发生感染；牙龈、牙槽骨萎缩，齿根外露，齿槽管被吸收，牙齿松动、脱落致咀嚼能力下降，影响食物的消化和营养的吸收；牙齿松动致食物残渣残留发生龋齿和牙龈炎。

3. 味蕾　老年期味蕾逐渐减少以致消失，味阈升高，导致对酸、甜、苦、辣等味觉的敏感性降低。

（二）食管

食管黏膜萎缩，黏膜固有层弹力纤维增加，食管蠕动减弱，排空延迟，引起吞咽困难和食管内食物滞留，导致老年人进食减少，营养吸收困难。食管下端括约肌松弛、位置上移，容易发生胃十二指肠内容物反流，使老年人反流性食管炎和食管癌的发生率增高。由于食管平滑肌萎缩，食管裂孔增宽，引发老年人食管裂孔疝的发生。

（三）胃肠道

1. 胃　老年人胃黏膜变薄，腺体萎缩，胃壁细胞数目减少，分泌胃酸和胃蛋白酶功能减弱，导致消化功能减弱，影响蛋白质、钙、铁、维生素 B_{12} 等营养物质的吸收，常导致缺铁性贫血以及营养不良。胃蠕动减慢，排空时间延长，代谢产物和毒素不能及时排出，容易发生消化不良、便秘、慢性胃炎等。平滑肌萎缩，胃腔扩大，易出现胃下垂。

2. 肠道　老年人小肠黏膜和肌层萎缩、肠上皮细胞数减少，肠液分泌减少，小肠吸收功能减退，易造成老年人营养吸收不良。结肠黏膜萎缩，结肠壁的肌肉或结缔组织变薄，结肠内压上升，易形成结肠憩室；肠蠕动减弱，肠内容物通过时间延长，水分重吸收增加，直肠对扩张的敏感性降低，易发生便秘；盆底肌肉及肛提肌无力，在腹压增高的情况下，易发生直肠脱垂。

（四）肝胆

老年人肝脏实质细胞减少，肝脏缩小，重量减轻，合成蛋白质的能力降低。肝内结缔组织增生，易造成肝纤维化；肝内各种酶的活性减弱，肝解毒功能降低，易引起药物不良反应，出现肝损害。胆囊不易排空，胆汁黏稠，胆固醇增多，易使胆汁淤积而发生胆结石。

（五）胰腺

随年龄增长，胰腺萎缩，重量减轻，由正常成人的 60～100g 减少至 80 岁时的 40g。老年人胰腺的外分泌腺功能下降，脂肪酶分泌减少，影响脂肪的消化吸收，产生脂肪泻；胰腺分泌胰岛素的生物活性下降，导致葡萄糖耐量下降，容易引起老年性糖尿病。

二、内分泌系统

代谢和内分泌系统的老化主要表现为内分泌腺的结构与功能的退行性变，表现为腺体萎缩、结缔组织增生及纤维化。

（一）下丘脑

下丘脑是重要的神经-内分泌器官。随着增龄，下丘脑的重量减轻，血液供给减少，细胞形态发生改变。生理学方面的主要改变为单胺类含量和代谢紊乱引起中枢性控制失调，导致老年人各方面功能的减退，因此又称下丘脑为“老化钟”。

（二）垂体

老年期垂体体积缩小，重量减轻，组织结构呈纤维化和囊状改变，其功能也发生明显变化。进入老年期后垂体前叶的生长激素释放减少，老年人肌肉和骨矿物质减少，脂肪增多，体力下降，易产生疲劳。垂体分泌的抗利尿激素减少，导致肾小管重吸收减少和细胞内外水分的重新分配，继而出现多尿，特别是夜间尿量增多。

（三）甲状腺与甲状旁腺

老年人甲状腺发生纤维化和萎缩，重量减轻，滤泡减少，伴有炎症细胞浸润结节形成。甲状腺激素分泌减少，以 T_3 最为明显，导致老年人基础代谢率降低，不但可使老年人出现整体性迟缓、怕冷、脱发、抑郁等，而且可影响营养吸收致代谢障碍，主要影响脂代谢，使血中胆固醇水平提高。此外，肾脏

笔记

对甲状旁腺素敏感性降低，使 1，25-(OH)$_2$D$_3$生成减少，易发生老年骨质疏松症。

（四）肾上腺

老年人肾上腺皮质的退行性变主要为纤维化，肾上腺皮质和髓质的细胞均减少，皮质变薄，功能减退，血清醛固酮水平下降，在应激状态下，儿茶酚胺分泌迟缓，使老年人对外界环境的适应力和应激反应能力均降低，表现为对过冷、过热、缺氧、创伤等耐受力减退，运动和体力劳动能力下降，从体力劳动中恢复所需的时间延长。

（五）胰岛

老年人胰岛萎缩，胰岛内有淀粉样物质和脂褐质颗粒沉积，胰岛 B 细胞数量减少，功能降低，胰岛素释放延迟，糖代谢能力降低，细胞膜上的胰岛素受体对胰岛素的敏感性降低，使机体对胰岛素的敏感性下降，导致老年人葡萄糖耐力降低，加之胰高血糖素分泌增加，导致 2 型糖尿病的发生率增高。由于老年人对胰岛素敏感性下降及 B 细胞储备能力降低，当病情危重或应激状态下，更易发生应激性血糖升高导致糖尿病急性并发症。

（六）性腺

随增龄，男性睾丸、女性卵巢逐渐萎缩，性激素分泌减少，性欲和生殖功能减退，并可引起骨质疏松、高脂血症及更年期综合征。

三、泌尿系统

老年人泌尿系统的退行性改变与排泄关系密切。泌尿系统的改变可引起一系列健康问题和疾病。加之老年人心理上不愿接受泌尿生殖系统的检查，延误了早期发现和治疗的时间，严重影响其身心健康。

（一）肾脏

老年期肾脏实质逐渐萎缩，皮质变薄，重量减轻，从成年期到 80 岁时约减少 1/4，肾小球数量减少，并可出现生理性肾小球硬化。肾动脉粥样硬化，肾血流量减少。故肾脏功能在老年期迅速下降，肾小球滤过功能、肾小管的重吸收与排泄功能、尿液的浓缩稀释与酸化功能以及肾脏内分泌功能均减退，产生一系列健康问题如夜尿增多、代谢性酸中毒、钠水潴留、药物蓄积中毒甚至肾衰竭。

（二）输尿管

输尿管肌层变薄，支配肌肉活动的神经细胞减少，输尿管张力减弱，尿液进入膀胱流速减慢，易产生反流而引起逆行感染。

（三）膀胱

膀胱肌肉萎缩，肌层变薄，纤维组织增生。膀胱括约肌收缩无力，使膀胱不能充满，也不能排空，容易出现尿外溢、尿频、夜尿增多、残余尿等；纤维组织增生，可造成膀胱流出道梗阻，造影可见小梁和憩室形成；老年女性可因盆底肌松弛，膀胱出口处漏斗样膨出，易发生压力性尿失禁。此外，老年人饮水较少，尿液中的代谢产物易在膀胱内积聚形成结石，并易造成泌尿道感染甚至诱发膀胱癌。

（四）尿道

老化使尿道肌肉萎缩、纤维化，括约肌松弛、尿道黏膜出现皱褶或致尿道狭窄等，使尿液流出速度减慢、排尿无力或排尿困难。老年女性因尿道腺体分泌黏液减少，抗菌能力减弱，泌尿系感染的发生率增高；老年男性因前列腺增生、体积变大，压迫尿道，引起尿路梗阻。

四、能量代谢

老年人的能量代谢具有以下特点：总热能消耗减少，热能浪费增大。联合国粮农组织和世界卫生组织能量与蛋白质需要量联合委员会推荐：以 20～39 岁男子和女子能量为基础，60～69 岁减少 20%，70 岁以上减少 30%。

1. 基础代谢能量消耗减少　老年人基础代谢能量消耗较年轻时期减少约 20%。主要与甲状腺素（T_3）分泌减少、血管对去甲肾上腺素的反应性减弱，Na^+-K^+-ATP 酶的活性降低等有关。

2. 体力活动能量消耗减少　老年人体力活动的强度和频率都较年轻时有较大幅度的降低。适量

笔记

的活动有助于老年人增加能量消耗，减少脂肪合成，改善胰岛素抵抗，降低血脂，减缓骨质疏松的进程。

第二节　常见问题和疾病

情景导入

69岁的刘奶奶，丧偶后独居，儿女们工作很忙，只有在节假日才能与她在一起。最近一段时间刘奶奶总是说自己很累，不愿动弹，也不太愿意说话。女儿发现妈妈最近喝水较多，上卫生间的次数也较往常频繁，夜间加重，自述尿频、尿痛，皮肤瘙痒夜间加重，影响睡眠；刘奶奶平时爱好读书看报，可最近总说看东西不清楚，连报也不怎么看了，更不愿意下楼活动，总说腿没劲，时常感觉四肢酸痛麻木。到医院检查后，发现血糖高，并且已经出现多器官并发症。

请思考：

1. 刘奶奶目前主要的健康问题有哪些？
2. 针对刘奶奶存在的问题，应给予哪些健康指导？

随着年龄的增长，消化、内分泌、泌尿系统相应衰老，引发一系列健康问题和疾病。本章重点选择了老年人常见的健康问题，如便秘和尿失禁，临床常见的疾病如胃食管反流病、老年糖尿病、前列腺增生等进行介绍。本节主要对老年疾病的特征表现及护理的复杂性进行阐述。值得注意的是，在对老年人评估时应考虑到其发病特点及个体差异，为老年人提供全面而有针对性的护理服务。

一、口腔干燥

口腔干燥（xerostomia）是由多因素引发的口腔干燥症状，老年人唾液腺的退行性改变、疾病与用药等引起唾液分泌减少而产生口干状态，部分老年女性是因为自身免疫性疾病—干燥综合征侵犯了唾液腺所致，少部分是精神症状躯体化的表现。口腔干燥在老年人中很常见，65岁以上的老年人有25%～60%患有口腔干燥。由于唾液分泌减少，影响口腔黏膜的完整和口腔的自洁、味觉、牙列的保持和食物的吞咽。

【护理评估】

1. 健康史　①询问老年人口腔干燥发生的时间，有无诱因；②了解老年人口腔卫生情况，有无义齿、龋齿，是否会正确刷牙和护理义齿；③询问老年人进食情况，有无吞咽困难；④了解老年人既往病史及治疗用药情况，是否因头颈部肿瘤接受放射线治疗；⑤了解有无干燥综合征家族史。

2. 身体状况

（1）症状：口干、口腔灼热感、疼痛、口臭、干性食物吞咽困难、讲话不清等症状。

（2）体征：检查口腔黏膜湿润度、唾液量，口唇有无脱屑、皲裂等现象；检查唾液腺状况，若腺口有脓液提示急、慢性涎腺炎，应进行细菌培养；严重者观察口唇和口腔黏膜溃疡、红斑或皱褶情况。注意近期内突然增多的龋齿及口腔内有无真菌感染。

3. 心理-社会状况　口腔干燥的老年人常伴有口臭，因此影响与他人的日常沟通和交流，易产生孤独、自卑、抑郁等心理，需要及时评估其负性情绪和严重程度。

4. 辅助检查　根据老年人具体情况选择适合的辅助检查。

（1）逆行涎管造影：可以明确腺体有无炎症或阻塞。

（2）CT和MRI：可帮助检出主要唾液腺的炎症疾病、阻塞或肿瘤。

（3）怀疑干燥综合征，需要进行唾液腺活检和泪腺功能检查等。

（4）含糖法腺体分泌量测定：将一定重量的糖块放入口内含化3分钟后，取出称重，通过糖重量的变化来评估唾液分泌量。

笔记

【常见护理诊断/问题】

1. 有感染的危险　与唾液分泌减少所致的口腔自洁能力下降、口腔黏膜溃疡有关。

2. 营养失调:低于机体需要量　与唾液分泌减少所致的龋齿、牙列缺失、吞咽困难有关。

3. 社会交往障碍　与口腔干燥伴有口臭产生的孤独感、自卑感有关。

【护理计划与实施】

治疗原则:应积极治疗原发病,遵医嘱正确用药。定期进行口腔检查,发现问题及时治疗,指导老年人口腔自我保健。

治疗和护理的总体目标:①老年人能积极配合治疗并能意识到口腔保健的重要性;②能正常进食,营养状态良好;③能树立信心并恢复正常社会交往。

具体护理措施如下:

1. 一般护理

(1) 注意口腔清洁卫生:早晚正确刷牙、餐后漱口。晚上临睡前的刷牙更为重要。

(2) 加强营养:补充足够的蛋白质、热量和维生素。根据老年人口味选择柔软、清淡的食物。吞咽困难者,给予鼻饲饮食,定期测体重,检查血红蛋白及电解质。

2. 治疗护理　积极治疗自身免疫性疾病,促进唾液分泌,减少口干症状;因药物引起的口腔干燥,应减少剂量或更换药物。唾液腺尚有分泌功能,可通过咀嚼口香糖、含话梅刺激唾液分泌,必要时使用胆碱能药物。症状重者,使用人工唾液或含服有10%甘油加蒸馏水的制剂。

3. 心理护理　多与老年人交流,告知口腔干燥和口臭的改善情况,树立信心,克服孤独和自卑心理,尽快让老年人恢复社会交往。

4. 健康指导

(1) 饮食指导:①多食用滋阴清热生津食物如豆豉、丝瓜、芹菜等,少食多餐,尽量选用蒸煮烹调方法;水果选择甘寒生津的西瓜、甜橙、梨、鲜藕等。②忌食辛辣、温热食品,如浓茶、咖啡、酒、油炸食物及姜、葱、蒜等。

(2) 注意口腔保健:重视对牙齿、牙龈的保健,养成每日叩齿、按摩牙龈的习惯,以促进局部血液循环,增强牙周组织的功能和抵抗力,保持牙齿的稳固。戴义齿的老年人常出现压痛、固位不良等各种症状,义齿衬垫的使用可有效缓解症状。

(3) 掌握正确的刷牙方法:温水刷牙,可采用旋转式刷牙法。①对牙齿的外侧面和内侧面从牙龈往牙冠方向旋转刷。牙刷毛束的尖端朝向牙龈,即上牙朝上,下牙朝下。牙刷毛与牙面呈45°角。②顺牙缝刷洗,将内外牙面刷干净。③刷牙的咬合面,将牙刷毛放在咬合面上,前后来回刷。④牙刷的选择和保管:选用磨头软毛牙刷,每2~3个月换新牙刷。刷毕,清洗牙刷,刷头向上,置于通风处晾干,以减少细菌的滋生。⑤轮换选用数种品牌牙膏,避免使细菌产生耐药性。

(4) 定期检查:每年做1~2次牙齿检查,及时治疗口腔疾病,修复缺损牙列,做1~2次洁齿治疗,促进牙龈的健康。

【护理评价】

老年人能积极配合治疗和自我保健,能保持口腔清洁、湿润,牙列、黏膜健康完整;饮食正常,营养状态良好;恢复正常社会交往。

二、胃食管反流病

胃食管反流病(gastroesophageal reflux disease,GERD)是指由于防御机制减弱或受损,使得胃、十二指肠内容物通过松弛的食管下括约肌反流引起一系列症状。根据有无组织学改变分为两类:①反流性食管炎(reflux esophagitis,RE):食管有炎症组织学改变,因胃和(或)十二指肠内容物反流入食管,引起食管黏膜的炎症、糜烂、溃疡和纤维化等病变,并导致口咽、喉、气管等食管以外的组织损害;老年反流性食管炎症状不典型,且较严重,易出现并发症。反流性食管炎可引起食管狭窄、出血、穿孔,Barrett食管,食管癌,以及食管外邻近组织损害,出现食管外症状如咽喉炎、哮喘、肺炎等疾病,严重影响老年人的生活质量。②非糜烂性反流病(nonerosive reflux disease,NERD):客观方法证实有反流,但未见组织学改变。老年人因膈肌、韧带松弛，食管裂孔疝的发生率较高，所以 GERD 的发生率明显提高。

【护理评估】

1. 健康史　①询问老年人有无胃部烧灼感或疼痛，以及发生的时间、持续时间，与饮食、体位的关系；②询问有无引起胃食管反流病的消化性疾病如食管裂孔疝，有无腹内压增高（咳嗽、腹水、便秘、肥胖等）及长期胃内压增高等情况，有无全身性疾病如糖尿病、肥胖等；③询问老年人饮食是否油腻、过饱，有无长期吸烟、饮酒、喝浓茶和饮料习惯；④评估老年人有无长期放置鼻饲管；⑤询问老年人的用药情况，如是否服用松弛食管下括约肌的药物如胆碱能和 β 肾上腺素能激动剂、地西泮、吗啡等，是否经常服用刺激消化道黏膜及影响胃动力的药物如阿司匹林、硝苯地平等。

2. 身体状况

（1）胸骨后烧灼感或疼痛：多在进食后 1 小时发生，常在平卧、弯腰或腹压增高时诱发。疼痛部位在胸骨后或剑突下，可放射至颈、肩背、耳部和上肢，由反流物刺激食管引起，严重时可为剧烈刺痛，与心绞痛难以区别，应予重视。

（2）反流症状：表现为反酸、反食、反胃、嗳气等。反酸常伴胃灼热感，多在胸骨后烧灼感或烧灼样疼痛之前出现。餐后症状明显或加重。

（3）吞咽困难：初期因食管痉挛，出现间歇性吞咽困难。后期因食管瘢痕形成狭窄，出现永久性吞咽困难。严重食管炎或食管溃疡者可有咽下疼痛。

（4）食管以外症状：表现为咳嗽、哮喘、声嘶，咳嗽多在夜间，呈阵发性，伴有气喘。

（5）严重者可致食管糜烂出血：胃液反流可引起误吸；长期胃食管反流也可致食管黏膜上皮肠化生。

3. 心理-社会状况　老年人进食及餐后不适，会对进餐产生恐惧，害怕癌变，会产生焦虑情绪。评估老年人的心理反应，是否对进食有恐惧情绪；进食具有选择性，担心给家人带来负担而减少与他人共同进餐的机会，减少正常的社交；评估家属对老年人治疗疾病的态度、心理支持和照顾程度；了解老年人治疗疾病的经济承受力，以便为拟订治疗方案提供参考。

4. 辅助检查

（1）食管滴酸试验：通过食管黏膜酸化诱发老年人症状（如心前区烧灼感、嗳气、胸痛等），以确定这些症状是否与反流有关，并可鉴别胸骨后疼痛的病因。

（2）食管腔内 pH 测定：是诊断胃食管反流病的重要方法。24 小时食管 pH 连续监测可明确是否有胃酸反流，可了解反流的程度及反流与疼痛、进餐、体位的关系。pH<4 提示有胃食管反流。

（3）内镜检查及活组织病理检查：是评价内膜损伤的最佳方法，同时结合病理活检，可明确是否为 Barrett 食管；同步检查胃和十二指肠，以排除引起胃压升高的因素。按 Kahrilas 分型，内镜下反流性食管炎分为 4 级。1 级：一至数个充血渗出的非融合性病变；2 级：充血、糜烂、渗出、融合但未环周一圈；3 级：环周一圈；4 级：食管病变可为溃疡、狭窄、Barrett 食管，局部组织增生，息肉形成。

知识拓展

反流性食管炎的病理改变

有反流性食管炎的胃食管反流病患者，内镜下食管黏膜损害表现为充血、水肿、糜烂、溃疡、瘢痕狭窄，病变主要在食管下段，其病理组织学改变为：①复层鳞状上皮细胞增生；②黏膜固有层乳头向上皮腔面延长；③固有层内中性粒细胞浸润；④糜烂及溃疡；⑤胃食管连接处以上出现 Barrett 食管改变。

来源：化前珍. 老年护理学. 北京：人民卫生出版社，2017.

笔记

（4）核素胃食管反流检查：老年人取平卧位，用核素标记液体，显示在增加腹压时有无过多的核素胃食管反流，此法的敏感性和特异性约 90%。

（5）食管吞钡X线检查：将胃食管影像学和动力学结合起来，对诊断有互补作用，但灵敏度较低，假阳性较多，其目的主要是排除食管癌等其他食管疾病。

【常见护理诊断/问题】

1. 疼痛　与反酸引起的烧灼及反流物刺激食管痉挛有关。

2. 营养失调：低于机体需要量　与吞咽困难及畏食导致进食少有关。

3. 焦虑　与疼痛以及吞咽困难、限制饮食类型、生活方式改变有关。

4. 潜在并发症：食管狭窄、出血穿孔，Barrett 食管。

【护理计划与实施】

治疗原则包括减少胃食管反流、避免反流物刺激损伤食管黏膜及改善食管下括约肌的功能状态，可通过内科治疗和抗反流手术治疗改善症状。护理方面要指导老人说出胃部不适的原因，掌握用药方法及日常生活中的护理技巧。

治疗和护理的总体目标：老人不适症状减轻或消失，胸痛减轻或消失；营养状态得到改善；焦虑减轻；无社交障碍发生。其具体的护理措施如下：

1. 一般护理

（1）休息与活动：餐后散步或直立体位，卧床老人需抬高床头20cm或将枕头垫在背部，借助重力作用，促进睡眠时食管的排空和餐后胃的排空。避免右侧卧位，避免反复弯腰及抬举动作。

（2）饮食护理：少食多餐，避免过饱，进餐时宜采取高坐卧位，时间要充足，不要催促老人，避免餐后立即平卧；忌烟酒、脂肪、酸食、咖啡和巧克力；肥胖者要控制体重。

2. 内镜及钡餐检查的护理

（1）内镜检查的护理：治疗前介绍内镜检查、治疗过程，消除老年人的紧张情绪。询问老年人有无严重的心肺疾患。胃、十二指肠镜检查，于检查前禁食8小时，禁水4小时。术前取下义齿，遵医嘱给予阿托品。

（2）钡餐检查的护理：检查后遵医嘱给予缓泻剂。评估有无腹胀、肠蠕动，观察排便情况。

3. 用药护理

（1）制酸剂：中和胃酸、降低胃蛋白酶活性、保护胃黏膜，如氢氧化铝凝胶、氧化镁，宜在饭前1小时和临睡前服用，以液体制剂效果为佳。

（2）H_2受体拮抗剂：控制胃酸分泌、减少反流物酸度，如雷尼替丁、西咪替丁，宜在餐后和睡前各服一次。

（3）质子泵抑制剂：抑制壁细胞分泌H^+的最后环节H^+/K^+-ATP酶（质子泵），而有效地减少胃酸分泌，如奥美拉唑。

（4）促动力药：促进食管、胃的蠕动和排空，从而减轻胃食管反流，如多潘立酮、西沙比利，应餐前半小时服用，若有夜间症状，睡前半小时加服抑酸药。

（5）黏膜保护药：宜饭前1小时及睡前服用，如硫糖铝。

4. 手术治疗前后的护理　手术治疗适用于长期服药无效或需终身服药者，不能耐受扩张者，或需反复扩张者。食管狭窄者可行内镜下扩张治疗或内镜下支架植入术。手术前改善老年人的营养状态，矫正水、电解质失衡。应用抗生素，术前插鼻胃管持续吸引。避免给予吗啡，以防老年人术后早期呕吐。手术后保持胃肠减压管的通畅，胃肠减压1周。当肠蠕动恢复及肛门排气后，可进食清淡流质饮食，避免给予易产气的食物，如牛奶、含碳酸饮料等，1周后，逐步过渡到软食。

5. 健康指导

（1）知识宣传：向老年患者及家属针对性地介绍一些有关疾病知识，指导老年人说出胃部不适的原因，掌握用药方法及日常生活中的护理技巧。使老年人能积极配合治疗及护理，从而达到巩固疗效和避免复发的目的。

（2）生活指导：改变生活方式及饮食习惯是保证治疗效果的关键。合理饮食，避免暴饮暴食、酗酒、嗜烟，尽量避免巧克力、茶碱、辣椒及碳酸饮料等。避免一切增加腹压的因素。

（3）服药指导：①老年人服药时须保持直立位，至少饮水150ml；②服用前须仔细阅读说明书或详

笔记

细咨询，尤其是容易造成食管黏膜损伤的药物，如非类固醇类抗炎药（NSAID）、氯化钾、四环素类抗生素、奎尼丁、硫酸亚铁和茶碱等；③避免使用降低食管下段压力的药物，如阿托品、地西泮、二羟丙茶碱等。

【护理评价】

经过治疗和护理后，老年人能遵医嘱规范用药，疼痛减轻或消失，营养状况得到改善，未出现并发症。

三、便秘

便秘（constipation）是指排便困难、大便次数减少（每 2～3 天或更长时间排便一次）且粪便干硬，便后无舒畅感且需要用力。与中青年人比较，老年人更容易发生便秘，约占老年人群的 5%～30%，长期卧床的老年人可高达 80%。便秘会伴有腹痛或腹部不适，部分患者还伴有失眠、烦躁、多梦、抑郁、焦虑等精神心理障碍，便秘不但影响日常生活，也为老年人的健康带来极大隐患。引起老年人便秘的原因很多，如缺乏运动、排便习惯不良、不良饮食习惯及肠道疾病等多方因素。便秘不仅会引起局部及全身不适，还有可能引起心血管系统、消化系统等并发症，严重影响老年人的生活质量。

【护理评估】

1. 健康史　①询问便秘开始的时间、排便次数、性状及间隔时间长短，有无伴随症状如便血、腹痛、腹胀等；②评估老年人的日常饮食、活动情况、排便习惯、药物使用情况；③评估有无肛门直肠疾病及全身疾病。

2. 身体状况

（1）症状与体征：粪便干硬，伴有腹痛、腹胀、恶心、食欲减退等，腹部触诊硬实且紧张，有时可触及肿块，直肠指诊以排除直肠、肛门的病变。

（2）并发症：①**粪便嵌塞**（fecal impaction）：粪便滞留在大肠中形成坚硬的粪块并嵌顿在肠道内，导致肠梗阻、结肠溃疡、溢出的大便失禁或矛盾性腹泻；②严重便秘使腹腔和肠内压力增高，引起食管裂孔疝、胃食管反流、结肠憩室、痔疮等；③老年便秘者在用力排便时有引发心脑血管急症发作的危险。

3. 心理-社会状况　①生活或居住环境变化，作息时间、饮食种类、卫生间设施等改变，造成排便习惯改变，产生意识性抑制排便而发生便秘；②便秘可使老人产生精神紧张、心情抑郁、焦虑、社交活动减少等不良后果，而这些状况又可以加重便秘，形成恶性循环；③直肠和肛门病变，畏惧排便可引起肛门疼痛；④个体的排便在需他人协助时，可能会压抑便意，形成便秘。以上因素均可使得便秘的可能性增加，因此便秘的评估不应忽视心理-社会状况的评估。

4. 辅助检查　临床通过内镜检查、胃肠 X 线检查（如钡剂灌肠）、直肠肛门压力测定等，来排除结、直肠病变及肛门狭窄。

【常见护理诊断/问题】

1. 便秘　与肠蠕动减慢、用药不当及不良的生活习惯有关。
2. 焦虑　与老年人担心便秘并发症及其预后有关。
3. 舒适度减弱　与排便困难、便后无舒畅感有关。
4. 知识缺乏：缺乏合理饮食、健康生活方式及缓解便秘的方法等相关知识。

【护理计划与实施】

治疗原则：应针对引起便秘的因素，调整饮食结构，适度活动锻炼。对顽固性便秘，要采用药物治疗和灌肠以解除症状。

治疗和护理的总体目标：①老年人能形成良好习惯，如能坚持活动锻炼、合理膳食、定时排便且便秘缓解；②严重便秘者能遵医嘱治疗，未发生并发症。具体护理措施如下：

1. 一般护理

笔记

（1）调整饮食结构：饮食调整是治疗便秘的基础。饮食要合理，注意荤素搭配，多吃水果蔬菜，适当摄入香蕉、酸奶、蜂蜜,增加膳食纤维的摄入,促进肠道蠕动,缓解便秘;保证每天的饮水量在1500～2000ml,尤其是每天清晨空腹饮一杯温开水或淡盐水,可刺激胃结肠反射,有效缓解和预防便秘。避免摄入辛辣刺激及难以消化的食物。

(2)调整行为,养成良好的排便习惯:①改变静止的生活方式,鼓励老年人每天坚持适当运动30～60分钟,卧床或坐轮椅的老年人可通过转动身体、挥动手臂等方式进行锻炼,在促进肠蠕动的同时,也改善了情绪;②局部运动,对腹部进行自右向左的环形按摩促进排便;③重建良好的排便习惯,养成定时(早餐后或临睡前)排便的习惯,无论有无便意,都要按时如厕,不要忍耐便意。

2. 排便护理

(1)排便姿势:选择适合的排便姿势,蹲位排便姿势最佳,有助于腹肌收缩,增加腹压力;老年人因身体因素更适合坐位排便;卧床者要练习床上排便。

(2)排便环境:满足老年人私人空间需求,环境要宽敞、私密,在床单位间设置屏风或窗帘,便于排泄等需要。

(3)适当协助:照顾老年人排泄时,只协助其无力完成部分,不要一直在旁守候,以免老年人紧张而影响排便。更不要催促,令老年人精神紧张,不愿麻烦照顾者而憋便,导致便秘或失禁。

(4)注意事项:排便时注意力要集中,不要进行看书或读报等活动;勿用力过猛;尽量不留宿便。对于体质虚弱的老年人可使用辅助器(如便器椅),以保证排便舒适、安全。

3. 用药护理　饮食与行为调整无效的便秘,可遵医嘱选用口服缓泻药,必要时灌肠。

(1)口服泻药:原则是勿长期服用泻药,防止药物依赖性的发生,宜选用温和泻药。①容积性泻药:如甲基纤维素,不易被肠道吸收,使肠内容物增大,机械性刺激肠道,引起肠蠕动增强而排便。服药后应多饮水。适用于饮食过于精细者,在通便的同时还可控制血糖、血脂,降低结直肠癌和乳腺癌的发生率。②润滑性泻药:如液状石蜡,能润滑肠壁、软化大便,使粪便易于排出。适宜于心肌梗死或肛周手术后的老年人,但长期应用可干扰脂溶性维生素以及钙、磷的吸收。③渗透性泻药:如乳果糖,通过细菌分解后释放有机酸在结肠起作用,缺点是在细菌作用下发酵产生气体,引起腹胀不适,糖尿病老年人慎用。④刺激性泻药:必要时遵医嘱使用刺激性泻药如果导片、番泻叶等,作用强,易引起剧烈腹泻,尽量少用,使用过程中密切观察老年人反应。

(2)外用简易通便剂:简易的通便剂如开塞露、甘油栓、肥皂栓等,经肛门插入使用,通过润滑肠道,软化粪便,达到通便效果。

(3)灌肠通便:是将一定量的溶液自肛门经直肠灌入结肠,刺激肠蠕动,帮助老年人解除便秘。严重便秘者必要时给予灌肠,为老年人灌肠时应慎重,压力要低,流速要慢。密切观察老年人有无面色苍白、脉速、剧烈腹痛、心慌气急等症状,如有应立即停止,并通知医生处理。要注意避免长期反复灌肠产生灌肠排便依赖性。

(4)人工取便:老年人取左侧卧位,护理人员右手戴好手套,食指涂肥皂液,伸入直肠内将粪便取出。

4. 心理护理　老年人发生便秘时常会感到痛苦,甚至不敢排便,形成恶性循环,易出现急躁、焦急心理,因此,应对老年人进行积极的心理安慰、鼓励,消除其排便时的紧张心理。同时要为老年人提供适宜、隐蔽的排便环境,在老年人排便过程中不要催促,以免加重紧张情绪。

5. 健康指导

(1)知识宣传:向老年人及家属解释老年人易发生便秘的原因,预防和处理便秘的措施,强调预防的有效性和重要性。

(2)生活指导:建立健康的生活方式,培养定时排便的习惯和良好的饮食习惯,病情允许时合理安排锻炼时间。

(3)腹部按摩指导:在清晨和晚间排尿后取卧位,将双手食、中、无名指相叠,沿结肠走向,从右下腹开始做顺时针环形按摩,促进肠蠕动。轻重快慢以自觉舒适为宜,开始每次10圈,以后可逐步增加,在按摩同时可做肛门收缩动作。

(4)用药指导:密切观察药物不良反应,告知老年人不要滥用通便药,以免对药物产生依赖性。

笔记

避免药物副作用性便秘，在治疗原发病中，因药物的副作用导致便秘时，应及时就诊，请医生调整药物。

（5）环境指导：便器应清洁而温暖，最好留有足后收的空间以增加稳定性。体质虚弱的老年人可使用便器椅，或在老年人面前放置椅背，提供排便坐姿的依托，减轻排便不适感，保证安全。指导老年人在坐位时把脚踩在小凳子上，身体前倾，心情放松，先深呼吸，后闭住声门，向肛门部位用力排便。

【护理评价】

经过治疗和护理后，老年人能建立或初步建立良好的排便习惯，饮食品种、量及饮水量恰当；便秘的症状减轻或消失，未发生并发症。

四、尿失禁

尿失禁（urinary incontinence，UI）是由于膀胱括约肌损伤或神经功能障碍而丧失排尿自控能力使尿液不自主溢出或流出。尿失禁是老年人中最为常见的健康问题，发病率随增龄而增高，与下尿道老化及排尿方式的改变有关。女性的发病率高于男性，与女性的妊娠及分娩、绝经期雌激素缺乏、尿道长度缩短等因素有关。许多老年人认为尿失禁是人体正常老化的结果，羞于就医，就诊率远低于发病率。尿失禁对大多数老年人的生命无直接影响，但可造成身体异味、反复尿路感染及皮肤糜烂，导致老年人孤僻、抑郁等负性心理效应，影响其生活质量。

【护理评估】

1. 健康史　①在问诊和体格检查中，应特别注意维护老年人的尊严和保持私密性；②询问老年人尿失禁的起始时间，偶发还是经常，失禁时流出的尿量及失禁时有无尿意，是否有尿急、尿频、夜尿、突然出现的排尿急迫感、排尿困难、尿滴沥等情况；③了解可能引起老年人尿失禁的因素，如居住环境、活动和体力、液体摄入、服药史、疾病等；④询问是否有夜间加重或白天加重的诱因如咳嗽、打喷嚏等。

0701

图片：尿失禁分类

2. 身体状况　尿失禁的分型及各型表现：

（1）压力性尿失禁：多见于中年女性，由于盆底肌松弛，膀胱颈后尿道下移，尿道固有括约肌功能减退，一旦遇到精神紧张、用力咳嗽、打喷嚏、大笑、举重物等骤然增加腹内压的情况，尿液会不由自主地从尿道排出。

（2）急迫性尿失禁：由于部分上运动神经元病变或急性膀胱炎等强烈的局部刺激引起尿频、尿急症状，与逼尿肌无抑制性收缩有关。常见于痴呆、脑瘫及绝经期女性激素缺乏者。

（3）充溢性尿失禁：膀胱不能完全排空，存有大量残余尿导致尿液不自主溢出。见于前列腺增生、粪便嵌塞、尿道狭窄引起的下尿路梗阻和脊髓损伤。

（4）混合型尿失禁：数种尿失禁同时存在，以压力性尿失禁合并急迫性尿失禁多见。

3. 心理-社会状况　评估尿失禁老年人有无因活动能力受限、身体异味等不愿与人交往；有无孤独、抑郁、羞耻和退缩等心理障碍；了解尿失禁老年人自我护理能力、家人支持状况、护理费用来源及是否有困难等。

4. 辅助检查

（1）直肠指诊：了解肛门括约肌张力、球海绵体肌反射、前列腺的大小和质地、有无粪便嵌顿。

（2）老年女性外生殖器检查：检查有无阴道前后壁膨出、子宫下垂、萎缩性阴道炎等。

（3）尿道压力测试：压力性尿失禁的诊断。当老年人膀胱内充满尿液时，于站立位时咳嗽或举起重物，观察是否有漏尿现象。

（4）尿垫试验：在老年人内裤里放置一块已称重的卫生垫后让其运动，运动后再称其重量，以了解漏尿程度。

（5）其他检查：尿常规、尿细菌培养，了解有无泌尿系感染；肝肾功能检查，提示有多尿现象时应进行血糖、血钙和清蛋白等检查。

笔记

【常见护理诊断/问题】

1. 有皮肤完整性受损的危险　与尿液刺激局部皮肤，辅助用具使用不当及自理能力下降有关。

2. 社交障碍　与尿频、异味引起的不适、困窘和担心有关。

【护理计划与实施】

治疗原则：老年人尿失禁是多种原因共同作用的结果，治疗时应遵循个体化原则，针对不同的情况采取相应的治疗措施，包括心理支持、行为治疗、局部或全身用药、物理疗法和手术治疗等。

治疗和护理的总体目标：①老年患者能保持皮肤清洁、干燥，不发生压疮；②能保持良好的心态，积极配合治疗，并能主动与他人沟通。具体护理措施如下：

1. 一般护理

（1）提供良好的如厕环境：指导家属为老年人提供良好的如厕环境。老年人的卧室尽量安排在靠近卫生间的位置。夜间应有适宜的照明。

（2）保持皮肤清洁卫生：每日用温水擦洗，勤换衣裤、尿垫、床单，保持会阴部皮肤清洁干燥，皮肤可涂适量油膏保护。卧床老年人要经常变换体位、减轻局部受压、加强营养，预防压疮。

（3）尿失禁护理用具的选择及使用：①尿壶：对于神志清醒的老年人可用尿壶接尿，每次排尿后及时倾倒，冲洗尿壶。②失禁护垫、纸尿裤：是最为普遍且安全的护理用具，可以有效处理尿失禁的问题，既不影响老年人翻身及外出，又不会造成尿道及膀胱的损害。但要尽量延后尿裤的使用时间，以免产生依赖性。注意每次更换时用温水清洗会阴和臀部，防止产生湿疹及压疮。③接尿袋：常用的有保鲜膜袋接尿法和避孕套式接尿袋，适用于男性尿失禁老年人。④一次性导尿管和密闭式引流袋：适用于躁动不安及尿潴留的老年人，但长期使用可能会引起泌尿系统感染和影响膀胱的自动反射性排尿功能。因此，必须严格无菌操作，尽量缩短导尿管留置的时间。

2. 排尿日记　尿失禁病史复杂，还会受其他因素的影响，故老年人很难准确表述其症状的特点和严重程度。排尿日记能客观记录老年人在规定时间内的排尿情况（一般记录 2 ~ 3 天），如每次排尿量、排尿时间、伴随症状等。这些客观资料是尿失禁诊断的基础。

3. 治疗护理

（1）用药护理：指导老年人遵医嘱正确用药，讲解药物的作用及注意事项，并告知老年人不要依赖药物，强调配合功能锻炼的重要性。

（2）手术护理：各种非手术治疗失败者，或伴有盆腔脏器脱垂、尿失禁严重影响生活质量者可采用手术治疗。可根据老年人具体情况选择不同手术方法，临床常用经阴道无张力尿道吊带术（TVT 手术），并做好术前及术后护理和康复指导。

4. 心理护理　老年人多因长期尿失禁而自卑，对治疗信心不足。护理人员应给予充分理解，尊重老年人，要从老年人的角度思考及处理问题，建立互信的护患关系。①用心聆听老年人抒发不良情绪，舒缓压力，同时顾及老年人的尊严；②注意老年人的感受，进行尿失禁护理操作时用屏风等遮挡，保护其隐私；③尊重老年人的保密意愿，先征求老年人同意后，才可以就其健康问题与其亲友或照顾者交谈；④讲解尿失禁相关知识，增强老年人对治疗的信心，并能主动配合。

5. 健康指导

（1）知识宣教：向老年人及家属讲解预防尿失禁的重要性。介绍可能引起尿失禁的生理及心理因素，积极治疗相关疾病。

（2）生活指导：指导老年人建立定时排尿习惯，勿憋尿，帮助其制订如厕时间表，如晨起、饭前、睡前及外出前排尿。合理饮水，保证睡眠，适量运动，积极参加社交活动。忌刺激性饮食。

（3）康复指导：①训练膀胱功能：指导老年人养成定时、定量饮水和定时排尿的习惯。在非规定排尿时间内尽量憋住尿液，直到预定的时刻将尿液排尽；②盆底肌肉锻炼：又称凯格尔运动（Kegel exercises），方法是收缩夹紧肛门周围、阴道及尿道口的肌肉 5 ~ 10 秒，然后慢慢地放松 5 ~ 10 秒；也可以利用小便时中断尿流体会收缩骨盆底肌肉的感觉。当正确地收缩骨盆底肌肉时，阴道及肛门有向上提伸的感觉。每日至少要做 3 次，每次反复做 25 ~ 30 分钟。

知识拓展

凯格尔运动

凯格尔运动又称会阴收缩运动,原是一种为了治疗和训练产后大小便失禁的手段。它以洛杉矶医生阿诺德·凯格尔的名字命名,是他在20世纪40年代推广了这项运动。凯格尔运动的目的是增强盆腔底部肌肉强度,减少失禁次数。训练时排空膀胱,收紧盆底肌肉(提肛运动),坚持10秒,放松盆底肌肉,持续10秒,重复10次,每天练习3到5次。

凯格尔运动注意事项:先排空膀胱;饭后1小时内应避免进行此运动;尽量避免双腿、腹部与臀部的肌肉协同收缩;如有阴道或泌尿道感染的情形应暂停练习;执行运动训练时,如有发生头晕、胸闷、心悸或呼吸急促的症状应立即停止练习;训练须重视运动的质量。

来源:胡亦新,余小平. 中国老年医疗照护. 北京:人民卫生出版社,2017.

【护理评价】

经过治疗和护理后,老年人增强了治疗的信心,主动参与并配合治疗,主诉尿失禁的次数减少,局部皮肤清洁、干燥,愿意参与社会活动。

五、老年糖尿病

糖尿病(diabetes mellitus,DM)是一组因胰岛素分泌绝对或相对不足和(或)靶细胞对胰岛素敏感性降低,导致物质代谢紊乱,以高血糖为主,伴蛋白质、脂肪、水与电解质等紊乱的慢性全身代谢性疾病。发病率随年龄而增长,老年糖尿病95%以上是2型糖尿病,其并发症多且重,致残致死率较高,严重影响老年人的生活质量和寿命。

【护理评估】

1. 健康史 ①评估老人家族中有无患糖尿病者,询问其有无多尿、烦渴多饮、善饥多食和体重减轻的症状。②询问老人的饮食习惯、生活方式,有无烟酒嗜好等。③评估老人是否肥胖,了解以往有无高血压、高脂血症等。

2. 身体状况

(1)症状:起病隐匿且症状不典型,仅有1/4或1/5的老年人有多饮、多尿、多食及体重减轻的症状;发病形式多样化,表现为疲乏无力、尿频、皮肤瘙痒、四肢酸痛麻木、视力障碍等。很多老人是在健康体检或因其他疾病就诊时做生化检查才发现血糖水平高于正常范围。

(2)体征:老年糖尿病者特有的表现:①足部皮肤水疱;②肾乳头坏死所致的腰痛和发热;③糖尿病性肌萎缩,以骨盆带和大腿肌肉不对称性疼痛、进行性乏力为表现;④糖尿病性神经病性恶病质,表现为抑郁、体重明显下降、周围神经病变伴严重疼痛;⑤其他:肩关节疼痛、恶性外耳炎、认知能力下降等;⑥糖尿病老年人免疫力下降,极易并发各种感染,如真菌感染、泌尿系感染等。

(3)并发症:多且严重,常以此为首发症状而就诊。

1)急性并发症:以低血糖、糖尿病高渗综合征和乳酸性酸中毒多见。其中低血糖多见于长期口服磺脲类降糖药、多重用药及营养不良、肾功能不全的老年人,表现为饥饿感、心悸、乏力,偶有头晕、嗜睡等,重者出现昏迷甚至死亡;糖尿病高渗综合征多见于饮水量减少、口渴中枢敏感性下降的老年人,"三多一少"症状明显,伴有脱水表现如口唇干裂、低血压,严重时出现昏迷和循环衰竭;乳酸酸中毒的诱因是急性感染,苯乙双胍使用过量导致乳酸堆积引起酸中毒。

2)慢性并发症:①糖尿病视网膜病变:表现为视力明显下降,重者失明。②糖尿病肾病:表现为水肿、高血压、泡沫尿、多尿等,是导致老年人肾衰竭的最常见病因。③糖尿病神经病变:糖尿病病程10年以上者,常有明显的糖尿病神经病变,主要累及周围神经,以远端对称性多发性神经病变为主,呈手套或袜套样分布的肢端感觉异常如麻木感、针刺感、烧灼感等,重者肢端感觉减退甚至丧失。④动脉粥样硬化:老年糖尿病还易并发各种大血管或微血管症状,合并脑血管病时脑梗死多,脑出血少;中小梗死多,多发病灶多;椎基底动脉梗死多,直接引起死亡少,癫痫发作多。⑤动脉粥样硬化闭塞症:双下肢动脉硬化闭塞症,中重度者可有皮温降低、皮肤苍白或变黑、间歇性跛行、静息痛、足部溃疡或

笔记

坏疽等;双侧颈动脉硬化闭塞可引起头晕甚至晕厥。⑥糖尿病皮肤病变:表现为全身或局部皮肤瘙痒,以夜间阵发性发作常见,常由一处开始逐渐扩延。也可有糖尿病性硬肿病,表现为背部、颈肩部皮肤增厚、硬化;糖尿病性大疱好发于四肢末端,足趾多见。

知识拓展

糖尿病足的评估

评估项目	评估内容	检查方法
皮肤形态	颜色、干燥或出汗、有无皲裂或感染,胼胝	观察、触诊
畸形	足趾畸形、关节畸形	观察、X 线片
感觉功能	针刺觉、振动觉、温度觉、压力觉	细针、音叉(震动感觉阈值测量)、温度阈值测试、足压力测定仪
运动功能	肌萎缩、无力,踝反射	电生理检查
自主功能	出汗减少、足温暖、足背静脉膨胀	定量发汗实验、皮肤温度测定
血管状态	苍白、足背动脉搏动	非创伤性多普勒检查

来源:胡亦新,余小平. 中国老年医疗照护. 北京:人民卫生出版社,2017.

3. 心理-社会状况 评估老年人对糖尿病相关知识的了解程度及治疗各阶段的心理状态,是否有焦虑、怀疑、悲观等不良情绪。评估家属及社区医疗服务对老年人的支持和照顾程度如协助饮食控制、服药、胰岛素注射和自我监测;评估家庭经济状况等。

4. 辅助检查

(1) 静脉血糖评估指标:空腹血糖≥7.0mmol/L 和(或)餐后 2 小时血糖≥11.1mmol/L,即可确诊本病,老年人需重视餐后 2 小时血糖测定。对诊断有疑问者可用口服葡萄糖耐量试验(OGTT)进行确诊。

(2) 血浆糖化血红蛋白(HbA_{1C}):可反映采血前 2~3 个月的平均血糖水平,是目前反映血糖控制水平最有效和可靠的指标。

(3) 胰岛素释放试验及 C-肽测定:老年人多存在胰岛素功能低下和胰岛素抵抗。通过测定空腹及餐后 1 小时、2 小时、3 小时的血浆胰岛素和 C-肽水平,可了解老年人的胰岛 B 细胞的储备功能,有助于糖尿病的分型及指导临床治疗。

(4) 其他:胆固醇、三酰甘油、游离脂肪酸均增高;血尿酮体的测定可及时发现酮症。

【常见护理诊断/问题】

1. 营养失调:高于或低于机体需要量 与胰岛素分泌不足或抵抗所致三大物质代谢紊乱有关。
2. 有感染的危险 与代谢紊乱、机体抵抗力下降和微循环障碍有关。
3. 有受伤的危险 与低血糖反应、末梢感觉功能障碍有关。
4. 活动无耐力 与糖尿病老人体内糖、脂肪、蛋白质代谢紊乱有关。
5. 焦虑 与血糖控制不佳及长期治疗加重经济负担有关。
6. 潜在并发症:低血糖、高渗性昏迷、酮症酸中毒、乳酸酸中毒、大血管或微血管病变及神经病变等。
7. 知识缺乏:缺乏糖尿病的预防及治疗的相关知识。

【护理计划与实施】

治疗原则:糖尿病的预后取决于治疗的效果。早期治疗和长期、良好的血糖、血压和血脂的控制可明显延缓和防止慢性并发症的发生和发展,降低致残率。因老年人低血糖的危险性高于高血糖,故血糖控制不可过分严格。

治疗和护理的总体目标:能按照老年人血糖标准控制血糖,防止及延缓各种并发症的发生,提高老年人应对各种糖尿病急症的能力,有效控制负性情绪,增强自我护理能力。具体护理措施如下:

笔记

1. 一般护理

(1) 饮食护理：饮食疗法是糖尿病的基础治疗方法，应按照糖尿病饮食计算方法及老年患者的实际情况安排饮食方案。要使老年人及家属意识到此疗法与控制血糖和减轻症状之间的关系，并能坚持控制热量摄入，合理调配饮食，忌暴饮暴食。老年糖尿病患者无须过度严格禁食蔗糖食物、水果等，但不要过量；蛋白摄入应以优质蛋白为主，如鱼类、牛奶等，每日胆固醇摄入量不宜超过300mg，膳食纤维每日摄入25～30g为宜，适当补充维生素或微量元素，适当补钙和维生素D，限制摄入过多钠盐。特殊情况下，饮食护理要严格遵循医嘱，如有吞咽困难的老年患者需要进行鼻饲，用餐要注意准时、定量，按照营养师要求保证供给所需热量，避免引起餐后高血糖及空腹低血糖。对于长期卧床的老年人，主食应采用高纤维素饮食，高纤维素能使血糖缓慢下降，而且具有软化大便、减少胆固醇在肠道内吸收的作用。

(2) 适量运动：适当的运动有助于肌肉对糖的利用，提高胰岛素的敏感性，降低血糖、血脂，改善代谢紊乱。长期有规律的运动有利于减轻体重，还可减轻老年人的压力。运动时注意预防低血糖反应，随身携带甜点及病情卡（姓名、年龄、疾病、用药等）。对于高龄老年人不宜严格执行糖尿病饮食和运动疗法，应以老年患者的实际情况随时酌情调整方案。

0702

图片：血糖测试程序

(3) 监测血糖：为控制好血糖及防止并发症的发生，必须在专科医生指导下定期检查空腹血糖及餐后2小时血糖，按照老年人血糖标准控制血糖，空腹血糖宜控制在9mmol/L以下，餐后2小时血糖在12.2mmol/L以下。老年人除控制血糖外，还要定期检测血脂、糖化血红蛋白、血压、心电图等，并随时观察和注意控制各种并发症的发生。

2. 用药护理　指导老年人按医嘱服药，根据病情合理选药，老年人自己不能随意更改药物；根据血糖水平按时按剂量服药，不可随意增量或减量。

(1) 口服降糖药：老年人对低血糖的耐受性较差，宜选用作用时间长、能稳定控制血糖的药物。选择口服降糖药时，要注意：安全第一，有效第二；注意个体差异；小剂量联合用药；注意脏器功能的保护；避免严重低血糖和药物相关副作用；遵医嘱正确服药。

(2) 胰岛素治疗及护理：口服降糖药控制不佳或伴有严重并发症者应主张尽早、积极应用胰岛素治疗。应用胰岛素的剂型、用法、注意事项和成年糖尿病大致相同。

3. 并发症护理

(1) 低血糖反应及处理：老年人易发生低血糖，当血糖低于2.8mmol/L时即有饥饿感、心悸、多汗、头晕等表现。若低血糖持续较久或继续下降，会有神志改变甚至昏迷。一旦发生低血糖，应及时进食糖类食物或静脉推注50%葡萄糖20～30ml。

0703

微课：老年糖尿病足的评估与护理

(2) 注意个人卫生，保持全身和局部清洁，尤其是口腔、皮肤、会阴部的清洁。

(3) 糖尿病足及护理：关键是预防皮肤损伤和感染。每日足部检查、清洗、按摩，勤修指甲，鞋袜平整、宽松。如足部有破损或感染及时处理。

4. 心理护理　老年人往往并存疾病多，病情复杂，心理承受能力差，注意心理沟通，及时了解出现的负性情绪，有效疏导。早期应帮助老年人了解糖尿病相关知识，引起重视；后期血糖控制不理想及并发症的出现会导致老年人出现焦虑、恐惧心理，此时应尽量帮助老年人克服消极情绪，树立战胜疾病的信心，积极配合治疗。

5. 健康指导

(1) 知识宣教：向老年人及家属介绍糖尿病的有关知识，正确对待糖尿病。

(2) 生活指导：指导老年人自觉长期控制饮食，适当运动，生活规律，戒除烟酒，注意个人卫生，预防各种感染。

(3) 用药指导：指导老年人严格遵医嘱服用降糖药及注射胰岛素。

(4) 血糖监测：指导老年人自我监测血糖并做好监测日记。

(5) 预防并发症：能识别各种急性并发症，并能及时处理。

(6) 定期复查：一般每3～6个月复查1次，每年全身检查1次，尽早防治慢性并发症。

【护理评价】

笔记

老年人及家属能说出饮食治疗与控制血糖之间的关系，体重控制在正常范围；老年人情绪稳定，能积极配合治疗；老年人及家属能讲述降糖药的不良反应，掌握使用方法；老年人及家属能识别高血糖和低血糖的症状，掌握简单的处理方法。老年人及家属能识别并发症的表现，并积极预防，对已经出现或逐渐加重的并发症应配合医生积极处理。

六、围绝经期综合征

围绝经期综合征（climacteric syndrome）是由卵巢逐渐萎缩，功能减退，导致神经、内分泌功能失调，引起心理、体质变化，而出现的一系列症状。该病影响老年人的健康和生活质量，因此，重视这一时期的保健，注意心理调适，对提高更年期老年人的生活质量非常重要。

【护理评估】

1. 健康史　①询问老年人的月经情况，有无不规则、持续时间长及经量增多表现；②是否闭经，闭经时间，如有闭经后异常出血，要警惕子宫内膜癌、宫颈癌；③有无潮热、出汗、头痛、耳鸣、心悸等症状；④有无焦虑、抑郁、多疑、易激动等情绪改变。

2. 身体状况

（1）症状：月经改变是围绝经期最早的表现，主要表现为月经紊乱。自主神经功能障碍的表现如潮热、出汗，典型阵发性潮热为突然发生的上半身发热，由胸部冲到头部，伴有头胀、眩晕和倦怠无力，持续数秒至30分钟不等。老年人情绪波动较大，烦躁、易怒。

（2）体征：尿道萎缩变短、管腔变宽、括约肌松弛，有尿失禁及反复发作的膀胱炎。生殖器萎缩，黏膜变薄，盆底肌松弛，可致子宫脱垂。围绝经期高脂血症、高血压、冠心病发生率增加，雌激素水平下降，钙的吸收和沉积都降低，破骨作用大于成骨作用，常发生骨质疏松，易骨折。

3. 心理-社会状况　对老年人的心理状况进行评估，检查有无焦虑、抑郁及程度，评估老年人对此病的认知度，家属对老年人的表现是否理解、宽容。

4. 辅助检查

（1）注意有无心血管疾病、肝肾疾病、肥胖、水肿、营养不良疾病及精神-神经系统异常。

（2）常规做宫颈细胞学检查，并注意有无性器官炎症、肿瘤。有绝经后流血者应做分段诊刮和内膜病检。细胞学异常者，应做宫颈多点活检和颈勺搔刮。卵巢增大者，应注意排除肿瘤。

（3）乳房常规检查。

（4）围绝经期综合征的特殊检查：①激素测定：包括HPO轴、肾上腺轴、甲状腺轴、胰腺功能的激素测定；②生化检查：包括血钙磷、血糖、血脂BUN、肝肾功能；③医学影像学检查：重点是确诊骨质疏松症；④尿糖、尿蛋白检查。

【常见护理诊断/问题】

1. 舒适的改变　与性腺功能减退导致神经、内分泌功能失调有关。

2. 焦虑、抑郁　与神经、内分泌失调引发自主神经功能障碍有关。

3. 潜在并发症：高血压、高脂血症、骨质疏松等。

【护理计划与实施】

治疗原则：临床对围绝经期综合征的治疗方法有心理治疗和药物治疗。药物治疗要遵医嘱，合理应用雌激素可以缓解症状、延缓退行性疾病的发生，提高生活质量，但需要将服药时间尽量缩短，而且要经常体检，警惕乳腺癌、心脏病。适当应用调节自主神经功能的药物、镇静剂，并要服用预防骨质疏松的药物。

治疗和护理的总体目标：①老年人潮热多汗、心悸无力及焦虑、易怒等症状减轻或消失；②能遵医嘱正确用药，不发生并发症；③对本病有正确认识，平稳度过围绝经期。具体护理措施如下：

1. 一般护理　根据老年人的具体情况选择适宜的护理方式。轻度的围绝经期综合征应以调整心态、规律生活、适量运动为主。如果出现临床症状加重应及时就医，遵医嘱用药。但都要保持生活规律，按时起居。

2. 饮食护理　合理膳食，营养平衡，选择清淡易消化、低脂饮食。适当增加鱼类、奶类、豆浆等高蛋白食物；多吃新鲜蔬菜、水果；选择含钙和维生素D丰富的食物，以防激素降低所致的骨质疏松。不吃刺激性食物，忌暴饮暴食。

笔记

3. 用药护理　围绝经期综合征老年人使用雌激素时，应遵医嘱，在服药过程中要定期随访和复查。服药过程中潮热、出汗消失，但停药后第3～5日又再出现，说明剂量合适；若服药后，症状不减轻，说明剂量不足；服药期间若有出血、乳房胀痛，则说明剂量过大，应及时按医嘱减量或停药，并接受进一步检查。

4. 心理护理　为了让老年人平稳度过围绝经期，要特别注意老年人的心理调适。

（1）关心体贴老年人，实时给予安慰、开导和鼓励，以减轻其不良情绪。

（2）向老年人讲授保健常识，使其能以科学的态度和平和的心态应对此时期。

（3）引导和组织老年人参加一些娱乐活动，如下棋、气功、集体舞等，以分散其注意力，缓解症状。

（4）指导家属针对老年人的具体情况，给予安慰、解释，帮助消除疑虑。

5. 健康指导

（1）知识宣教：向老年人介绍围绝经期相关知识，帮助其正确应对各种不适症状，消除顾虑，稳定情绪，树立信心。

（2）生活指导：生活规律，劳逸结合，睡眠充足。多参加一些自己喜欢且有益的文娱活动。

（3）饮食指导：妥善安排老年人的饮食，控制热量摄入，选择低脂、低盐、高蛋白、高维生素的食物。多吃含钙食物，戒除烟酒。

（4）心理指导：指导家属关心、体贴老年人，对激动易怒者尽量不要与其争执，随时关注其表现，如有异常及时就医。

【护理评价】

老年人对围绝经期综合征有正确认知，能积极进行自我调节，能配合医生合理治疗。能积极预防并发症。

七、良性前列腺增生

前列腺增生（benign prostatic hyperplasia，BPH）是指前列腺腺体和间质细胞良性增生，导致泌尿系梗阻，出现一系列临床症状及病理生理改变。其发病机制尚未完全阐明，可能与老龄及性激素平衡失调有关。随增龄发病率增高，60岁发病率为50%，80岁可达90%。临床以尿频、排尿困难为主要特征，老人既有排尿痛苦，又可引起精神压力加大，严重影响其生活质量。

0704

图片：前列腺增生

【护理评估】

1. 健康史　①详细询问老年人有无尿频、夜尿增多、进行性排尿困难等表现，了解起病时间、诊治经过及用药效果；②询问老年人有无反复下尿路感染、肾盂积水及肾功能不全的情况；③注意有无饮酒、受凉、劳累等因素诱发的急性尿潴留。

2. 身体状况

（1）症状：①尿频、夜尿增多：最早、最常见的症状。随梗阻加重，尿频也加重，当夜尿次数3次以上时，表示膀胱出口梗阻已达到一定程度。②进行性排尿困难：最典型症状。轻度梗阻时，排尿迟缓、断续、时间延长；梗阻加重，排尿费力，尿流射程短，尿线细而无力，甚至呈点滴排出，尿后滴沥；梗阻达到一定程度，可发生尿潴留，并出现尿失禁。③急症：疾病的任何阶段均可发生急症问题，多由于饮酒、受凉、劳累、久坐等因素诱发，老人有膀胱充盈感，极想排尿而无法排出，致使老人辗转不安，痛苦万分。④并发症：并发感染时，可有尿频、尿急、尿痛等膀胱炎症状，并可有血尿，严重时可有肾盂积水、肾衰竭。BPH患者排尿时不能排空膀胱内尿液，膀胱内出现残余尿，导致尿潴留。

（2）体征：直肠指诊可触及增大的前列腺，表面光滑、质韧、有弹性，中间沟消失或隆起。

3. 心理-社会状况　尿频、夜尿增多会严重影响老年人的休息、睡眠，长期排尿困难、反复出现的尿潴留会加重老年人的精神负担，出现焦虑、悲观情绪。评估时应注意观察老年人有无紧张、焦虑情绪，家庭对老年人的关心程度及对医护方案实施的配合。准备手术的老年人，应重视术前、术后的心理评估。

4. 辅助检查　①尿常规：了解是否合并泌尿系感染；②超声：辅助判断前列腺的大小、形态及膀胱内病变；③肾功能检测：了解肾功能状态及膀胱残余尿量和肾积水；④尿流动力学检查：尿流率测定可初步判断梗阻的程度，测定最大尿流率 $<15ml/s$ 提示排尿不畅，$<10ml/s$ 提示梗阻严重。临床应用尿

笔记

动力测定压力-流率可鉴别不同病症引起的排尿困难；⑤膀胱镜：可判断尿道内的狭窄或堵塞情况。

【常见护理诊断/问题】

1. 排尿型态异常：排尿困难、尿潴留　与前列腺增生引起尿路梗阻有关。
2. 睡眠型态紊乱　与尿频、夜尿有关。
3. 有感染的危险　与尿潴留有关。
4. 焦虑、恐惧　与排尿困难或尿失禁及担心手术预后有关。
5. 急性疼痛　与膀胱痉挛或手术有关。
6. 潜在并发症：经尿道前列腺电切除术(TURP)综合征、尿失禁、出血、感染等。

知识拓展

经尿道前列腺电切除术（TURP）

手术原理：TURP是通过一个薄的环状电极通过变换电流波形、电压峰值及电流能量来实现的，由电切和电凝两个步骤组成。切割时发生器被设定在高能状态，发射持续变化的正弦波射频，电极通过前列腺组织时细胞被迅速加热、汽化形成一个腔道；而电凝时发生器是在低能状态下发射断续的正弦波，两方面结合导致凝血。

手术方式：充分的术前准备和术中对前列腺窝和膀胱的良好冲洗，是TURP非常重要的步骤。检查膀胱和后尿道后开始切割。切除顺序一般为：切除中叶及切出标志沟；切除两侧叶及腹侧组织；切除前列腺尖部。

经尿道前列腺电切除术综合征(TURS)：主要原因是术中冲洗液被快速大量吸收所致。临床表现为血压的变化、肺水肿、脑水肿、肾水肿、血钠降低及血浆渗透压下降。治疗措施为：利尿、纠正低渗、低血钠、吸氧，抗心衰，抗感染，有脑水肿时，要进行脱水治疗。

来源：郭爱敏，周兰姝. 成人护理学(下册). 北京：人民卫生出版社，2017.

【护理计划与实施】

临床症状轻者以内科药物治疗为主，可遵医嘱给予α受体拮抗剂、激素、降低胆固醇药物等。应用α受体拮抗剂注意观察有无头痛、心悸、直立性低血压等反应，做好安全护理。应用有效的抗生素控制泌尿系感染。梗阻较重又不适宜手术者可使用激光治疗、射频治疗、支架置入等，必要时行前列腺切除术。

治疗和护理的总体目标：经过治疗和护理的老年人，尿频、排尿困难等症状缓解或解除；睡眠好转；尿路感染发生率降低；焦虑、恐惧感消除且情绪稳定；减少并发症发生。具体护理措施如下：

1. 一般护理

(1) 老年人居住的房间设计合理，卧室要靠近卫生间，地面防滑，最好设有扶手，夜间尿频的老年人可在床旁放便器。

(2) 生活规律，加强锻炼，提醒老年人尽量不要憋尿，训练其排尿能力。

(3) 注意饮食要清淡易消化，不要在短时间内饮大量水，避免膀胱急剧扩张而引起紧张度丧失。避免饮酒及饮料。

2. 对症护理

(1) 排尿困难：提供适宜的环境，安置适当的体位利于其轻松排尿。可用热水袋敷下腹部或用手按摩刺激膀胱肌收缩，促进排尿，必要时导尿。留置尿管老人应随时观察有无发热，尿袋中有无浑浊物等，如出现上述情况应立即进行膀胱冲洗。

(2) 尿潴留：可用温水冲洗会阴部或听流水声音诱导其排尿。必要时采取导尿，注意老年人导尿一次不要超过800ml，以免引起膀胱出血或虚脱。

(3) 尿频：睡前应限制饮水，以免影响睡眠。

3. 治疗护理

笔记

(1) 用药护理：遵医嘱用药，临床常用药物有α受体拮抗剂和5α-还原酶抑制剂等，使用α受体拮抗剂要密切观察可能出现的不良反应,服药后嘱患者平躺 10~20 分钟,防止发生直立性低血压;应用 5α-还原酶抑制剂要做好解释工作,此药虽起效较慢,但适宜长期治疗,一般服药 3 个月可使前列腺缩小,改善排尿功能,长期服用可减少远期并发症如急性尿潴留等,有抑制疾病发展进程的作用,因此,应鼓励老年人坚持服药,不能随意停药。

(2) 围手术期护理:梗阻严重的前列腺增生应考虑行前列腺切除术。术前向老年人介绍手术治疗的目的和方法、手术前后的注意事项,消除恐惧心理。做好术前准备,如训练老人床上排便能力、清淡饮食、多饮水、勤排尿等,残余尿多或有尿潴留致肾功能不良者,应留置导尿。术后密切观察老年人的意识、生命体征、水电解质变化情况、泌尿系统和呼吸系统感染征象等;保持膀胱引流通畅,观察引流液颜色、性质,膀胱冲洗时冲洗液温度适当,可嘱老人多饮水,尿量增多可以起到内冲洗作用;术后腹胀消失、肛门排气后给予半流质饮食,保持大便通畅,不用力排便,5 日内不做灌肠治疗,以免创面出血。

4. 心理护理 维护老年人的自尊,多关心老年人,鼓励其正常社交,解除不良情绪。向老年人说明药物治疗的重要性和手术治疗的必要性,帮助其树立战胜疾病的信心。

知识拓展

良性前列腺增生症常用的"微创"手术

良性前列腺增生症老人常因高龄、体弱或合并较严重的心、肺疾患,难以耐受手术创伤,而药物又无济于事,故被称为"微创"手术的腔内手术就成为现代 BPH 的主要治疗方式,即通过物理、化学或机械等方式作用于前列腺局部以解除膀胱出口梗阻。常用方法有:经尿道前列腺电切术(TURP);经尿道前列腺汽化电切术(TUVRP);经尿道等离子体双极汽化前列腺切除术(TUPKVP);经尿道激光前列腺切除术;其他方法:微波、射频、高能聚焦超声、激光、化学消融、前列腺尿道气囊扩张和前列腺支架等。

来源:郭爱敏,周兰姝. 成人护理学(下册). 北京:人民卫生出版社,2017.

5. 健康指导

(1) 自我观察及定期体检:让老年男性了解前列腺增生的表现如尿频、夜尿、排尿困难等,如有异常及时体检。指导老年男性定期检查前列腺,了解有无增生及程度。

(2) 生活指导:①注意劳逸结合,避免过度劳累、受凉,避免久坐、骑车等挤压、牵拉会阴部活动,以防前列腺血流不畅;②适量饮水,每天至少饮水 2000ml 以上,可有效稀释尿液中代谢产物的浓度,减少尿液中有害物质对前列腺组织的刺激;③不憋尿,过度憋尿会导致前列腺包膜张力的增高,长此以往会引起前列腺疾患;④不酗酒、少吃辛辣食物、保持大便通畅、勤洗澡、和谐节制的性生活等,同样对预防前列腺疾患有着重要意义;⑤心情放松:心情愉快不仅有利于身心健康,还可减缓盆底肌肉的张力。

【护理评价】

老年人知晓前列腺增生的表现,并注意观察,经常体检。生活规律,能坚持锻炼身体,饮食清淡,情绪乐观。

(程东阳)

思考题

1. 张奶奶,76 岁。近 1 个月来口干,经常牙龈出血,有几颗牙齿松动,咀嚼困难。两年前镶嵌义齿,最近张奶奶食欲缺乏,吃干食感觉吞咽困难,靠喝汤帮助咽下。体格检查:舌体、颊黏膜共 3 处溃疡,牙龈萎缩,口唇和口腔黏膜干燥,轻度营养不良外貌。

请思考:

(1) 问诊需了解哪些问题?张奶奶可能患哪种疾病?

(2) 主要的护理诊断有哪些?应采用哪些针对性的护理措施?

笔记

（3）健康指导要教会张奶奶哪些内容？

2. 社区居民李爷爷，61 岁，独居（共同生活 38 年的老伴上个月因脑卒中去世）。自诉最近不愿活动，很少下楼，也不愿意吃饭，睡眠也不好，感到排便困难，从过去的每天 1 次到现在的每周 2～3 次。

请思考：

（1）根据获得的资料，还需进一步询问李爷爷哪些情况或采取哪些检查？

（2）李爷爷便秘最可能的相关因素有哪些？护理目标是什么？

（3）应采取哪些相对应的护理措施？健康指导的重点是什么？

3. 陈奶奶，66 岁。5 年前开始在咳嗽、打喷嚏、奔跑时尿液不自主地溢出，并随着健康状况的好坏而时重时轻。近 2 个月来上述症状有所加重。妇科检查未见畸形，有老年性阴道炎。膀胱内压正常，膀胱逼尿肌稳定。尿道压力测试：在膀胱充盈状态下，站立位可见随咳嗽尿液漏出，咳嗽停止后漏尿消失。

请思考：

（1）根据上述资料，首先考虑陈奶奶患的是哪种类型的尿失禁？

（2）建议目前采用哪种治疗方法？

（3）护士如何具体指导、帮助陈奶奶？

思路解析

扫一扫，测一测

第八章　老年人休息与活动的护理

学习目标

1. 掌握老年骨质疏松症、腰颈椎病、退行性骨关节病、老年高血压、老年冠心病、睡眠呼吸暂停综合征、老年肺炎、老年慢性阻塞性肺疾病的概念、护理评估要点及临床特征。

2. 熟悉老年骨质疏松症、腰颈椎病、退行性骨关节病、老年高血压、老年冠心病、睡眠呼吸暂停综合征、老年肺炎、老年慢性阻塞性肺疾病的病因及辅助检查内容。

3. 了解老年人骨骼、肌肉系统，心血管系统、呼吸系统的解剖生理变化。

4. 具有为老年骨质疏松症、退行性骨关节病、高血压、冠心病、睡眠呼吸暂停综合征、肺炎、慢性阻塞性肺疾病、腰颈椎病老人制订护理计划并提供有针对性护理的能力。

休息与活动是人类最基本的生理需要。人体的活动与机体的新陈代谢、生理活动等密切相关，活动可使生理、心理及社会各方面获得益处，保持活动与活力是人类健康长寿的关键。但只注意活动而不重视休息，则又容易超过身体负荷，引起过度劳累、损伤或其他意外。因此适当的休息与活动是维持人体健康、使机体处于最佳生理和心理状态的必要条件。

第一节　相关解剖生理变化

本节重点介绍骨骼与肌肉系统、心血管系统、呼吸系统的解剖生理变化。

一、骨骼与肌肉系统

（一）骨骼

人到中老年，骨的大小和外形变化不明显，但骨骼中的有机物质如骨胶原、黏多糖蛋白含量明显减少，使骨的弹性和韧性减弱。同时骨的内部结构也出现明显的变化，如骨皮质变薄，骨小梁减少变细，引起骨密度减少，导致骨质疏松。随着骨总量的减少，骨骼力学性能明显减退，甚至不能承受正常的生理负荷，骨骼容易发生变性和骨折。

（二）关节

1. 关节软骨　老年人关节软骨的改变最为明显。随着年龄增长，关节软骨的含水量、亲水性的黏多糖、硫酸软骨素 A 减少，胶原含量增加，导致关节软骨钙化及纤维化而失去弹性，使关节软骨对外界机械应力减弱。由于长期磨损，导致关节软骨面变薄、粗糙、破裂，完整性受损，软骨剥离形成游离体，即“关节鼠”，可使老年人在行走时出现关节疼痛；由于关节软骨变性，使连接与支持骨和关节的韧带、腱膜、关节囊因纤维化和钙化而僵硬，关节活动受限；有时可因关节软骨全部退化，使老年人活动时关节两端的骨面直接接触而引起疼痛。此外，在退化的关节软骨边缘出现骨质增生形成骨刺，导致关节活动障碍更加明显。

2. 滑膜　老年人滑膜细胞的细胞质减少，滑膜萎缩变薄，表面的皱襞和绒毛增多，纤维增多，基质减少，滑膜的代谢功能减弱；滑膜下层的弹力纤维和胶原纤维随年龄增长而增多，使滑膜表面和毛细血管的距离扩大，引起循环障碍，促使关节软骨变性，导致软骨损伤。

3. 关节软骨的营养和代谢　关节受压、营养减少等因素影响关节软骨的营养供给，加重软骨的老化速度。

（三）骨骼肌

成年人全身骨骼肌约占体重的40%～50%。随着增龄，老年人肌纤维萎缩，数量减少，肌肉变硬，失去弹性，肌肉总量减少。老年期骨骼肌总量可减少到仅占体重的25%。肌力也减退，易出现肌疲劳。加上老年人脊髓和大脑功能的衰退，活动减少，导致骨骼肌动作反应迟钝，故老年人一般动作迟缓，运动幅度降低，很难完成复杂动作。

二、心血管系统

（一）心脏

1. 心排血量　老年人由于心肌ATP酶活性降低，钙离子扩散率减少，使心肌收缩的速度与强度降低；静脉壁弹性减少，伴随血管周围肌群收缩力减弱，使静脉管腔变大和血流缓慢，外周静脉滞留量增加，导致回心血量减少；加上老年人心室壁顺应性降低，心排血量减少，最大搏出量亦相应减少，故在最大活动量时，会导致心排血量无法上升到预期值。

2. 心率　随着增龄，老年人的静息心率轻度减少，最大运动心率明显减慢，其主要原因是老年人心室壁弹性降低，心室的再充填所需时间延长，影响到整个心脏的功能。

（二）血管

由于硬化与纤维化，老年人血管失去弹性，钙盐沉积，管腔狭窄，发生动脉粥样硬化的可能性增加。毛细血管变薄、变硬，阻碍了组织营养物质和氧气的交换。由于血管弹性消失、皮肤变薄及皮下脂肪减少，老年人头、颈部及四肢的血管显得格外突出。

（三）血压

由于老化动脉胶原纤维增多、弹性纤维减少，加上钙盐沉着及内膜粥样硬化斑块的形成等原因，均可致动脉管壁增厚、变硬，弹性减弱。尤其是大动脉的弹性储备作用极大减弱，使心室收缩产生的压力几乎不变地传至主动脉，导致收缩压升高；而舒张期主动脉又无明显的回缩，舒张压升高不明显，使脉压增大。因此，老年人高血压以收缩压升高为主。同时由于外周静脉滞留量增加，外周血管阻力加大，也会引起部分老年人出现舒张压升高。另外，长期高血压的代偿，使压力感受器敏感性降低，老年人易发生直立性低血压。

三、呼吸系统

（一）胸廓及呼吸肌

老年人由于胸椎椎体退行性变、压缩致脊柱后凸、胸骨前凸、肋骨走向变化，使胸廓的前后径增大，胸廓由扁圆形变为桶状；肋软骨钙化及肋骨关节韧带的硬化等，使胸廓活动度受到限制。老年人呼吸肌萎缩，深吸气时膈肌活动度减少，肌力减弱，使呼吸效能降低。膈肌收缩时的下降幅度每减少1cm，可使肺容积减少250ml。因此，老年人的肺功能降低，呼吸容量减少。

（二）呼吸道

老年人气管、支气管黏膜上皮萎缩，黏膜下腺体和平滑肌萎缩，弹性组织减少，部分纤毛倒伏，软骨钙化或骨化，因此气管及支气管内径增大。但小气道杯状细胞数量增多，分泌亢进，黏液潴留，可导致管腔狭窄，增加气道内在阻力，尤其是呼气阻力增加而容易发生呼气性呼吸困难。

（三）肺

老年人的肺组织萎缩，体积变小，重量减轻；肺泡壁断裂，肺泡互相融合，使肺泡数量减少而肺泡腔变大，肺泡面积减少，气体交换面积由30岁时的$75m^2$减至70岁时$60m^2$；肺泡壁弹性纤维减少，甚至

笔记

消失；加之肺硬度增加，肺泡回缩力减弱，肺因纤维化而失去原有弹性，扩张、回缩能力降低，致气体无法呼出，肺活量减少；肺泡隔中毛细血管数量和管内的血流量均减少，肺泡与血液气体交换能力降低，老年人动脉血氧分压水平随增龄而下降。

第二节　常见问题和疾病

情景导入

李奶奶，75岁，家住农村，育有7个子女，辛苦节俭，平时以素食为主，只有在过年时才舍得买点肉吃。5年前在下地干活时出现腰背酸痛，休息后缓解，自认为是劳累所致，没到医院进行治疗。近2年来腰酸背痛的症状逐渐加重，长期站立后腰背疼痛难忍，且驼背明显，因担心影响子女学习工作，遇有不适只是到小诊所打几天针了事，从未正规治疗。

请思考：

1. 李奶奶可能出现了什么问题？
2. 针对李奶奶的情况应采取哪些护理措施？

随着年龄的增长，老年人各系统疾病的发生率增高，如高血压、冠心病、糖尿病、慢性阻塞性肺疾病等。本节重点介绍与老年人休息与活动有关的八种常见疾病，包括老年骨质疏松症、腰颈椎病、退行性骨关节病、老年高血压、老年冠心病、睡眠呼吸暂停综合征、老年肺炎、老年慢性阻塞性肺疾病。

一、骨质疏松症

骨质疏松症（osteoporosis，OP）是一种以骨量减少，骨组织微细结构破坏，导致骨骼的强度降低和骨折危险性增加为特征的一种全身代谢性疾病。骨质疏松症可分为原发性和继发性两类。原发性骨质疏松症包括绝经后骨质疏松症（Ⅰ型）和老年骨质疏松症（Ⅱ型），占发病总数的85%～90%。绝经后骨质疏松症一般发生在妇女绝经后5～10年内；老年骨质疏松症一般指老年人70岁后发生的骨质疏松，女性的发病率为男性的3倍。继发性骨质疏松症指由任何影响骨代谢的疾病和药物导致的骨质疏松，占发病总数的10%～15%。患骨质疏松症的老年人极易发生骨折，是引起老年人卧床率和伤残率增高的主要因素。国际骨质疏松基金会发布数据显示，到2050年世界一半以上的髋部骨折病例将出现在亚洲地区，届时我国骨质疏松症患者将激增至2亿多人，占人口的13.2%。

知识拓展

髋骨骨折的影响

髋骨骨折对身体的功能和构造有明显的影响。国外的一项研究显示了髋骨骨折患者在骨折1年后不能完成的与下肢动作相关的日常活动，而这些动作在其骨折前均可完成：①20%患者需要他人帮助才能穿裤子。②40%患者横穿一个小房间需要借助他人或工具的帮助。③66%患者上厕所需要他人帮助。④90%患者上五层楼需要借助他人或工具的帮助。⑤62%患者打扫房间受到影响。⑥53%患者独自外出散步受到影响。⑦42%患者自己购物受到影响。髋骨骨折后的其他功能障碍还包括认知障碍、抑郁综合征、步态和平衡障碍等。

来源：Magaziner J，Hawkes W，Hebel JR，et al. Recovery from hip fracture in eight areas of function. J Gerontol Med Sci，2000，5SA(9)：498-507.

【护理评估】

1. 健康史　老年骨质疏松症的发生与下列多种因素有关。

（1）年龄、性别、遗传：据研究表明，女性绝经期后多见，男性则65岁以后发病较多。遗传因素也

笔记

是本病的重要危险因素。多种基因（如维生素D受体、雌激素受体、β_3肾上腺素能受体的基因）的表达水平和基因多态性可影响骨代谢。另外，基质胶原和其他结构成分的遗传差异与骨质疏松性骨折的发生有关。遗传因素决定个人的峰值骨量和骨骼大小，峰值骨量越高，骨骼越重，到老年发生骨质疏松的危险就越小。一般认为，体形瘦小的人，峰值骨量也低于正常人，发生骨质疏松症的危险性明显高于其他体形的人；不同人种的发病率也不相同，白种人骨质疏松症多见，其次是黄种人，黑人较少；家族中患本病较多者，本人患此病的危险性明显增高。

(2) 性激素：性激素在骨生成和维持骨量方面起着重要的作用。老年人随着年龄的增长，性激素功能减退，激素水平下降，骨的形成减慢，吸收加快，导致骨量下降。

(3) 甲状旁腺素和细胞因子：PTH作用于成骨细胞，通过其分泌的细胞因子（如IL-6）促进破骨细胞的作用。随着年龄的增加，血PTH逐年增高，骨髓细胞的护骨素表达能力下降，导致骨质丢失加速。

(4) 营养成分：钙是骨矿物质中最主要的成分，维生素D可促进骨细胞的活性作用，磷、蛋白质及微量元素可维持钙、磷比例，有利于钙的吸收。老年人由于牙齿脱落及消化功能降低，进食少，多有这些营养物质的缺乏，使骨的形成减少。

(5) 生活方式：体力活动是刺激骨形成的基本方式，老年人户外运动减少，缺少阳光照射，尤其是长期卧床的老年人，骨骼缺乏负重及肌肉活动等刺激，使成骨细胞缺乏足够机械应力刺激，活性降低，而破骨细胞的活性增高，导致骨质脱钙，造成失用性骨质疏松。此外，吸烟、酗酒、高蛋白、高盐饮食、大量饮用咖啡、光照减少均是老年人骨质疏松的易发因素。

(6) 药物因素：长期使用类固醇激素、甲状腺素、肝素等，均可影响钙的吸收，尿钙排泄增加，促使骨量丢失。

2. 身体状况

(1) 疼痛：骨质疏松症起病和病程进展缓慢，早期多无明显表现。疼痛是本病最常见的症状，以腰背痛多见，多为酸痛。其次是膝关节、肩背部、手指、前臂。夜间和清晨醒来时加重，日间减轻，负重能力减弱，活动后常导致肌肉劳损和肌肉痉挛，疼痛加重。

(2) 身高变矮和驼背：多在剧烈的腰背部疼痛后出现。其原因是支持人体的脊椎骨发生骨质疏松后，椎体内部骨小梁变细，数量减少。椎体压缩性骨折是老年人身材变矮、驼背的主要原因。

(3) 骨折：其骨折的危险性明显高于正常人。很轻微的外力就可能引发骨折，以胸、腰椎压缩性骨折最多见。脊椎后弯、胸廓变形，可使肺活量和最大换气量显著减少，导致呼吸功能下降，易并发肺部感染。其次是桡骨骨折和股骨颈骨折，股骨颈骨折易导致老年人长期卧床，加重骨质丢失，常因并发感染、心血管病和慢性衰竭而引起死亡。

3. 心理-社会状况　机体不适，身体外形改变会进一步加重老年人的心理负担，严重挫伤老年人的自尊心。老年人还可因外形改变而不愿走进公共场合，也会因身体活动不便或担心骨折而拒绝锻炼，从而不利于身体功能的改善。髋骨骨折会给老年人及家属带来重大的心理压力，往往认为发生髋骨骨折就意味着生命终结的到来，因此老年人术后抑郁症的发生率增高。

4. 辅助检查

(1) 骨代谢生化指标：包括骨形成指标、骨吸收指标及血、尿骨矿成分。主要检查有：①骨钙素：是骨更新的敏感指标，可有轻度升高。②尿羟赖氨酸糖苷（HOLG）：是骨吸收的敏感指标，可升高。③血清镁、尿镁：均有所下降。

(2) X线检查：是最简单易行的检查方法，但只能定性，不能定量，且不够灵敏。一般在骨量丢失30%以上时才能在X线片上显示出骨质疏松，表现为皮质变薄，骨小梁减少变细，骨密度减低、透明度加大，晚期出现骨变形及骨折。其中锁骨皮质厚度下降至3.5~4.0mm时易伴有椎体压缩性骨折。

(3) 骨密度检查：WHO采用处于峰值骨量阶段的年轻成年妇女的骨密度作为确定骨质疏松症的诊断标准，骨密度每低于峰值骨量的一个标准差，骨折的危险度就会增加1倍，若骨密度低于同性别峰值量的2.5个标准差以上，即为骨质疏松症。可采用单光子骨密度吸收仪（SPA）、双能X线吸收仪（DEXA）、定量CT检查等测定骨密度。

【常见护理诊断/问题】

1. 疼痛　与骨质疏松症、骨折及肌肉疲劳、痉挛有关。

笔记

2. 躯体活动障碍 与骨痛、骨折引起的活动受限有关。

3. 潜在并发症:骨折。

4. 情境性自尊低下 与椎体骨折引起的身长缩短或驼背有关。

【护理计划与实施】

老年骨质疏松症的处理原则:以补充钙剂及使用钙调节剂进行药物治疗为主。在药物治疗的同时,需积极调整生活方式,注意适当户外活动,避免嗜烟、酗酒,慎用影响骨代谢的药物,采取防止跌倒的各种措施,加强自身和环境的保护措施(包括各种关节保护器)等。

预防与护理的总体目标是:①老年人能正确使用药物或非药物的方法解除或减轻疼痛,舒适感增加。②能按照饮食及运动原则,合理进餐和活动,维持躯体的功能。③避免骨折发生或骨折患者未因限制活动而发生有关的并发症。④能正视自身形象的改变,情绪稳定,无社交障碍。具体护理措施如下:

1. 休息与活动 根据老年人身体状况,制订适宜的活动计划。对能活动者,每天坚持适当的活动可增加骨密度,降低骨丢失;对因疼痛而活动受限者,可指导其每天进行关节的活动训练,同时进行肌肉的等长、等张收缩训练,以保持肌肉的张力;对因骨折而固定或牵引者,可指导其做上下甩动臂膀、扭动足趾,做足背屈和跖屈等动作。

2. 营养与饮食 原发性骨质疏松症诊疗指南(2017)中建议:50岁及以上人群每日钙推荐摄入量为1000~1200mg(元素钙);65岁及以上老年人因缺乏日照以及摄入和吸收障碍常有维生素D缺乏,推荐摄入量为600IU(15μg)/d,可耐受最高摄入量为2000IU(50μg)/d。维生素D用于骨质疏松症防治时,剂量可为800~1200IU/d。因此,要特别鼓励老年人多摄入含钙和维生素D丰富的食物。含钙高的食品有牛奶、乳制品、大豆、豆制品、芝麻酱、海带、虾米等。富含维生素D的食品有禽、蛋、肝、鱼肝油等。除增加含钙饮食外,还可补充钙剂,老年人可适量服用碳酸钙、枸橼酸钙。另外,有研究显示,较高基线的镁、钾及较多蔬菜水果摄入与较高骨密度相关,应鼓励老年人多摄入含镁、钾丰富的食物,尽量多摄入蔬菜和水果。

3. 缓解疼痛 卧床休息、洗热水浴、按摩、擦背可使肌肉放松,有效减轻疼痛。因病情需要长时间处于同一体位,如仰卧位时,可在膝下垫软枕,将患肢置于膝关节屈曲位,减轻腰部压力可缓解疼痛。同时,可应用音乐治疗、暗示疏导等方法缓解疼痛,对疼痛严重者可遵医嘱使用止痛剂、肌肉松弛剂等药物,对骨折者应通过牵引或手术方法最终缓解疼痛。

4. 预防并发症 尽量避免弯腰、负重等行为,同时为老年人提供安全的生活环境或装束,防止跌倒和损伤。对已发生骨折者,应每2小时翻身一次,保护和按摩受压部位,指导老年人进行呼吸和咳嗽训练,做被动和主动的关节活动训练,定期检查,防止并发症的发生。

5. 用药护理

(1) 钙制剂:如碳酸钙、葡萄糖酸钙等,注意不可与绿叶蔬菜一起服用,防止因钙螯合物形成而降低钙的吸收,使用过程中要增加饮水量,通过增加尿量减少泌尿系统结石形成的机会,并防止便秘。

(2) 钙调节剂:包括降钙素、维生素D和雌激素,使用降钙素时要观察有无低血钙和甲状腺功能亢进的表现。在服用维生素D的过程中要监测血清钙和肌酐的变化,对使用雌激素的老年女性,应详细了解家族中有无肿瘤和心血管疾病方面的病史,严密监测子宫内膜的变化,注意阴道出血情况,定期做乳房检查,防止肿瘤和心血管疾病的发生。

(3) 二磷酸盐:如依替膦酸二钠、帕米膦酸二钠、阿仑膦酸钠等,此类药物的消化道反应较多见,故应晨起空腹服用,同时饮清水200~300ml,至少30分钟内不能进食或喝饮料,也不能平卧,以减轻对消化道的刺激。静脉注射要注意血栓性疾病的发生,同时应监测血钙、磷和骨吸收生化标志物。

6. 心理护理 与老年人倾心交谈,鼓励其表达内心的感受,明确忧虑的根源。指导老年人穿宽松的上衣掩盖形体的改变,也可穿背部有条纹或其他修饰的衣服改变人的视觉效果。强调老年人在资历、学识或人格方面的优势,使其认识到个人的力量,增强自信心,逐渐适应形象的改变。对髋骨骨折患者在手术恢复期出现的严重疼痛和功能障碍要及时予以帮助,鼓励尽早行康复训练,告知老年人及其家属在骨折后前几个月内下肢的功能可能会有明显的恢复,以增加其信心。

7. 健康指导

笔记

(1) 运动指导:指导老年人每日适当运动和进行户外日光照射。在活动中防止跌倒,避免过度用力，也可通过辅助工具协助完成各种活动。

（2）饮食指导：提供老年人每天的饮食计划单，学会各种营养素的合理搭配，尤其要指导老年人多摄入富含钙及维生素 D 的食物。

（3）用药指导：指导老年人服用可咀嚼的片状钙剂，且应在饭前 1 小时及睡前服用，钙剂应与维生素 D 同时服用。教会老年人观察各种药物的不良反应，明确不同药物的使用方法及疗程。

（4）康复训练指导：康复训练应尽早实施，在急性期应注意卧、坐、立姿势，卧位时应平卧、低枕、背部尽量伸直，坚持睡硬板床；坐位或立位时应伸直腰背，收缩腰肌和臀肌，增加腹压。在慢性期应选择性地对骨质疏松症好发部位的相关肌群进行运动训练，如采取仰卧位抬腿动作做腹肌训练，采用膝手卧位做背肌训练等。同时可配合有氧运动增强体质，通过翻身、起坐、单腿跪位等动作训练维持和提高老年人的功能水平。

（5）配合中医中药：近年的科研成果表明，以补肾为主、健脾为辅的中医疗法对骨质疏松有一定的疗效，可配合使用。

【护理评价】

老年人疼痛减轻或消失；每日能够合理地进食和用药，躯体功能有所改善；无骨折发生或骨折后未出现并发症；情绪稳定，能正确应对疾病造成的影响。

0801

微课：骨质疏松症的日常保健

二、腰、颈椎病

腰、颈椎病是指颈腰椎间盘退行性变及其继发性椎间关节退行性变所致脊髓、神经及血管损害而表现出的相应症状和体征，是老年人的常见病之一，好发部位依次为颈 5～颈 6、颈 4～颈 5、颈 6～颈 7、腰 4～腰 5 及腰 5～骶 1。

【护理评估】

1. 健康史　腰椎病最基本的病因是腰椎间盘的退行性改变，包括：①腰椎先天性畸形：如腰椎骶化、骶椎腰化、隐性骶椎裂等。②慢性腰肌劳损：久坐、久站或经常搬抬重物等，腰肌长时间处于高张力牵伸状态，导致腰部肌肉、筋膜等急性或慢性损伤，如腰椎骨折、腰椎间盘损伤等。③腰部外伤：急性外伤时可波及纤维环、软骨板等结构，而促使已退变的髓核突出。颈椎退行性改变是颈椎病发病的主要原因，其中椎间盘的退行性改变尤为重要，是颈椎诸结构退变的首发因素，并由此演变出一系列颈椎病的病理解剖及病理生理改变。其余原因有先天性椎管狭窄、劳损等，根据受压部位和临床表现不同，颈椎病一般分为四类：神经根型、脊髓型、椎动脉型和交感神经型。

2. 身体状况　老年人腰颈椎病具有以下特征：①起病缓慢，病程长，反复发作。②症状复杂多样，颈、腰腿痛多呈持续性或发作性加剧，卧床休息症状不能缓解。③病变位置呈多源性、多节段性，多数老年人有不同程度脊柱畸形、骨质疏松，部分有单节段或多节段的腰椎间盘突出。

3. 心理-社会状况　评估老年人及家属对该病的认识、心理状态、有无焦虑及焦虑原因，家庭及社会对老年人的支持程度。

4. 辅助检查　了解老年人的 X 线、CT、MRI 等检查结果，以判断病情。

【常见护理诊断/问题】

1. 疼痛　与神经、血管受刺激或压迫有关。
2. 自理能力缺陷　与疼痛所致的功能障碍、肌肉无力、眩晕等有关。
3. 有受伤的危险　与椎动脉供血不足所致的眩晕有关。
4. 焦虑　与疼痛、活动障碍、对手术治疗的担忧等有关。

【护理计划与实施】

老年人腰、颈椎病的处理原则包括非手术治疗和手术治疗。非手术治疗方法如卧床休息、持续牵引、推拿按摩、理疗及硬膜外注射皮质激素等，适用于症状较轻、无腰椎管狭窄者，主要用于缓解疼痛、局部消炎、放松肌肉等治疗。手术治疗适合于诊断明确、经非手术治疗无效、反复发作或脊髓压迫症状进行性加重者。

预防与护理的总体目标是：①老年人能正确变换体位，正确使用保护腰、颈椎的器具，并保持腰、颈椎的自然曲度。②采用药物或非药物的方法解除或减轻疼痛，舒适感增加。③老人情绪稳定，无社交障碍。具体护理措施如下：

1. 休息时对腰、颈椎的保护　颈椎病老人休息时应使头颈部保持自然仰伸位；胸部及腰部保持自然曲度；双髋及双膝屈曲，使全身肌肉、韧带及关节获得最大限度的放松与休息。腰椎病患者应卧硬板床，抬高床头20°，侧卧位时屈髋屈膝，双腿分开，上腿下垫枕；仰卧位时可在膝、腿下垫枕，避免头前倾、胸部凹陷等不良姿势；俯卧位时可在腹部及踝部垫枕，以放松脊柱肌肉。

2. 正确使用保护腰、颈椎器具　佩戴颈围可固定颈椎，限制颈椎过度活动；腰围能加强腰椎的稳定性，对腰椎起到保护和制动作用。保持有效牵引可解除肌肉痉挛，改善神经根刺激症状。

3. 缓解疼痛　遵医嘱采用热疗、磁疗、超声疗法、推拿、按摩及给予镇痛剂等药物缓解疼痛。

4. 用药护理　①向老人说明药物治疗只是对症处理，不能祛除病因，在症状严重、影响正常生活时可短期使用，并介绍药物的不良反应，一旦发生，及早处理。②局部封闭疗法者，应提前询问病史，如有糖尿病、高血压病史者，则谨慎注射。注射前指导老人清洁皮肤，准备醋酸泼尼松、2%利多卡因及消毒用品，并协助注射。注射后告知老人3天内注射局部不可沾水，每周注射1次，3次为一个疗程，必要时间隔2～3周后再进行下一个疗程。

5. 心理护理　多与老人交流，倾听老人意见，了解其心理状况，并给予安慰和解释，以增强患者战胜疾病的信心，减少顾虑及担忧。

6. 健康指导

（1）选择正确的睡眠体位和适宜的枕头，以保持颈、胸、腰部自然曲度，髋、膝部以略屈曲为佳。

（2）指导老年人平时坐、卧、立、行和持重时采取正确的姿势，以减少急慢性损伤发生的机会。经常改变体位，避免用同一姿势站立或坐时间过长。

（3）积极参加适当体育锻炼，以增加脊柱的稳定性。

（4）加强营养可缓解机体组织及器官退行性变。

（5）鼓励患者增加自信心、学会自我照顾。一旦出现头痛、头晕等病情变化及时就诊。

【护理评价】

老年人疼痛减轻，舒适感增加；肢体感觉、运动等功能恢复正常；情绪稳定，能正确应对疾病造成的影响。

三、退行性骨关节病

退行性骨关节病（degenerative osteoarthritis）又称老年性骨关节炎、骨性关节炎、增生性关节炎等，其主要病变是关节软骨的退行性变和继发性骨质增生，引起关节软骨完整性破坏以及关节边缘软骨下骨板病变，继而导致关节症状和体征的一组慢性退行性关节疾病。骨关节的病理改变表现为透明软骨软化、糜烂，骨端暴露，并继发滑膜、关节囊、肌肉的变化。此病好发于髋、膝、脊椎等负重关节以及肩、指间关节等。其发病率随年龄的增大逐渐升高，65岁以上的老年人患病率达68%，高龄男性髋关节受累多于女性，手骨性关节炎则以女性多见。

【护理评估】

1. 健康史　本病的发生是多种因素共同作用的结果，主要因素包括：①软骨基质中的黏多糖含量减少，纤维成分增加，软骨的弹性降低。②软骨下骨板损害使软骨失去缓冲作用。③关节内局灶性炎症。临床上骨关节炎分为原发性和继发性两大类。原发性骨关节炎的发病原因可能与一般易感因素和机械因素有关。前者包括生理性老化、遗传、肥胖、性激素、吸烟等因素。后者包括长期不良姿势导致的关节形态异常、长期从事反复使用关节的相关职业引起关节劳损等。继发性骨关节炎常见原因为关节先天性畸形、关节创伤、关节面的后天性不平衡及其他疾病等。老年人退行性骨关节病绝大部分为原发性。

2. 身体状况

（1）关节疼痛：开始表现为关节酸痛，程度较轻，多出现于活动或劳累后，休息后可减轻或缓解。随着病情进展，疼痛程度加重，表现为钝痛或刺痛，关节活动可因疼痛而受限，后期休息时也可出现疼痛。其中膝关节病变在上下楼梯时疼痛明显，久坐或下蹲后突然起身可导致关节剧痛；髋关节病变疼痛常自腹股沟传导至膝关节前内侧、臀部及股骨大转子处，也可向大腿后外侧放射。

笔记

(2) 关节僵硬:关节活动不灵活,特别在久坐或清晨起床后关节有僵硬感,需经过一段时间后才能活动。一般持续时间较短,不超过30分钟,但到疾病晚期,关节将永久不能活动。

(3) 关节内卡压现象:关节内有小的游离骨片时,可引起关节内卡压现象。表现为关节疼痛、活动时有响声和不能屈伸。膝关节卡压易使老年人摔倒。

(4) 关节肿胀、畸形:膝关节肿胀多见,因局部骨性肥大或渗出性滑膜炎引起,严重者可见关节畸形、半脱位等。手关节畸形可因指间关节背面内、外侧骨样肿大结节引起,位于远端指间关节者称Heberden结节,位于近端指间关节者称为Bouchard结节,部分患者可有手指屈曲或侧偏畸形,第一腕掌关节可因骨质增生出现"方形手"。

(5) 功能受限:各关节可因骨赘、软骨退变、关节周围肌肉痉挛及关节破坏而导致活动受限。此外,颈椎骨性关节炎脊髓受压时,可引起肢体无力和麻痹,椎动脉受压可致眩晕、耳鸣,导致出现复视、构音障碍或吞咽障碍,严重者可发生定位能力丧失或突然跌倒。腰椎骨性关节炎腰椎管狭窄时,可引起下肢间歇性跛行及大小便失禁。

3. 心理-社会状况 骨性关节炎主要表现为反复或持续的关节疼痛、功能障碍和关节变形,严重影响老年人的日常生活及心理健康。疼痛使老年人不愿意过多走动,社会交往减少;功能障碍使老年人的无能为力感加重,产生自卑心理;疾病的迁延不愈使老年人对治疗失去信心,产生消极悲观的情绪。

4. 辅助检查 本病无特异性的实验室指标,放射学检查具有特征性改变。

(1) X线检查:可见受累关节间隙狭窄,关节面硬化和变形,关节边缘骨质增生,关节内游离骨片,软骨下骨硬化和囊性病变。

(2) CT:用于椎间盘疾病的检查,效果明显优于X线。

(3) MRI:能发现早期的软骨病变,并能观察到半月板、韧带等关节结构的异常。

【常见护理诊断/问题】

1. 疼痛 与关节退行性变引起的关节软骨破坏及骨板病变有关。
2. 躯体活动障碍 与关节疼痛、畸形或脊髓压迫所引起的关节或肢体活动困难有关。
3. 无能为力感 与躯体活动受限及自我贬低的心理压力有关。
4. 有跌倒的危险 与关节破坏所致的功能受限有关。

【护理计划与实施】

本病的处理原则包括缓解疼痛、改善关节功能、减少致残。可采用药物和非药物方法治疗。常用的药物有非甾体抗炎药、氨基葡萄糖及抗风湿药。非药物治疗包括运动、理疗、关节功能保护等。对症状严重、关节畸形明显的晚期骨关节炎老年人,多行人工关节置换手术。

治疗与护理的总体目标是:①老年人能通过有效方法减轻疼痛。②关节功能有所改善,能独立或在帮助下完成日常生活活动。③能积极应对疾病造成的身心影响,应对能力有所增强。具体护理措施如下:

1. 休息与活动 根据老年人情况制订休息与活动计划,急性发作期宜限制关节活动,以不负重活动为主;症状缓解期可适当运动,如游泳、做操、打太极拳等,可有效预防和减轻病变关节的功能障碍,肥胖老年人更应坚持运动锻炼。

2. 疼痛护理 对患髋关节骨关节炎的老年人,减轻关节的负重和适当的休息是缓解疼痛的重要措施,可利用手杖、拐、助行器站立或行走。疼痛严重者,可采用卧床牵引限制关节活动。膝关节炎的老年人除适当休息外,可通过上下楼梯扶扶手、坐位站起时手支撑扶手的方法减轻关节软骨承受的压力,膝关节积液严重时,应卧床休息。另外,局部理疗与按摩综合使用,对任何部位的骨关节炎都有一定的镇痛作用。

3. 用药护理

(1) 非甾体抗炎药:可镇痛。建议使用吡罗昔康、双氯芬酸、舒林酸硫化物等,此类药物副作用小,而且双氯芬酸、舒林酸硫化物对软骨代谢和蛋白聚合糖合成具有促进作用。尽量避免使用阿司匹林、水杨酸、吲哚美辛等副作用大且对关节软骨有损害作用的药物。应使用最低有效剂量;在炎症发作期使用,症状缓解后立即停止;药物剂量和种类选择注重个体化,如按摩、理疗等方法可缓解疼痛

笔记

者，最好不服用镇痛药。

（2）氨基葡萄糖：可减轻疼痛并修复损伤的软骨。常用药物有硫酸氨基葡萄糖（维骨力）、氨糖美辛片、氨基葡萄糖硫酸盐单体（傲骨力）等。硫酸氨基葡萄糖于进餐时服用，氨糖美辛片于饭后即服或临睡前服用。

（3）抗风湿药：对保护残存软骨有一定作用，于关节内注射。用药期间应加强临床观察，监测 X 线片和关节积液。

4. 手术护理　对症状严重、关节畸形明显的晚期骨关节炎老年人，多行人工关节置换术，术后护理因不同部位的关节而有所区别。髋关节置换术后患肢需皮牵引，应保持有效牵引，同时要保证老年人在牵引状态下的舒适和功能；膝关节置换术后患肢用石膏托固定，应做好石膏固定及患肢的护理。

5. 心理护理　鼓励老年人积极治疗，坚持正确的康复训练，以保持功能和体形。同时使其认识到关节软骨组织随着年龄的增长而老化是自然规律，但如注意预防，可减轻退行性变化的进程。为老年人安排有利于交际的环境，增加其与外界环境互动的机会，协助老年人使用健全的应对技巧，鼓励学会自我控制不良情绪的方法。

6. 健康指导

（1）保护关节：指导老年人正确的关节活动姿势，动作幅度不宜过大，不加重关节的负担和劳损，尽量应用大关节而少用小关节，可以使用手把、手杖、助行器以减轻受累关节的负重，如用屈膝、屈髋、下蹲代替弯腰和弓背；用双脚移动带动身体转动代替突然扭转腰部；选用有靠背和扶手的高脚椅就座，且膝髋关节成直角。注意防潮保暖，防止关节受凉受寒。

（2）康复训练指导：指导老年人进行各关节的康复训练，通过主动和被动的功能锻炼，可以保持病变关节的活动，防止关节粘连和功能活动障碍。不同关节的锻炼方式依据其功能有所不同。①髋关节：早期练踝部和足部的活动，鼓励老年人尽可能做股四头肌的收缩，除去牵引或外固定后，床上练髋关节的活动，进而扶拐下地活动。②膝关节：早期练股四头肌的伸缩活动，解除外固定后，再练伸屈及旋转活动。③肩关节：练习外展、前屈、内旋活动。④手关节：主要锻炼腕关节的背伸、掌屈、桡偏屈、尺偏屈。

（3）用药指导：指导老年人遵医嘱正确用药，用明显的标记提醒老年人定时定量、准确服药，并告知药物可能的副作用，教会老年人监测方法。

【护理评价】

通过系统而全面的护理，老年人的疼痛减轻或消失；关节功能有所改善；日常生活基本能够自理；能主动与别人互动，应对能力有所增强。

（王红艳）

四、老年高血压

情景导入

李爷爷，73 岁，大学文化，退休教师。因发作性胸痛 3 天，诊断为“急性前壁心肌梗死”入院。老伴已去世，育有 1 子 2 女，家庭和睦，有医保。入院身体评估：体温 36.8℃，脉搏 84 次/分，呼吸 20 次/分，血压 105/70mmHg。患者神志清，精神萎靡，面容痛苦。实验室检查：血红蛋白 130g/L，白细胞 8.6×10^9/L，中性粒细胞 80%；肌红蛋白 T 2.1ng/L；急诊心电图：窦性心律，V_2 ~ V_5 导联 ST 段弓背向上抬高、病理性 Q 波，室性期前收缩。

请思考：

1. 李爷爷的病情观察要点有哪些？
2. 李爷爷当前存在的主要护理诊断/问题有哪些？
3. 李爷爷可能发生的潜在并发症是什么？

老年高血压（elderly hypertension）是指年龄≥65 岁，在未服用抗高血压药物的情况下，血压持续或非同日 3 次以上收缩压（SBP）≥140mmHg（18.7kPa）和（或）舒张压（DBP）≥90mmHg（12.0kPa），且排除假性或继发性高血压的全身性疾病。据统计，我国高血压患者近3亿，其中主要为老年人，2014年流行病学调查结果显示，我国60岁以上老年人患病率高达58.2%，尤其在65岁以上的老年人群中，高血压的患病率和升高幅度均增加。80岁及以上人群中，高血压患病率高达65%～90%，是老年人最常见的疾病和致残、致死的主要原因。

【护理评估】

1. 健康史　老年高血压的发生与动脉血管硬化、激素反应性减低、压力感受器敏感性减退及各种不良的生活方式，如缺乏体育锻炼、超重、中度以上饮酒、高盐饮食等有关。

2. 身体状况　老年高血压具有以下特征：

（1）收缩压增高、脉压增大：随着年龄的增长，收缩压增高，舒张压降低或不变，即出现单纯收缩期高血压，由此导致脉压增大。脉压随着年龄的增长而增加，是反映动脉损害程度的重要标志。脉压高对心脏危害更大，更易发生心力衰竭、脑卒中等并发症。

（2）血压波动性大：老年人的收缩压、舒张压和脉压的波动性均明显增大，尤其是收缩压，1天内波动可达40mmHg。血压的波动性使老年人易发生直立性低血压和餐后低血压，且所需的恢复时间较长。

（3）症状少而并发症多：在靶器官明显损害前，大部分老人无明显症状而未予以重视，导致并发症的发生和病情进展。老年高血压的并发症发生率高达40%，其中冠心病、脑卒中为常见而严重的并发症。

（4）多种疾病并存：老年高血压常与糖尿病、高脂血症、动脉粥样硬化、前列腺增生、肾功能不全等疾病共存并相互影响，使其治疗变得更为复杂，致残、致死率增高。

3. 心理-社会状况　评估老人有无对疾病发展、治疗方面的焦虑和猜疑；有无对终生用药的担心和忧虑；靶器官受损的程度是否影响到老人的社交活动；老人的家庭和社会支持度如何。

4. 辅助检查　老年高血压患者在心电图、胸部X线、眼底检查等方面表现与一般成人高血压没有区别。不同点为：①24小时动态血压检测：老年人血压波动性较大，有些高龄老人血压昼夜节律消失。②血脂、血糖检测：老年高血压患者常合并高血脂、高血糖。③内分泌检测：老年高血压多为低肾素型，表现为血浆肾素活性、醛固酮水平、β受体数目及反应性均低。

【常见护理诊断/问题】

1. 疼痛：头痛　与血压升高所致的脑供血不足有关。

2. 活动无耐力　与血压升高所致的心、脑、肾循环障碍有关。

3. 有受伤的危险　与视物模糊、低血压反应、意识障碍有关。

【护理计划与实施】

老年高血压的处理原则主要在于将血压调整至适宜水平，最大限度地降低心脑血管并发症发生与死亡的总体危险，提高生活质量。目前多数高血压指南建议，将老年人血压控制在140/90mmHg以下，80岁以上高龄老年人降压的目标值为<150/90mmHg。老年人高血压的治疗必须是个体化治疗，药物治疗时应注意，从小剂量开始，逐渐增加用药量，同时在抗高血压药物治疗期间应定期测量血压，随时调整用药量，降压不宜过快、过低。

治疗与护理的总体目标是：①老人能正确使用降压药物，将血压调整至适宜水平，减轻或解除由血压升高所致的疼痛；②血压控制平稳，心、脑、肾血供改善，活动耐力增加；③能正确用药，减少或不发生因视物模糊、低血压反应、意识障碍等导致的外伤。具体护理措施如下：

1. 休息与活动　根据老年高血压患者危险性分层（同内科护理学）确定活动量。极高危组需绝对卧床休息；高危组以休息为主，可根据身体耐受情况，指导其做适量的运动；中危及低危组应选择适合自己的运动方式，坚持运动，运动量及运动方式的选择以运动后自我感觉良好、体重保持理想为标准。

2. 饮食护理　限制钠盐摄入，以每人每日食盐量不超过6g为宜，减少膳食脂肪，补充适量优质蛋白质，增加含钾多、含钙高的食物，多食蔬菜、水果等，提倡戒烟、戒酒。

3. 用药护理　用药可根据老年人具体病理生理状况而选择：长期使用利尿药须注意低钾血症；有

笔记

左心室肥厚者，须预防心律失常和猝死的发生；对于合并冠心病的老年高血压患者，可选用β受体拮抗剂，因其能增加冠状动脉的血流量，降低外周阻力，降低心室壁张力。但用药时需注意有无哮喘、心动过缓等情况；老年人神经系统功能较差，更易发生药物治疗时的抑郁症，故应避免选用作用于中枢神经系统的抗高血压药物；α_1受体拮抗剂易引起直立性低血压，故老年人应慎用。为提高服药依从性，尽量选用长效剂型，每日1次服用。

4. 病情监测　老年人血压波动较大，所以在开始治疗或血压控制不理想时应每日定点、多次测量血压。因老年人易发生直立性低血压，须同时测量立位血压，并观察有无靶器官损害的征象。

5. 心理护理　老年高血压患者的情绪波动会进一步加重病情，故应鼓励其使用正向的调适方法，如通过与家人、朋友建立良好的关系得到情感支持，从而获得愉悦的感受。

6. 健康指导

（1）用药指导：向老人讲解高血压的相关知识，使之明确定期检测血压、长期坚持治疗的重要性，能遵医嘱按时按量服药。

（2）生活指导：指导老人保持充足的睡眠，避免过度劳累。指导低脂、低盐饮食，戒烟限酒。保持乐观情绪，提高应对突发事件的能力，避免情绪过分激动。根据老人年龄及身体状况选择慢跑、快步走、太极拳等有氧运动。

（3）定期监测：指导家人定时为老人测量血压并记录，尤其在自觉症状或情绪波动时，应及时测量，发现血压高于正常应及时补充必要的药物或到医院就诊。另外，还需定期检查尿常规、血液生化、心电图及眼底。

【护理评价】

老人能正确用药，血压控制平稳，由血压升高所致的疼痛减轻或解除，心、脑、肾血供改善，活动耐力增加，不发生外伤。

五、老年冠心病

冠心病是冠状动脉性心脏病（coronary heart disease）的简称，是指冠状动脉粥样硬化，使血管腔狭窄或阻塞，和（或）因冠状动脉功能性改变（痉挛）导致心肌缺血缺氧或坏死而引起的心脏病。其患病率随年龄的增加而增多，70岁以上的老年人几乎都患有不同程度的冠心病，是老年人最常见的心脏病。随着年龄的增加，冠心病的发生率和死亡率明显增加。因心绞痛是冠心病最常见的类型，而**急性心肌梗死**（acute myocardial infarction，AMI）在老年人的发病率较一般成人高，高龄者AMI的病死率较高，故本节重点介绍老年心绞痛和老年心肌梗死的护理。

老年心绞痛

老年心绞痛（elderly angina pectoris）是冠状动脉机械性或动力性狭窄致冠状动脉供血不足，心肌急剧、暂时地缺血缺氧所引起的以短暂性胸痛为主要表现的临床综合征。90%的老年心绞痛因冠状动脉粥样硬化引起，也可由冠状动脉痉挛或两者并存引起。

【护理评估】

1. 健康史　下列原因均可诱发或加重心绞痛：①80%冠心病与不健康的生活方式有关，包括高热量、高动物脂肪、高胆固醇、高糖饮食。②老年人躯体承受能力降低，易受外部环境的影响。③老年人易遭受地位改变、丧偶、孤独等心理应激。④老年人常同时有多种慢性疾病共存。另外老年女性还与雌激素水平下降有关。

2. 身体状况　老年心绞痛表现多不典型，以不稳定型心绞痛为多。表现为：①疼痛部位不典型，可在上颌部与上腹部之间的任何部位。②疼痛性质不典型，多表现为恶心、呕吐、腹泻、气促、疲倦、喉部发紧、左上肢酸胀、胃灼热感等，也可发生无症状性心肌缺血。③大多数老年心绞痛老人可无阳性体征。

笔记

3. 心理-社会状况　评估老人有无心肌缺血所引起的恐惧、抑郁，有无因对病情及预后不了解而产生焦虑反应。老人的家庭成员能否支持配合医护方案的实施。

4. 辅助检查

（1）心电图：老年心绞痛患者最常见的心电图异常是非特异性 ST-T 改变，心绞痛发作时出现一过性的完全性左束支传导阻滞，常提示有多支冠状动脉病变或左心功能不全。

（2）放射性核素检查：可早期显示缺血区的部位和范围，结合其他临床资料，对老年心绞痛诊断有较大价值。

（3）多层螺旋 CT 冠状动脉成像（CTA）检查：是指经静脉注射造影剂后利用螺旋 CT 扫描进行冠状动脉二维或三维重建，用于判断冠状动脉管腔狭窄程度和管壁钙化情况，对判断管壁内斑块分布范围和性质也有一定意义。

（4）冠状动脉造影：为有创性检查手段，具有确诊价值，可发现狭窄性病变的部位并估计其程度，而且对患者是否需行冠状动脉血运重建也是必不可少的检查手段。

【常见护理诊断/问题】

1. 疼痛 与心肌缺血、缺氧有关。
2. 活动无耐力 与心肌供血、供氧不足有关。
3. 知识缺乏：缺乏控制诱发因素及药物应用的相关知识。
4. 潜在并发症：心肌梗死。

【护理计划与实施】

老年心绞痛的处理原则包括：避免诱发因素；改善冠状动脉血供和降低心肌耗氧，减轻症状和缺血发作，提高运动耐量，改善生活质量；治疗动脉粥样硬化，预防心肌梗死和猝死。

治疗与护理的总体目标是：①老人疼痛减轻或消失；②心肌血供改善，运动耐量提高；③了解控制心绞痛发作的诱发因素及药物应用知识；④无心肌梗死发生。具体护理措施如下：

1. 休息与活动 心绞痛发作时立即停止正在进行的活动，原地休息。有条件者及时给氧，调节流量为 4～6L/min。

2. 用药护理 所用药物与一般成人相同，但在使用时需结合老年人特点。

（1）硝酸酯类：是缓解心绞痛最有效的药物。老年人首次使用时宜取平卧位，以防止直立性低血压的发生。另外老年人唾液分泌减少，口服硝酸甘油前可先用水湿润口腔，再将药物嚼碎置于舌下，有条件的老人也可使用硝酸甘油喷雾剂，使药物快速吸收生效。

（2）β 受体拮抗剂：老年人窦房结功能降低，心率减慢，房室传导也容易出现障碍，因此在应用 β 受体拮抗剂时，要从小剂量开始，维持心率在 55 次/分以上。若老人同时患有慢性阻塞性肺疾病、严重心力衰竭或心脏传导阻滞等疾病时，应避免应用 β 受体拮抗剂。

（3）钙拮抗剂：易引起老年人低血压，用药时从小剂量开始，并指导老年人用药后变换体位时速度应慢。维拉帕米有明显负性肌力和负性传导作用，治疗老年心绞痛时应密切观察其副作用。

（4）他汀类药物：具有降脂、抗炎、稳定动脉粥样硬化斑块和保护心肌的作用。对于伴有高脂血症者，可长期使用此类药物治疗。

（5）血小板抑制剂：应尽早使用，可有效防止血栓形成，阻止病情进展为心肌梗死。治疗期间应密切观察有无出血倾向，定期监测出、凝血时间及血小板计数。

3. 病情监测 严密观察胸痛变化和伴随症状，密切监测生命体征、心电图、血糖、血脂、肝功能等，注意有无急性心肌梗死的可能。

4. 心理护理 了解老人负性情绪产生的原因，给予心理支持。也可通过对疾病本质和预后的讲解改善其不合理的认知，消除老人的恐惧和焦虑。

5. 健康指导

（1）生活指导：①合理膳食：指导老人摄入低热量、低脂、低胆固醇、低盐饮食，多食蔬菜、水果和粗纤维等食物，注意少量多餐，避免暴饮暴食。②戒烟、限酒。③适量运动：根据老人的心功能状态合理安排活动，避免过度劳累。④自我心理调适：保持乐观、稳定的心理状态。⑤避免诱发因素：过度劳累、情绪激动、饱餐、用力排便、寒冷刺激等都是心绞痛发作的诱因，应注意避免。

（2）用药指导：①指导老人遵医嘱服药，自我监测药物的不良反应，不能擅自增减药量。②外出

笔记

时随身携带硝酸甘油以备急需，硝酸甘油见光易分解，应放在棕色瓶内，存放于干燥处，以免溶解失效。③药瓶开封后每6个月更换1次，以确保疗效。

（3）病情监测指导：①教会老人及家属心绞痛发作时的缓解方法，胸痛发作时应立即停止活动或舌下含服硝酸甘油。如连续含服硝酸甘油3次仍不缓解，或心绞痛发作比以往频繁、程度加重、疼痛时间延长，应及时就医，警惕心肌梗死的发生。②老年人心绞痛发作时可能表现为牙痛、肩周炎、上腹痛等，为防止误诊，可先按心绞痛发作处理并及时就医。③告知老人应定期检查心电图、血压、血糖、血脂、肝功能等。

【护理评价】

老人掌握了减轻疼痛的方法，疼痛减轻或消失；活动耐力逐渐提高；无心肌梗死发生；能够有意识地调节不良情绪。

老年急性心肌梗死

老年急性心肌梗死（elderly acute myocardial infarction）是在冠状动脉病变的基础上，发生冠状动脉血供急剧减少或中断，使心肌严重而持久地急性缺血导致的心肌细胞死亡。年龄是影响急性心肌梗死预后的重要因素，老年急性心肌梗死的发生率、死亡率均明显高于中青年。

【护理评估】

1. 健康史　缺乏体育锻炼及社交活动是老年人急性心肌梗死的主要危险因素，常可在休息或睡眠过程中发病。另外，发热和感染（大多为呼吸道感染）也是老年人的常见诱因。

2. 身体状况　与一般成人AMI相比，老年人具有以下特点：

（1）疼痛症状不典型：有典型症状的老年AMI患者不到1/3，以无痛型者多见。部分患者可表现为牙、肩、腹等部位的疼痛或出现胸闷、恶心、休克、意识障碍等表现。

（2）并发症多：老年AMI室壁瘤的发生率是中青年的2倍，70岁以上的心肌梗死患者心脏破裂的发生率较中青年高3倍，水、电解质失衡发生率为56.7%（中青年为31.3%），院内感染发生率为20.4%（中青年为5.7%）。

（3）死亡率高：老年AMI死亡率随增龄而上升。中青年10年内病死率为10.5%，老年人为30%～40%。死亡原因以泵衰竭多见（54%），心脏破裂次之（21%）。

3. 心理-社会状况　老年AMI因发病急骤和病情严重会造成患者及家属强烈的恐惧和慌乱。患者可表现为语调低沉、不敢活动，担心死亡；家属常常神情紧张、手足无措。有的患者外表看似平静，实际内心却非常恐惧。

4. 辅助检查

（1）心电图：除特征性、动态的心电图改变外，老年AMI患者的心电图可仅有ST-T改变，常无病理性Q波出现。

（2）心肌酶：老年AMI患者心肌梗死的特异性生物标记物为肌钙蛋白（cTn），cTn的出现和升高表明心肌出现坏死。其他常用的酶学改变为心肌酶，其中肌酸激酶（CK）、天门冬酸氨基转移酶（AST）及乳酸脱氢酶（LDH）峰值延迟出现，CK和AST峰值持续时间长、CK峰值低。临床常用心肌损伤标志物动态演变来判断心肌梗死的病情变化。

（3）其他：血常规、血沉、C反应蛋白检查可反映组织坏死和炎症反应情况。冠状动脉造影对判断病变部位、病变程度、侧支循环建立情况及选择治疗方案具有重要价值。

【常见护理诊断/问题】

1. 疼痛　与心肌缺血、坏死有关。
2. 活动无耐力　与心排血量减少有关。
3. 恐惧　与病情危重有关。
4. 潜在并发症：心源性休克、心力衰竭、心律失常。

【护理计划与实施】

老年急性心肌梗死的处理原则：尽早（起病3～6小时）使心肌血液再灌注，以挽救濒死的心肌，防止梗死面积扩大并缩小心肌缺血范围，保护和维持心脏功能，及时处理严重心律失常、泵衰竭和各种并发症，防止猝死。心肌再灌注可采用经皮冠状动脉介入治疗、溶栓疗法及紧急主动脉-冠状动脉旁路移植术等方法。

治疗与护理的总体目标是：①老人能正确使用止痛药物，疼痛减轻或消失。②老人心肌血液灌注恢复，缺血范围缩小，运动耐量提高。③能积极配合治疗与护理，减少或无并发症的发生。具体护理措施如下：

1. 休息　老年AMI的饮食、给氧等一般护理与中青年相似，但对于有严重并发症以及高龄、体弱者应适当延长卧床时间，下床活动需有人照顾。

0802

微课：心肌梗死的健康指导

2. 溶栓治疗的护理　早期有效的溶栓治疗可以改善AMI的近远期预后，溶栓越早效果越好。溶栓过程中应密切观察患者神志，注意穿刺部位皮肤黏膜有无出血。若发现鼻黏膜出血、牙龈出血、穿刺点出血等，应及时告知医生终止溶栓。同时溶栓期间需进行连续心电监护，以判断溶栓效果并及时发现再灌注心律失常。

3. 介入治疗的护理　老年AMI患者介入治疗的并发症相对较多，应严密观察老人有无心律失常、心肌缺血、心肌梗死等急性并发症的发生。

4. 止痛治疗的护理　遵医嘱给予吗啡或哌替啶止痛，注意有无呼吸抑制等不良反应。

5. 心理护理　向患者详细介绍监护室内的环境、各种机器使用中出现的情况，如机器噪声、电极片使用后皮肤瘙痒等，使其尽快适应环境，稳定情绪，配合治疗。当患者出现紧张、焦虑或烦躁等不良情绪时，应予以理解并设法进行指导。

6. 健康指导　除参见老年心绞痛患者的健康指导外，还应注意：

（1）应教会老人自我照顾方法，指导家属（或照顾者）掌握心肺复苏技术，以便紧急情况下在家庭实施抢救。

（2）康复指导：加强运动康复教育，与患者或其家属一起制订个体化运动处方，指导老人出院后的运动康复训练。美国Wenger学者将心脏康复分为4个阶段：第一阶段为急性期，为患者从入院至出院阶段；第二阶段为恢复期，为患者在家延续第一阶段的训练直至心肌梗死瘢痕成熟；第三阶段为训练期，为心肌梗死愈合后的安全有氧训练阶段；第四阶段为维持期，即终身有规律的运动。Wenger提出的急性期康复模式可适用于老年AMI患者，包括以下7个步骤（表8-1）：

表8-1　急性心肌梗死住院阶段七步康复程序

步骤	康复运动	自理活动	健康教育
第一步	床上做四肢的主动、被动运动，非睡眠时间每小时1次	部分活动自理。自行进食，垂腿于床边，使用床边便盆。每日坐椅子1～2次，每次15分钟	介绍病房环境，个人急救和社会支援
第二步	坐于床边做四肢关节的主动运动	床上活动完全自理。每日坐椅子2～3次，每次15～30分钟	帮助戒烟，介绍康复程序，需要时给予健康教育资料
第三步	做2MET的伸展运动；慢速行走5m并返回	在病房里走动；随时坐椅子；坐轮椅在病房邻近区域活动	介绍心脏解剖和功能，讲解动脉硬化、心肌梗死的发病机制
第四步	做2.5MET的体操，中速行走23m并返回	监护下在病房邻近区域活动	介绍心肌梗死的危险因素及其控制方法，教会自测脉搏
第五步	做3MET的体操，走92m，每天2次；试着下几级台阶	随时在病房、走廊走动，走到距病房较远的区域	介绍健康饮食和节省体力的方法
第六步	继续以上活动；走153m，每天2次；下楼（乘电梯返回）；介绍家庭活动	监护下温水淋浴	介绍医护方法：药物、手术、运动、家庭及社区调节
第七步	继续以上活动；上楼；继续介绍家庭运动	继续以前所有活动	出院计划：提供教育资料和药物卡；指导院外药物使用、活动、饮食、娱乐、随诊

【护理评价】

老人掌握了减轻心脏负担的技巧，疼痛有所减轻或消失；活动耐力逐渐提高；能遵医嘱科学合理用药；负性情绪有所改善。

六、睡眠呼吸暂停综合征

睡眠呼吸暂停低通气综合征（sleep apnea hypopnea syndrome）指多种原因导致睡眠状态下反复出现低通气和（或）呼吸中断，引起间歇性低氧血症伴高碳酸血症以及睡眠结构紊乱，进而使机体发生一系列病理生理改变的临床综合征。临床上常见有中枢型睡眠呼吸暂停综合征（CSAHS）和阻塞型睡眠呼吸暂停低通气综合征（OSAHS）。主要临床表现为睡眠打鼾伴呼吸暂停及日间嗜睡、疲乏等。

【护理评估】

1. 健康史　在欧美等发达国家，SAHS的成人患病率约2%～4%，国内多家医院的流行病学调查显示有症状的患病率为3.5%～4.8%。男女患者的比例大约为（2～4）:1，进入更年期后女性患病率明显升高。老年人睡眠时呼吸暂停的发生率增加，但65岁以上的重症患者减少。

2. 身体状况　临床特点主要包括睡眠时打鼾、他人目击的呼吸暂停和日间嗜睡。主要表现有：

（1）白天表现

1）嗜睡：是最常见的症状，轻者表现为日间困倦、瞌睡，严重时进食和与人谈话时也可入睡，甚至因此发生严重的后果。

2）头晕、乏力：由于夜间反复呼吸暂停、低氧血症，使睡眠连续性中断，醒觉次数增多，睡眠质量下降，常有头晕、疲倦、乏力。

3）精神行为异常：表现为注意力不集中、记忆力和判断力下降，甚至痴呆。

4）头痛：常在清晨或夜间出现，头痛与血压升高、颅内压及脑血流的变化有关。

5）个性变化：出现烦躁、易激动、焦虑等，可出现抑郁症。

（2）夜间表现

1）打鼾：是主要症状，鼾声不规则，高低不等，鼾声-气流停止-喘气-鼾声交替出现，一般气流中断的时间为20～30秒，偶尔长达2分钟以上，患者可出现发绀。

2）呼吸暂停：同室或同床睡眠者发现老人有呼吸暂停，常担心呼吸不能恢复而推醒老人，呼吸暂停多随着喘气、憋醒或响亮的鼾声而终止，OSAHS患者有明显的胸腹矛盾呼吸。

3）憋醒：呼吸暂停后突然憋醒，伴有翻身，四肢不自主运动甚至抽搐，或突然坐起，感觉心慌、胸闷或心前区不适。

4）多动不安：因低氧血症，老人夜间常频繁翻身、转动。

5）多汗：出汗较多，以颈部、上胸部明显，与气道阻塞后呼吸用力和呼吸暂停导致的高碳酸血症有关。

6）睡眠行为异常：表现为恐惧、惊叫、呓语、夜游、幻听等。

3. 心理-社会状况　老年患者常表现为烦躁、易激动、焦虑和多疑等，家庭和社会均受一定影响，可表现抑郁症状。

4. 辅助检查

（1）血液检查：红细胞计数和血红蛋白可有不同程度的增加。

（2）动脉血气分析：不同程度的低氧血症和二氧化碳分压增高。

（3）肺功能检查：部分患者表现为限制性肺通气功能障碍。

（4）多导睡眠图：是确诊本病的方法。同步记录患者睡眠时的脑电图、肌电图、口鼻气流、胸腹呼吸运动、动脉血氧饱和度、心电图等多项指标，可准确了解患者睡眠时呼吸暂停及通气的情况，并能确定其类型及病情轻重。

【常见护理诊断/问题】

1. 气体交换受损　与睡眠时呼吸暂停或低通气有关。

2. 睡眠型态紊乱　与睡眠中出现打鼾、呼吸暂停和憋醒有关。

笔记

3. 潜在并发症：高血压、冠心病、继发性红细胞增多症、脑血管病、精神异常等。

【护理计划与实施】

睡眠呼吸暂停综合征的治疗目的是消除睡眠低氧和睡眠结构紊乱，改善临床症状，防止并发症的发生，提高患者生活质量，改善预后。一般治疗措施为减肥、侧位睡眠，抬高床头、戒烟酒等。较重症者酌情给予经鼻持续气道内正压通气（positive airway pressure，PAP）治疗，另外还可选用口腔矫治器，治疗效果不佳者进行手术治疗，纠正鼻部和咽部的狭窄，解除上气道阻塞或降低气道压力。具体护理措施如下：

1. 体位　协助患者采取有效措施维持侧卧位睡眠，可使用安眠枕或睡衣后缝制小球的办法，有利于保证患者头偏向一侧或保持侧卧位。

2. 戒烟酒　吸烟引起咽喉炎，增加上呼吸道狭窄。饮酒可加重打鼾及睡眠呼吸暂停，老人睡前3～5小时应避免饮酒。

3. 减少危险因素　避免服用安眠药，适当减肥，防治上呼吸道感染等。

4. PAP治疗的护理

（1）保证夜间治疗时间，每晚使用≥4小时。

（2）选择合适的面罩：鼻罩比口鼻全面罩更为舒适，可选择鼻罩来进行PAP治疗，其不良反应小、漏气少、对睡眠干扰小，经口漏气者可采用全面罩治疗。

（3）气道湿化：PAP治疗时使用湿化器可减轻口咽鼻部的不适症状（鼻塞、通气不畅、鼻内干燥），从而提高老人对PAP治疗的依从性。

（4）防止皮肤破损：在每次用鼻罩之后应洗脸、清洗鼻罩，可防止皮肤过敏。使用气泡型鼻罩、额部垫海绵垫等防止鼻背部溃疡。

（5）心理护理：PAP呼吸机只是一种呼吸辅助装置，呼吸的节律完全由老人自己控制，尽力加深加快呼吸与其配合，反而会加重不适感觉，老人应努力调整自己的心态，使心情平静，按平常的节律呼吸。

（6）减少噪声：采取带耳塞隔音玻璃罩或将PAP呼吸机置于壁橱内等方法可减少噪声的影响。

5. 病情观察　注意观察患者，因通气障碍出现憋醒、精神行为异常、惊恐以及PAP治疗过程的适应与配合情况。

【护理评价】

老人能够采取良好的生活方式，保持理想体重，夜间睡眠体位正确，认同并能正确使用呼吸机。

七、老年肺炎

老年肺炎（elderly pneumonia），即发生于老年期的肺炎。是指各种病原体引起的老年肺实质性炎症，其中细菌感染最常见。老年肺炎的发生率大约是青年人的10倍。在老年人中，肺炎是发病率高、病死率高、危害大的疾病，也是导致老年人死亡的最常见感染性疾病。

【护理评估】

1. 健康史　老年肺炎病情的严重程度与病原体及老年人自身状况有关。肺炎链球菌是引起**老年社区获得性肺炎**（community acquired pneumonia，CAP）最主要的致病菌。革兰阴性杆菌是引起**老年医院获得性肺炎**（hospital acquired pneumonia，HAP）的主要致病菌，其中以铜绿假单胞菌及肺炎克雷伯杆菌最常见，金黄色葡萄球菌、肺炎链球菌和厌氧菌也比较常见。据统计，65岁以上老年人口腔革兰阴性杆菌分离率较年轻人高10倍，通过吸入可导致老年肺炎的发生，这可能也是造成老年人革兰阴性杆菌肺炎的主要原因。另外，老年人由于基础疾病多、免疫功能及上呼吸道防御功能下降等，多种病原体混合感染率明显高于一般成人肺炎。

2. 身体状况　老年肺炎的临床表现大多不典型，具有以下特点：①起病缓慢：主诉较少而含糊，常有低热、呼吸急促、心动过速，而半数以上老人无典型高热、咳嗽、咳痰症状。②全身症状较肺部更明显：常表现为食欲减退、乏力、精神萎靡、意识模糊、营养不良等，而胸痛、咳嗽、咳痰相对较轻。③并发症多而重：易并发呼吸衰竭、心力衰竭、休克、DIC、电解质紊乱和酸碱失衡等严重并发症。④病程较

笔记

长:老年肺炎常为多种病原菌合并感染,耐药情况多见,病灶吸收缓慢。

3. 心理-社会状况　患者会因病程长而引起烦躁或抑郁等情绪反应,同时要注意评估家属有无对老人病情和预后的担忧,家庭的照顾和经济能力能否应对。

4. 辅助检查

(1) 炎症标志物:衰弱、重症和免疫功能低下的老年患者,外周血白细胞和中性粒细胞增高等指标敏感性下降,多有中性粒细胞升高和核左移。降钙素原(procalcitonin,PCT)现已被认为是一项诊断和监测细菌性感染的重要参数,在细菌性感染的诊断、严重程度判断和随访等方面有重要价值。

(2) 胸部X线检查:有无肺纹理增粗、炎性浸润影等。

(3) 痰培养:有无细菌生长,药敏试验结果如何。

【常见护理诊断/问题】

1. 清理呼吸道无效　与痰液黏稠及咳嗽无力或无效有关。

2. 气体交换损伤　与肺炎所致的有效呼吸面积减少有关。

3. 潜在并发症:呼吸衰竭、心力衰竭、感染性休克。

【护理计划与实施】

老年肺炎的处理原则:应采取以抗感染治疗为中心的综合治疗方案。①必须及早给予抗生素治疗,抗生素的使用原则为早期、足量、针对致病菌选药、重症者联合用药、适当延长疗程。②提高机体抵抗力,去除病因,改善呼吸道的防御功能。③积极治疗并发症,促进康复,降低老年肺炎的死亡率。

治疗与护理的总体目标是:①患者学会有效咳痰和呼吸的方法,呼吸功能得到改善;②肺炎症状改善,能维持理想的气体交换;③机体抵抗力增强,无或少有并发症的发生。具体护理措施如下:

1. 休息与环境　保持室内空气新鲜,温度控制在22~24℃为宜。住院早期应卧床休息,如并发休克者取仰卧中凹位,同时给予高流量吸氧。鼓励和指导老人有效呼吸,衰弱或重症者应定时翻身、叩背,必要时吸痰。

2. 饮食护理　饮食宜清淡易消化,含高热量、高蛋白、高维生素的流质或半流质食物,以补充高热引起的营养物质消耗。

3. 用药护理　遵医嘱使用抗生素,观察疗效和不良反应。应用头孢唑林钠(先锋V)可出现发热、皮疹、胃肠道不适等不良反应;喹诺酮类药物(氧氟沙星、环丙沙星)偶见皮疹、恶心等不良反应;氨基糖苷类抗生素有肾、耳毒性,老年人或肾功能减退者应特别注意有无耳鸣、头晕、唇舌发麻等不良反应,一旦出现严重不良反应,应及时与医生沟通,并作相应处理。

4. 病情观察　密切观察患者的神志、呼吸、血压、心率及心律等变化,警惕呼吸衰竭、心力衰竭、休克等并发症。

5. 心理护理　关心、安慰老人,耐心倾听其诉说,细致解释老人提出的问题。尽可能帮助和指导老人有效咳嗽,做好生活护理,使其以积极的心态配合医护工作。

6. 健康指导

(1) 疾病预防指导:避免上呼吸道感染、淋雨受寒、过度疲劳等诱因。加强体育锻炼,增加营养。长期卧床无禁忌者抬高床头30°~45°,注意经常改变体位、翻身、叩背,随时咳出气道内痰液,减少吸入性肺炎的发生。也可接种流感疫苗、肺炎疫苗等以预防发病。

(2) 生活指导:为增强机体的抵抗力,指导老人坚持有氧运动、饮食营养均衡、戒烟忌酒、保持口腔清洁卫生。

【护理评价】

老人学会有效咳嗽和呼吸的方法,呼吸功能得到改善;能够按照要求摄入营养;进行运动锻炼;机体抵抗力有所增强;用药科学规范;无或少有并发症发生。

笔记

八、老年慢性阻塞性肺疾病

慢性阻塞性肺疾病(chronic obstructive pulmonary disease,COPD),是一种以气流受限的不完全可逆为特征的慢性肺部疾病,是老年人的常见病、多发病,且随增龄而增多。COPD 与慢性支气管炎和阻塞性肺气肿密切相关,并可因呼吸功能不全导致肺动脉高压,发展成为慢性肺源性心脏病和右心功能衰竭。

【护理评估】

1. 健康史 目前 COPD 的确切病因尚不清楚,与 COPD 有关的危险因素包括个体易感因素和环境因素,两者相互影响。个体易感因素包括呼吸道功能减弱、免疫功能低下、自主神经功能失调,肾上腺皮质功能和性腺功能减退等。环境因素包括吸烟、空气污染、过敏、感染及其他理化因素,这些危险因素都有可能参与 COPD 的发生、发展。

2. 身体状况 与一般成人相比,老年 COPD 具有以下特点:①呼吸困难更严重,在日常生活甚至休息时也感到气促。②机体反应能力差,典型症状弱化或缺如,老人表现为厌食、胸闷、少尿、精神萎靡、颜面发绀、呼吸音低或肺内啰音密集等。③易反复感染,肺源性心脏病、休克、呼吸性酸中毒、肺性脑病、DIC 等并发症的发生率增高。

3. 心理-社会状况 老年人因明显的呼吸困难导致自理能力下降,从而产生焦虑、孤独等消极反应,病情反复可造成抑郁症及失眠,对治疗缺乏信心。应评估老人有无上述心理反应,评估其家庭成员对此疾病的认知和照顾能力。

4. 辅助检查

(1) 肺功能检查:是 COPD 诊断的金标准,用于判断病程和预后。表现为用力肺活量(FVC)和第一秒用力呼气容积(FEV_1)均下降。在吸入支气管舒张剂后,FEV_1<80% 预计值及 FEV_1/FVC<70% 时,表明存在持续气流受限。

(2) 胸部 X 线检查:早期可无变化,以后可出现肺纹理增粗、紊乱等非特异性改变,也可出现肺气肿改变。

(3) 血气分析:对确定低氧血症、高碳酸血症、酸碱失衡以及判断呼吸衰竭的程度及类型有重要价值。

(4) 其他:COPD 并发细菌感染时,外周血白细胞增高,核左移。痰培养可检出病原菌。当 PaO_2< 55mmHg 时,血红蛋白及红细胞可增高。

【常见护理诊断/问题】

1. 气体交换受损 与气道阻塞、通气不足有关。
2. 清理呼吸道无效 与分泌物增多、黏稠及无效咳嗽有关。
3. 焦虑 与病情反复,自理能力下降有关。
4. 潜在并发症:肺源性心脏病、休克、呼吸性酸中毒、肺性脑病等。

【护理计划与实施】

老年慢性阻塞性肺疾病的处理原则:减轻症状,阻止 COPD 病情发展,缓解或阻止肺功能下降,改善老人的活动能力。常用药物有支气管舒张剂、糖皮质激素、止咳药及祛痰药。老年人用药宜充分,疗效应稍长,且治疗方案应根据监测结果及时调整。

治疗与护理的总体目标是:①患者呼吸困难程度减轻或呼吸平稳,活动耐力提高。②咳嗽减轻,痰液变稀,易咳出且量少,呼吸道通畅。③能积极配合治疗与护理,病情缓解,焦虑消除。具体护理措施如下:

1. 休息与活动 COPD 急性期应卧床休息,协助患者采取舒适体位。稳定期根据病情安排适当的活动,以不感到疲劳、不加重症状为宜。

2. 病情观察 观察咳嗽、咳痰及呼吸困难的程度,监测动脉血气分析和水、电解质、酸碱平衡等情况。

3. 氧疗护理 对晚期严重的 COPD 患者应给予控制性氧疗,一般采用鼻导管持续低流量吸氧,每日湿化吸氧15小时或以上。

4. 用药护理　COPD反复感染多需长期应用抗生素，治疗方案应视感染严重程度或根据病原菌药物敏感试验及时调整，应考虑到老年人肾功能减退慎用氨基苷类抗生素。因老年人对药物的耐受性差、药物在体内的半衰期长，易产生毒副作用，故用药过程中需密切监测各种药物的不良反应。如氨茶碱类有恶心、呕吐等胃肠道反应；抗胆碱能药可出现口干、口苦反应；大剂量β_2受体激动剂可引起心动过速、心律失常，长期使用可发生肌肉震颤；糖皮质激素可引起老年人高血压、白内障、糖尿病、骨质疏松及继发性感染等。

5. 心理护理　抑郁可使老年COPD患者变得畏缩，与外界隔离，对自己的生活满意度下降，同时会进一步加重失眠。医护人员应对家属进行培训，指导与老人互动的技巧，鼓励老人参加各种团体活动，发展个人的社交网络，社交活动可有效改善睡眠质量和老人的情绪。

6. 健康指导

（1）疾病预防指导：教育和督促老人戒烟；避免或减少有害粉尘、烟雾及气体的吸入；防寒保暖，防治呼吸道感染。

（2）康复锻炼指导：向老人及家属介绍疾病相关知识，使之能理解康复锻炼的意义，并发挥其主观能动性；根据老人情况制订个体化锻炼计划，进行腹式呼吸或缩唇呼吸训练及步行、慢跑、太极拳等体育锻炼。

（3）饮食指导：指导老人进食高热量、高蛋白、高维生素食物，避免摄入易产气或引起便秘的食物。

（4）长期家庭氧疗指导：指导老人及家属了解氧疗的目的、必要性及注意事项；注意用氧安全，供氧装置周围严禁烟火，并注意定期更换、清洁、消毒。

知识拓展

长期家庭氧疗

长期家庭氧疗（long term domiciliary oxygen therapy，LTDOT）是指老人脱离医院环境返回社区或家庭后，每日实施低流量吸氧，并持续较长时期的一种氧疗方法。一般用鼻导管吸氧，氧流量为1～2L/min，吸氧持续时间>15小时/天。目的是使老人在海平面水平，静息状态下，达到PaO_2>60mmHg和（或）SaO_2升高至90%。具体吸氧指征为：①PaO_2<55mmHg或SaO_2<88%，有或无高碳酸血症。②PaO_2 55～70mmHg或SaO_2<89%，并有肺动脉高压、心力衰竭、水肿或红细胞增多症。

来源：尤黎明，吴瑛. 内科护理学. 北京：人民卫生出版社，2012.

【护理评价】

经过积极配合治疗与护理，老人呼吸功能改善，能有效咳嗽，呼吸道通畅；焦虑程度减轻或消失；无并发症的发生。

（应秀华）

思考题

1. 张奶奶，69岁，有关节疼痛史10余年。近来由于参加老年秧歌比赛活动强度过大，疼痛再次加重，呈持续性。入院检查，初步诊断为骨性关节炎。

请思考：

（1）张奶奶目前存在哪些护理问题？请为其制订护理计划。

（2）作为社区护士，应如何对张奶奶进行健康指导？

2. 王爷爷，66岁。3年前诊所测血压170/110mmHg，间断服降压药，期间测血压波动在（140～160）/（90～110）mmHg之间。吸烟40年，每天20支，偶尔饮少量酒。近来因头痛、头晕加重入院

笔记

治疗。入院诊断:高血压。

请思考:

(1) 王爷爷目前存在哪些护理问题?请为其制订护理计划。

(2) 作为一个社区护士,应如何为其做健康指导?

思路解析

扫一扫,测一测

第九章　老年期其他特殊问题的护理

学习目标

1. 掌握老年人跌倒、噎呛、疼痛、受虐待的护理要点及老年人噎呛的急救方法。
2. 熟悉老年人发生跌倒、噎呛、疼痛、受虐待的危险因素。
3. 了解老年人性生活的特点、影响因素及主要护理措施。
4. 具有关爱老年人及指导老年人预防及处理老年期特殊问题的能力。

老年期是人生的特殊时期，随着年龄增长，老年人身体各个系统和器官逐渐出现与衰老有关的退行性改变，功能受到不同程度的影响。与此同时，伴随着身体的老化，老年人也出现了一些特殊问题，如跌倒、噎呛、疼痛和性生活障碍等。而老年人作为一个弱势群体，容易受到来自周围人或照顾者在身体或心理上的忽视和虐待。这些生理、心理上的损害，会直接导致老年人的生活质量下降。护士应与老年人和照顾者共同努力，避免这些问题的发生或尽早发现问题并采取有效的护理措施，使老年人的生活质量得到保证。

第一节　跌　　倒

情景导入

84 岁的李奶奶，平素身体健康，与儿子一家住在一起。一天清晨在小区内的空地上慢跑时，突感眼前发黑，膝部发软，跌倒后被人搀扶回家。儿子劝其暂缓锻炼，要带其去医院检查，但她不听。自认为是营养不足、身体虚弱所致，叫儿媳买了“猪脚”炖给她吃，后自觉有所好转，于是又去慢跑，不幸再次跌倒。跌倒时臀部着地，髋部疼痛剧烈，不能行走。

请思考：

1. 李奶奶可能出现了什么问题？
2. 对李奶奶应采取哪些护理措施？

跌倒（fall）是指在平地行走或从稍高处摔倒在地并造成伤害。在我国，65 岁以上的老年人有 1/3 曾发生跌倒，且跌倒的发生率有随年龄增长而增加的趋势。跌倒已成为老年人最常见的意外事故。

笔记

老年人跌倒后可发生软组织损伤、骨折、关节脱臼等，重者可出现肢体瘫痪、意识障碍，甚至死亡，是老年人伤残、失能和死亡的重要原因之一，严重影响老年人的生活质量和生活自理能力，给家庭和社会带来了巨大的负担。

【护理评估】

（一）危险因素

1. 内因　感觉器官、中枢神经系统和骨骼肌肉系统三者协调作用共同维护机体体位的稳定性。这些功能系统中任一环节的任一因素出现问题，均可能破坏机体内在的稳定性，而成为诱发跌倒的内因。

（1）生理因素：随年龄增长，老年人的前庭感觉功能、本体觉、深度觉均在减退，视力下降、反应迟缓、中枢神经系统和周围神经系统的控制与协调能力下降，下肢肌力减弱，而易发生跌倒。

（2）病理因素：神经系统、前庭疾患可影响老年人的平衡和步态，加重跌倒危险，据统计约有 20% 的社区老年人有平衡和步态的障碍。脑萎缩、小脑病变、帕金森病、脑卒中、骨关节疾病、外周神经病等疾病会影响老年人的智力、肌力、肌张力、感觉、反应能力及反应时间、平衡能力等，使跌倒危险性增加。

（3）药物因素：止痛剂特别是阿片类药物会降低警觉或对中枢抑制；抗高血压药、抗心律失常药、利尿药会减少大脑的血供；氨基糖苷类抗生素、大剂量髓袢利尿药可直接引起耳毒性；吩噻嗪类药物如氯丙嗪导致锥体外系反应增多。在所有药物中，以抗抑郁药引起跌倒的危险性最大。此外，饮酒过量也是老年人跌倒的常见诱因。

（4）心理因素：老年人出现认知障碍；或不服老、不愿麻烦他人而勉强为之；或情绪不稳定时，跌倒的危险性明显增加。

2. 外因

（1）环境因素：老年人因步态不稳、平衡及移动功能差，许多习以为常的环境因素均可能诱发其跌倒。①地面因素：过滑、不平、潮湿、有障碍物等。②家具及设施因素：不合适的家具高度和摆放位置，座椅、卫生间、楼梯无扶手，室内光线过暗或过亮，床垫过于松软，台阶间距过高、边界不清晰等。③穿着因素：鞋的大小不合适，鞋底不防滑，裤腿或睡裙下摆过长等。④其他：如腋杖、手杖等辅助用具不合适，居住环境发生改变等。

（2）与老年人活动状态有关的危险因素：大多数老年人跌倒发生在行走或变换体位时，或老年人进行重体力劳动或较大危险性活动（如爬梯子、骑车）时，因其机体协调能力差，易发生跌倒。

（二）健康史

1. 本次跌倒史　向老年人及照顾者询问跌倒的时间、地点、方式（绊倒、滑倒或晕倒）、跌倒时的活动状态、老年人能否独立站起；跌倒前有无饮酒或服用可疑药物，有无头晕、头痛、心慌等症状；跌倒后有无意识丧失、受伤和大小便失禁等。

2. 既往史　重点了解老年人既往有无跌倒及跌倒的次数和情况；有无可引起跌倒的疾病及其诊治情况；有无使用可诱发跌倒危险的药物。

（三）身体状况

老年人跌倒后可出现多种损伤，如软组织损伤、骨折、关节脱位和脏器损伤等。若跌倒时臀部先着地易发生股骨颈骨折，表现为局部剧烈疼痛、不能行走或跛行。若跌倒时向前扑倒，易发生股骨干、髌骨及上肢前臂骨折，出现局部肿胀、疼痛、破损和功能障碍。若跌倒时头部先着地，可能出现头部外伤、颅内血肿，当即或在数日甚至数月后出现脑出血症状。

因此需要重点检查着地部位、受伤程度，并对老年人进行全面细致的体格检查。观察其意识状态和生命体征，进行全身检查，包括头部、胸腹部、脊柱、四肢、皮肤及神经系统，详细检查外伤及骨折的严重程度。

（四）心理-社会状况

有过跌倒史的老年人往往害怕再次跌倒，其活动范围缩小，活动能力降低，人际交往减少，既增加了再次跌倒的风险，又对老年人的身心产生负面影响。同时跌倒引起的身体损伤以及继发的并发症，导致老年人活动受限、生活需要照料、医疗费用增加，加重了老年人自身、家庭和社会的压力与负担。

笔记

知识拓展

跌倒恐惧

跌倒恐惧(fear of falling,FOF)也称害怕跌倒,指在进行某项活动时为了避免跌倒而出现的自我效能或信心降低,在老年群体中发生率较高。目前国际上多将FOF与自我效能感联系在一起。跌倒自我效能是反映FOF程度的变量。跌倒自我效能越高,活动时发生FOF的程度越低,患者越相信自己能很好地在避免跌倒的同时完成各项活动。

来源:王田田,郭爱敏.老年人跌倒恐惧的研究进展.中国护理管理,2017,17(09):1217-1221.

(五)辅助检查

根据需要行影像学和实验室检查,明确跌倒造成的损伤情况和引起跌倒的疾病或潜在性疾病。如跌倒后可疑并发骨折时,行X线检查;可疑并发头部损伤时,行头颅断层扫描(CT)或磁共振(MRI)检查;怀疑跌倒为低血糖引起时则要进行血糖检测。

【常见护理诊断/问题】

1. 有受伤的危险 与跌倒有关。
2. 疼痛 与跌倒后损伤有关。
3. 恐惧 与害怕再跌倒有关。
4. 自理缺陷 与跌倒后损伤有关。

【护理计划与实施】

跌倒的处理原则:发现老年人跌倒后,应将其就地置于平卧位,检查意识、脉搏、呼吸和血压,询问自觉症状,作出正确判断。若情况严重,立即拨打急救电话。需注意当情况不明时,切勿随意移动老年人,以免加重病情。

做好预防措施能在一定程度上减少老年人跌倒的发生。老年人跌倒的预防应在评估危险因素的基础上进行,根据危险因素制订措施。

预防和护理的总体目标是:①老年人能够识别跌倒的危险因素,能积极主动地进行自我防护;②对跌倒的恐惧感减轻或消失,跌倒的危险因素得以消除,不发生跌倒或再跌倒;③发生跌倒时能得到及时、合理的处理和护理,使身体功能得到最大限度的保留及恢复。

(一)跌倒的预防措施

老年人跌倒常为多因素作用的结果,护理重点在于预防,通过预防有助于避免老年人跌倒的发生。

1. 心理护理 通过教育,使老年人了解自身的健康状况和活动能力,克服不服老、不愿麻烦别人的心理,在需要时主动向他人求助,以减少跌倒的发生。

2. 指导日常生活

(1) 穿着:衣、裤、鞋要合适,不穿过长、过宽会绊脚的长裤或长裙。走动时尽量不穿拖鞋。穿脱鞋、裤、袜时坐着进行。

(2) 行动与活动:走动前先站稳再起步,小步态的老年人,起步时腿要抬高一些,步子要大些。变换体位时(如便后起身、上下床、低头弯腰捡物、转身、上下楼梯等)动作要慢。日常生活起居做到“3个30秒”(醒后30秒再起床,起床30秒再站立,站立30秒再行走)。避免从事重体力劳动和危险性活动,避免过度劳累,不要在人多的地方走动。老年人一旦出现不适症状应马上就近坐下或由他人搀扶卧床休息。

(3) 使用坐便器的方法:双腿站稳,双手把住扶手,然后缓慢下蹲身体。

(4) 跌倒后起身的正确方法:先从仰卧位转为俯卧位,再匍匐向前爬行,慢慢移到坚实可支撑的平面并向上引伸。

(5) 夜间安全防范:反应迟钝,有直立性低血压的老年人,最好在睡前将便器置于床旁。意识障碍、身材高大或睡眠中翻身幅度较大的老年人,睡眠时可在床边加床挡。发现老年人睡向床边时,应及时将其移向床中央。

笔记

（6）选择适当的辅助工具：活动不便的老年人，可使用安全的辅助工具如轮椅、助行器等。有感知障碍者，可佩戴老花镜或助听器。

3. 运动锻炼　规律的运动锻炼（特别是平衡训练）可减少 10% 的跌倒发生率。运动锻炼的形式可根据老年人的年龄、活动能力、个人兴趣选取，如散步、慢跑、太极拳、平衡操、运动操等。

图片：平衡能力训练

4. 重视相关疾病的防治　积极防治可诱发跌倒的疾病，如控制高血压、心律失常和癫痫发作等，以减少和防止跌倒的发生。

5. 合理用药　避免给老年人使用易引起跌倒危险的药物。若必须使用，尽量减少用药的种类和剂量，缩短疗程，并在用药前做好宣传教育，如告诉服用镇静催眠药的老年人未完全清醒时不要下床。

6. 针对环境因素的预防措施　包括去除居住环境中的危险因素，如房间布局、地面、通道、楼梯、照明、家具等。

7. 对住院老年人跌倒的预防　为预防住院老年人跌倒，除做到以上措施外，还应注意以下事项：①了解老年人的一般状况，既往有无跌倒史，是否存在跌倒的危险因素。②对于有跌倒危险的老年人，在其床头牌或护理病历上做醒目标记，建立跌倒预防记录单。同时帮助老年人熟悉病房和周围环境，采取必要的安全措施。③对于特殊的老年人，给予特别照顾。如将糖尿病老年人的床位设在近卫生间的位置，以利于老年人如厕。

微课：老年人跌倒后的护理

（二）跌倒后的护理措施

发现老年人跌倒后不要急于扶起，要分情况进行处理。

1. 意识不清老年人的护理　在场者应立即拨打急救电话。①有外伤、出血者，应立即止血、包扎；有呕吐者，将其头部偏向一侧，并清理口、鼻腔呕吐物，保证呼吸通畅。②有抽搐者，应移至平软地面或身体下垫软物，防止碰、擦伤，必要时牙间垫较硬物，防止舌咬伤。注意不要硬掰抽搐肢体，防止肌肉、骨骼损伤。③如呼吸、心跳停止，应立即进行胸外心脏按压、口对口人工呼吸等急救措施。④如需搬动，应保证平稳，尽量平卧。

2. 意识清晰老年人的护理　①询问老年人跌倒时的情况及对跌倒过程是否有记忆。如不能记起，可能为晕厥或脑血管意外，应立即护送老年人到医院诊治或拨打急救电话。②询问是否有剧烈头痛或口角歪斜、言语不利、手脚无力等提示脑卒中的情况，如有，立即扶起老年人可能加重脑出血或脑缺血，加重病情，应立即拨打急救电话。③有外伤、出血者，应立即止血、包扎并护送老年人到医院进一步处理。④检查有无提示骨折情形，有无腰、背部疼痛及大小便失禁等提示腰椎损害情形，如无相关专业知识，不要随便搬动，以免加重病情，应立即拨打急救电话。⑤如老年人试图自行站起，可协助老年人缓慢起立，坐、卧休息并观察，确认无碍后方可离开；如需搬动，应尽量平卧，保证平稳。

3. 提供跌倒后的长期护理　大多数老年人跌倒后伴有不同程度的伤害，往往导致长期卧床。对于这类老年人，需提供长期护理。①根据老年人日常生活活动能力，提供必需的基础护理，满足老年人日常生活需求；②预防压疮、肺部感染、尿路感染等并发症；③指导并协助老年人进行相应的康复训练，促进老年人身心健康的恢复，回归健康生活。

【护理评价】

经过预防、治疗和护理后，老年人能说出跌倒的危险因素，并积极参与防护，未发生跌倒或再跌倒，或发生跌倒后得到了合理的处理和护理。

第二节　噎　　呛

情景导入

护士小王下午在病房巡视时，看见患者张爷爷正一边吃花生一边和家属聊天。小王正要上前阻止，突然看见张爷爷面部涨红，并有呛咳，一手呈 V 字状紧贴于颈前喉部，表情痛苦。家属在一旁慌成一团，不知该怎么办。

请思考：

1. 该患者发生了什么情况？

2. 护士应立即采取何种急救措施？

3. 如何预防此类问题的发生？

噎呛(choke)是指进食时，食物卡在食管某一狭窄处压迫呼吸道或呛到咽喉部、气管，引起呛咳、呼吸困难，甚至窒息，是老年人猝死的常见原因之一。因其临床表现与冠心病类似，且发生在进食时，故易被误诊而延误抢救的最佳时机。

【护理评估】

（一）危险因素

1. 生理因素　随着年龄的增长，老年人出现牙齿脱落，咀嚼能力下降，同时唾液腺萎缩，唾液分泌减少，舌肌萎缩，运动能力减弱，吞咽反射迟钝，易造成吞咽动作的不协调。咽部肌肉变硬萎缩，肌纤维之间的结缔组织增生，导致咽腔扩大，而食管平滑肌萎缩，管腔伸展性及弹性下降，支配吞咽的神经和肌肉功能失调，吞咽反射降低，易发生噎呛。

2. 疾病因素　脑血管意外或头部外伤的患者因吞咽反射障碍、迟钝，吞咽动作不协调而导致噎食，同时食管癌、反流性食管炎、舌咽神经和迷走神经麻痹者也会出现吞咽困难或噎呛。而精神障碍老年人由于受幻觉妄想支配，出现行为紊乱，常常出现暴饮暴食、抢食或吃饭时狼吞虎咽，食物咀嚼不充分即强行快速吞咽，从而导致大块食物堵塞呼吸道。

3. 药物因素　精神障碍老年人服用抗精神病药物治疗后，其药物的副作用一方面引起咽喉肌功能失调，抑制吞咽反射，使老年人出现吞咽困难；另一方面，由于药物的作用，致使老年人产生饥饿感，以及不知饥饱而抢食的精神症状，在集体进食时，易造成急性食管阻塞。

4. 体位因素　平卧于床上进食，食管处于水平位，舌控制食物的能力减弱，容易导致误吸。若进食干燥食物(如馒头、煮鸡蛋)或黏性食物(如汤圆、粽子)，吞服时易黏附在喉部引起梗阻。

5. 食物因素　食物的形态过硬或过黏，食物通过食管颈段时易受阻，出现噎食现象；而食入稀薄液体时，进食速度过快或者边吃边说话，引起吞咽动作失调而易发生呛咳甚至误吸。

（二）健康史

询问老年人平时进食的体位及速度；日常的饮食习惯，是否喜欢边进食边聊天；是否喜欢进食汤圆、粽子、馒头这类易引起噎呛的食物；有无精神障碍病史；有无服用易导致噎食的药物史。

（三）噎呛的临床表现

很大一部分噎呛的老年人常被误认为是冠心病发作而延误了最佳抢救时机，所以一定要正确评估、准确判断噎呛的临床表现。可分为以下三个阶段：

1. 早期表现　因大量食物积存于口腔、咽喉前部而阻塞气管，患者表现为面部涨红，并有呛咳反射。由于异物吸入气管，患者感到极度不适，大部分患者常常有一特殊的表现：不由自主地一手呈V字状紧贴于颈前喉部，表情痛苦。

2. 中期表现　食物卡在咽喉部，患者有胸闷、窒息感，食物吐不出，手乱抓，两眼发直。

3. 晚期表现　患者出现满头大汗、面色苍白、口唇发绀、昏倒在地，提示食物已误入气管；重者不及时解除梗阻可出现大小便失禁、鼻出血、抽搐、呼吸停止、全身发绀等。

（四）辅助检查

1. 反复唾液吞咽测试　这是临床上评估老年人吞咽能力简单易行的方法。具体做法：老年人采取坐位，卧床时采取放松体位。首先，用人工唾液或1ml水让老年人口腔湿润，检查者将手指放在被检查者的喉结及舌骨处，让其尽量快速反复吞咽唾液，观察30秒内喉结及舌骨随着吞咽越过手指向前上方移动再复位的次数。判断标准：30秒内吞咽3次属正常，30秒内吞咽2次或小于2次则有噎呛的风险。

2. 洼田饮水试验　让老年人端坐，喝下30ml温开水，观察所需时间及呛咳情况，并对老年人吞咽能力进行分级。判断标准：能顺利地1次咽下为1级；分2次以上，能不呛地咽下为2级；能1次咽下，但有呛咳为3级；分2次以上咽下也有呛咳为4级；全量咽下困难，频频呛咳为5级。

3. 其他　如食管吞钡造影检查等。

【常见护理诊断/问题】

笔记

1. 有窒息的危险　与摄食-吞咽功能减弱有关。

2. 有急性意识障碍的危险　与有窒息的危险有关。

3. 吞咽障碍　与老化、进食过快、食物过硬或过黏、疾病原因（如脑梗死、痴呆、谵妄）等有关。

【护理计划与实施】

噎呛的老年人关键在于紧急状态下的急救，应争分夺秒，尽快畅通呼吸道，排出异物。护理的总体目标是噎呛能够得到及时处理，避免发生窒息和急性意识障碍等危险。

（一）紧急处理

0903

微课：老年人噎呛的现场急救

1. 清醒状态下噎呛的急救：通常采用海姆立克（Heimlich）急救法，步骤如下：

（1）护士帮助患者站立并站在其背后，用双手臂由腋下环绕其腰部。

（2）一手握拳，将拳头的拇指方向放在患者胸廓下段与脐上的腹部部分。

（3）用另一手抓住拳头，肘部张开，用快速向上的冲击力挤压患者腹部。反复多次，直至异物吐出。

2. 无意识状态下噎呛的急救　将患者置平卧位，肩胛下方垫高，颈部伸直，摸清环状软骨下缘和环状软骨上缘的中间部位，即环甲韧带（在喉结下），稳准地刺入一个粗针头（12～18号）于气管内，以暂时缓解患者缺氧状态，以争取时间进行抢救，必要时配合医师行气管切开术。

（二）一般护理

1. 体位　采取半卧位、侧卧位。

2. 呼吸道护理　噎呛后应仔细清理呼吸道，并定时帮助患者翻身、拍背。指导患者有效咳嗽、排痰，以保持呼吸道通畅。注意进食后30分钟内不进行吸痰等操作，因易诱发恶心、呕吐的发生。

3. 饮食护理

（1）食物要求：①避免食用容易噎呛的食物，如鱼刺、骨头、年糕等；②对脑卒中等有吞咽困难的患者，给予半流质饮食；③对偶有呛咳的患者，合理调整饮食种类，以细、碎、软为原则，且温度适宜。

（2）进食指导：①尽量取坐位，上身前倾15°，卧床患者进餐后，不要过早放低床头。②对于进食慢的患者不要催促。③鼓励少食多餐、细嚼慢咽。④对于发生呛咳的患者，应暂停进餐，待呼吸完全平稳时再喂食物。可用汤匙将少量食物送至舌根处，让患者吞咽，待其完全咽下，张口确认无误后再送入第二口食物。⑤若患者频繁呛咳且严重者应停止进食。

（三）心理护理

当噎呛发生后，要及时稳定患者情绪，安慰患者，以缓解其紧张情绪。引导其接受由于吞咽障碍导致的进食困难的现实，并告知患者可以通过有效的预防措施来防止噎呛的发生，消除其焦虑、恐惧心理。

（四）健康指导

防治噎呛的健康指导对象应包括老年人及其照护人员。

1. 现场应急指导

（1）当老年人出现呛咳时，立即协助低头弯腰，身体前倾，下颏朝向前胸。

（2）如果食物残渣堵在咽喉部危及呼吸时，老年人应再次低头弯腰，喂食者可在其左右肩胛骨之间的部位快速连续拍击，使残渣排出。如果仍然不能取出，取头低足高侧卧位，以利体位引流；撑开口腔，清理口腔的分泌物和异物，以保持呼吸道通畅。在第一时间去除阻塞气道异物的同时，应尽早呼叫医务人员抢救。

2. 教会老年人及照护人员海姆立克急救法。

0904

图片：吞咽障碍的康复训练

3. 吞咽功能锻炼指导　①面部肌肉锻炼：包括皱眉、鼓腮、露齿、吹哨、龇牙、张口、咂唇等；②舌肌运动锻炼：伸舌，使舌尖在口腔内左右用力顶两颊部，并沿口腔前庭沟做环转运动；③软腭的训练：张口后用压舌板压舌，用冰棉签于软腭上做快速摩擦，以刺激软腭，嘱老年人发“啊”的声音，使软腭上抬，利于吞咽。通过上述方法，促进吞咽功能康复或延缓吞咽功能障碍的恶化，预防噎呛的再发生。

【护理评价】

经过治疗和护理，噎呛得到及时处理，未发生窒息和急性意识障碍等危险。老年人焦虑、恐惧程度减轻，配合治疗及护理，未发生相关并发症。老年人及其照护人员掌握噎呛的自救方法和预防噎呛的知识。

笔记

第三节　疼　　痛

情景导入

薛爷爷，69 岁。体型肥胖，活动或劳累后膝关节酸痛 1 年有余，近 1 周来疼痛加重，不能活动，膝关节肿胀，自行在家口服止疼药无效。

请思考：

1. 该患者疼痛的类型是什么？
2. 目前该患者疼痛治疗的总体目标是什么？

疼痛（pain）是由感觉刺激而产生的一种生理、心理反应及情感上的不愉快经历。疼痛是老年人中最为常见的症状之一，风湿、关节炎、骨折、糖尿病、心绞痛、脑卒中、癌症等许多疾病都可以诱发疼痛。

老年人疼痛表现为：持续性疼痛，功能障碍与生活行为受限等症状明显。常伴有抑郁、焦虑、疲劳、睡眠障碍、行走困难等症状，康复缓慢。疼痛常使老年人服用过多的药物，并影响其活动能力，从而影响老年人的生活质量。

【护理评估】

（一）健康史

图片：疼痛的类型和常见病因

1. 详细询问疼痛部位、性质、开始时间和强度，加强或缓解疼痛的因素。目前正在使用哪些药物治疗，疼痛对老年人日常生活的影响。采集病史时应注意老年人的痛觉敏感度下降，且认知功能改变，往往不能准确表达自身疼痛。

2. 询问老年人疼痛的特点，明确疼痛类型。根据疼痛的病程将疼痛分为急性和慢性两种。①急性疼痛持续时间多在 1 个月内，有明确的病因，如骨折、手术等。常伴有自主神经系统症状，用常规的镇痛方法可以控制。②慢性疼痛持续时间在 3 个月以上，具有持续性、顽固性和反复发作的特点。多因慢性疾病引起，一般无自主神经系统症状，但常伴有抑郁等心理问题。

3. 明确疼痛与老年人自身存在的疾病关系。

（二）身体状况

1. 运动系统检查　对触觉敏感区域、肿胀和炎症部位的触诊，通过对相应关节的旋转和直腿抬高试验使疼痛再现以帮助明确原因。

2. 神经系统检查　寻找运动、感觉、自主神经功能障碍和神经损伤的体征。

（三）心理-社会状况

慢性疼痛常伴有消极的情绪，故应及时评估老年人的心理社会因素，如是否有抑郁、焦虑；是否有社会适应能力下降；是否有突患重病、丧失亲人等负性生活事件。

（四）辅助检查

疼痛行为量表

1. 视觉模拟疼痛量表（visual analogue scale，VAS）　VAS 是使用一条长约 10cm 的游动标尺，一面标有 10 个刻度，两端分别为“0”分端和“10”分端，“0”分表示无痛，“10”分代表难以忍受的最剧烈的疼痛。让老年人在直尺上标出能代表自己疼痛程度的相应位置，评估者根据老年人标出的位置为其评出分数，临床评定以 0～2 分为优，3～5 分为良，6～8 分为可，大于 8 分为差（图 9-1）。

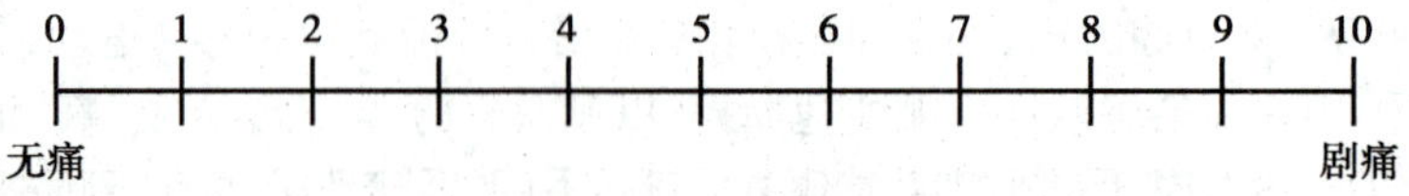

图 9-1　视觉模拟疼痛量表

VAS 亦可用于评估疼痛的缓解情况。在线的一端标上“疼痛无缓解”，而另一端标上“疼痛完全缓解”，疼痛的缓解也就是初次疼痛评分减去治疗后的疼痛评分。

2. 口述分级评分(verbal rating scales,VRS)　该方法是采用形容词来描述疼痛的强度。一般临床常用五点法,无痛为0分;轻微痛为1分;中度痛为2分;重度痛为3分;极重度痛或不可忍受的痛为4分(图9-2)。

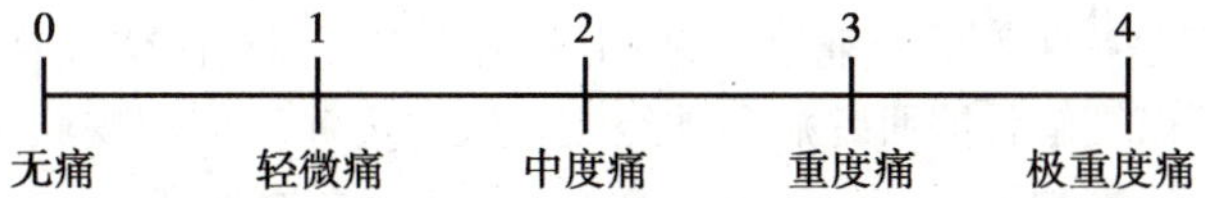

图9-2　五点口述分级评分法

3. Wong-Banker面部表情量表(face rating scale,FRS)　该法用6种面部表情从微笑至悲伤至哭泣来表达疼痛程度。0=非常愉快,无疼痛;1=有一点疼痛;2=轻微疼痛;3=疼痛较明显;4=疼痛较严重;5=剧烈疼,但不一定哭泣。此法适合任何年龄,没有特定的文化背景或性别要求,易于掌握。急性疼痛患者、老年人、小儿、表达能力丧失者特别适用(图9-3)。

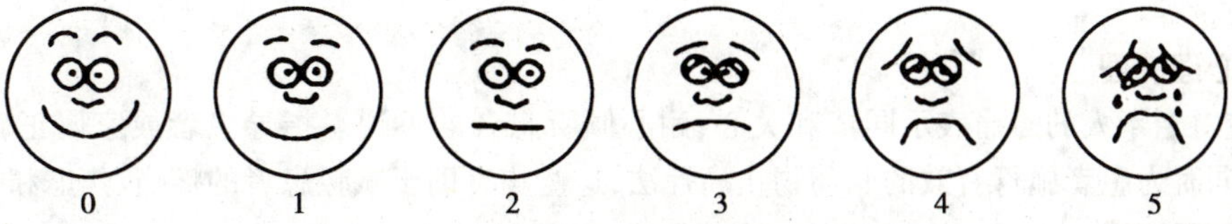

图9-3　Wong-Banker面部表情量表

4. 疼痛日记评分法(pain diary scale,PDS)　是临床上常用的测定疼痛的方法。由患者、家属或护士记录每天各时间段与疼痛有关的活动,其活动方式为坐位、行走、卧位。在疼痛日记表内注明某时间段内某种活动方式,使用的药物名称和剂量。疼痛强度用0～10的数字量级来表示,睡眠过程按无疼痛记分(0分)。此方法简单、真实可靠,便于发现患者的行为与疼痛,疼痛与药物用量之间的关系等特点。

【常见护理诊断/问题】

1. 急、慢性疼痛　与组织损伤、血管疾病等有关。
2. 焦虑　与疼痛引起的紧张,担心治疗预后有关。
3. 睡眠型态紊乱　与疼痛有关。
4. 舒适改变　与疼痛有关。

【护理计划与实施】

老年人的疼痛以慢性较为常见,采用药物与非药物治疗相结合的方法,治疗时应了解老年人的需要和生活方式,使用药个体化。

疼痛治疗及护理的总体目标是:①老年人能说出缓解疼痛的方法;②对治疗充满信心,焦虑情绪减轻或消失;③疼痛症状得到改善,生活未受到明显的影响。

(一)用药护理

1. 药物止痛　药物治疗是治疗疼痛最常见的方法,但须合理用药。老年人的疼痛以慢性多见,治疗最好使用长效缓释剂。

(1)非甾体类抗炎药:适用于痛风、类风湿关节炎的疼痛治疗,也是肿瘤的早期和辅助止痛药物。该类药物有天花板效应(即在达到最高极限时,剂量增大并不提高止痛效果)。对轻至中度的肌肉骨骼疼痛,对乙酰氨基酚(泰诺林)是其首选。非甾体的消炎止痛药物如布洛芬和阿司匹林对老年人会产生明显的副作用,如胃肠道出血、凝血障碍、肾脏损害及视力和听力下降等不良反应。

(2)阿片类药物:阿片类镇痛药物能提高患者的痛阈,从而减轻或消除疼痛,可用于急性疼痛和恶性肿瘤引起的疼痛。老年人使用阿片类药物其半衰期长于年轻人,止痛效果好。阿片类药物主要的副作用为恶心、呕吐、便秘、镇静和呼吸抑制。其中呕吐和便秘并不随用药时间的延长而减轻,前者可根据老年人的具体情况选用镇吐剂,后者可选用麻仁丸等中药,软化和促进排便。

(3)抗抑郁药物:包括三环类抗抑郁药如阿米替林和单胺氧化酶抑制药。此类药物除了抗抑郁效应外，还有镇痛作用，对神经性疼痛的治疗效果较好。三环、四环类抗抑郁药不能用于严重心脏病、青光眼和前列腺肥大患者。

(4) 其他药物：曲马朵主要用于中等程度的各种急性疼痛和手术后疼痛，由于其对呼吸抑制作用弱，适用于老年人的镇痛。

(5) 外用药：辣椒素是一种新的止痛物质，使用安全。它可以抑制传导神经纤维中疼痛物质的外溢，因而止痛。辣椒素可以缓解骨骼肌疼痛和神经痛导致的炎症反应和皮肤过敏。广泛用于关节炎、带状疱疹、糖尿病引起的周围神经病变。刚开始用药时，疼痛会增加，随后几天疼痛和皮肤过敏症状逐渐消退。该药的常用剂型有霜剂、洗液和外用贴剂。用药后需彻底洗清。

2. 非药物止痛　可减少止痛药物的用量，改善患者的健康状况。作为药物治疗的辅助措施，非常有价值。如冷热疗法、按摩、放松疗法、音乐疗法等均有助于减轻疼痛。

（二）运动锻炼

运动锻炼对于缓解慢性疼痛非常有效。运动锻炼可以增强骨承受负荷及肌肉牵张的能力，减缓骨质疏松的进程，帮助恢复身体的协调和平衡能力，还可改善心血管功能，调节情绪，缓解抑郁症状，提高生活质量等。

（三）心理护理

护士应对老年人的疼痛表示同情和关心，耐心倾听患者的诉说。指导患者或家属正确使用口服止痛药物，同时为患者施行有效的非药物止痛疗法，这些均有助于减轻患者的疼痛、焦虑和抑郁。

（四）健康指导

告知患者及家属常用止痛药物的不良反应。心血管药、降血糖药、利尿药及中枢神经系统药都是老年人应用最多的药物，止痛药物与这些药物合用时，应注意药物的相互作用可能带来的影响。教会患者和家属使用常用的疼痛评估方法及在家中缓解疼痛的简单措施。

【护理评价】

通过治疗和护理干预后，老年人能采取各种有效的措施止痛，日常生活无明显影响，睡眠良好。

第四节　受　虐　待

情景导入

72 岁的姜奶奶因脑血栓后遗症瘫痪在床，子女从某家政服务公司雇用保姆张某照顾。某天，女儿回家看望老人，发现母亲脸上有几处淤青和伤痕，保姆称是蚊子叮咬的。女儿将老人带出散步细问，老人痛哭不止。只因保姆喂饭时老人不小心弄脏其衣服，保姆张某便不停地打骂老人。姜奶奶因长期受虐待殴打，精神异常紧张抑郁，身心受到极大伤害，健康每况愈下。

请思考：

1. 姜奶奶的遭遇反映了什么问题？
2. 姜奶奶的问题应该如何解决？

随着人口老龄化的加剧，老年人作为一个弱势群体，容易受到来自照顾者或周围人在生理和心理上的忽视和虐待，老年人受虐待已成为一个日益严重的社会问题。

虐待老年人（elder abuse）是指在本应充满安全和信任的任何关系中，发生一次或多次致使老年人受到身体或心理伤害的行为，或不采取适当行为致使老年人受到身体或心理的伤害导致处境困难的行为。由于老年人特殊的生理状况，即使受到轻微的伤害也可能造成严重甚至永久的伤害，而且虐待行为也将导致老年人遭受长期严重的心理创伤。常见的虐待行为有：

1. 身体虐待　因重复性或长期的外力行为，致使老年人身体受伤、遭受某种程度的疼痛或损伤。如殴打、禁闭、饿、冻老年人，有病不给医治等。身体虐待是最显性、最易被发现和曝光的虐待行为。

2. 精神虐待　采用威胁、恐吓、侮辱、孤立等语言的或非语言的方式造成老年人精神痛苦。如在与老年人的交往过程中使用伤害老年人尊严和自我价值的言词；或从精神和行为上进行孤立，迫使老年人与社会隔离等。精神虐待受害者可有严重的心理表现，包括恐惧、冷漠、不与人交往和抑郁。

3. 经济剥夺或物质虐待　包括非法或不适当地使用或侵吞老年人的财产；强迫老年人更改遗嘱或其他法律文件；剥夺老年人使用其个人资金的权利；经济骗局或以欺诈性计划侵害老年人财产。

4. 性虐待　在老年人不同意或不情愿的情况下强迫进行某种形式的性接触。在老年人无法进行正常交流，或由于体弱和（或）其所处环境而无法保护自己的情况下，性虐待比较容易发生，且格外恶劣。

5. 疏于照料　成年子女或其他人因故意或疏忽而没有履行好本应承担的照顾老年人的义务和供养责任的行为，导致老年人不能获得保持躯体和精神健康所必需的照顾。如不给老年人提供适当的食物、干净的衣服、必要的辅助用品；不提供安全、舒适的住所，良好的保健和个人卫生条件等。

【护理评估】

（一）危险因素

1. 个人因素　在虐待行为的发生过程中，受虐老年人的个人因素和施虐者因素都对虐待行为产生影响。

（1）受虐老年人的个人因素：①老化因素：随着年龄的增长，老年人的生理功能出现退行性改变，生理功能、感官功能和认知功能会随之衰退，给老年人及家庭带来一定的经济、心理及照顾负担。同时这种患病或功能缺陷状态使老年人自我保护或寻求帮助的能力下降，容易受到虐待。②心理因素：多数虐待事件发生在父母与子女之间。一些男性老年人在家庭管理中保留家长权威，对子女横加干涉和指责；而女性老年人喜欢唠叨，容易导致家庭矛盾；还有一些老年人由于身体虚弱，对死亡恐惧等，对照顾者提出无理要求或刁难照顾者。这些不良心理因素常会导致虐待老年人的行为发生。③社会经济地位因素：当老年人在经济、生活或情感上依赖照顾者时，发生受虐的危险性增加。在我国部分地区，女性的社会地位较低，老年女性由于守寡或其财产被侵占等原因，遭受持久和严重的虐待及伤害危险更高。

知识拓展

躯体健康状况与老年虐待的关系

老年人躯体健康状况与老年人遭受虐待的风险呈正相关，随着躯体疾病数量增多，老年人受虐风险可提高2倍以上。这可能是由于健康状况不佳的老年人对家庭成员的依赖性更强，代际间紧张和冲突的风险随之增加，导致老年人遭受虐待的风险上升。随着年龄增加，老年人躯体健康水平下降成为必然。健康状况不佳的老年人更容易受到虐待，而老年虐待则会进一步引发躯体健康状况的恶化，二者相互叠加、相互作用，严重威胁老年人生活质量。通过对躯体健康状况与老年人受虐待关系的分析发现，提高老年躯体健康水平可有效降低老年人受虐待的风险，也对筛查、降低和预防老年人受虐待起到一定的促进作用。

来源：温煦，张君榕，等. 我国老年人躯体健康状况与老年虐待的关系研究. 中华疾病控制杂志，2017，21(06)：546-571.

（2）施虐者因素：①照顾压力：长久的照顾负担下，当照顾者不能有效应对，且社会支持资源不足，压力长期得不到发泄时，很容易将怨气发泄到受护理的老年人身上，可能出现忽视或照顾不周的问题，甚至虐待老年人。②施虐者的个性特征及应对能力：施虐者存在情绪不稳、焦虑、抑郁、冲动等人格特征，面临失业、经济困难、自身疾病等压力时，应对不佳，或有酒精及物质滥用情况都是老年人受虐待的危险因素。此外，施虐者既往经历过家庭暴力也会导致虐待老年人现象出现，常以身体虐待为主。

2. 外部因素

（1）社区因素：在部分社区，照护者与老年人常受到社会隔离，加上社会隔离导致的社会支持缺

笔记

乏，照护压力过大，从而导致照护者虐待老年人的事件发生。

（2）社会文化因素：在以“孝道”为核心的传统价值体系和道德系统日渐衰退，而新的道德规范尚未完备之际，施虐者的行为缺乏心理约束，尊老敬老意识淡薄。同时法律条款对虐待老年人的概念阐述和类型界定十分模糊，导致难以在法律上对这类行为量刑定罪。此外，“养儿防老、老来从子”的依赖心理，也使不少老年人在生活上和心理上严重依赖施虐者。一旦其子女受到法律制裁，他们将无法继续获得照料，因而在寻求帮助前会感到担忧，多数选择忍气吞声，接受被虐待的现实。

（二）健康史

老年人受虐待的评估与其他健康评估不同，它是一个隐秘的问题，护士要善于发现老年人的病史和家庭照护史不匹配的症状或体征，并进行详细记录。如发现以下问题，高度提示受虐：

1. 家属不在场时，老年人诉说受到了虐待；
2. 老年人对家庭冲突和压力不愿谈及或轻描淡写使其合理化；
3. 老年人和家属及照顾者的叙述不一致；
4. 老年人常因慢性病恶化而去就医，但又不能用疾病的自然进程解释恶化的原因；
5. 家属或照顾者对老年人身体损伤的解释前后不一致。

0907

图片：不同虐待类型对老年人造成的不良后果

（三）身体状况

1. 营养状况　存在不能用疾病原因解释的脱水、营养不良或体重减轻。

2. 全身状态　衣着不得体，卫生状况差；长期蜷缩而导致肢体变形；有明显或反复出现的、不寻常的身体损伤或拘禁痕迹（如烟头烫伤、鞭痕、勒痕、扭伤、骨折等）；皮肤及口部溃疡，性征部位有创伤（如流血或感染），坐立困难。

（四）心理-社会状况

了解老年人的家庭结构类型、经济状况、居住环境，照顾者的经济状况、文化程度、情绪状态，评估照顾者在体力、经济、情感上能否胜任。受虐老年人常存在失眠、恐惧、羞耻、胆怯、不与人交往、抑郁、逃避等心理反应，因此应评估老年人的情感状态，了解老年人有无受到心理虐待。

（五）辅助检查

1. 根据需要进行影像学及实验室检查，协助确定有无受虐，受虐待所造成的损伤情况及严重程度。

2. 可采用标准化评定量表来识别老年人受虐待和被忽视的风险。如 Hwalek-Sengstock 老年人虐待筛查试验量表（Hwalek-Sengstock elder abuse screening test，HS-EAST）、老年人易受虐待筛查量表（vulnerability to abuse screening scale，VASS）、简易老年人虐待评估工具（brief abuse screen for the elderly，BASE）等。

【常见护理诊断/问题】

1. 有受伤的可能　与施虐者采用暴力手段有关。
2. 绝望　与老年人受虐待、被遗弃有关。
3. 无能为力感　与老年人害怕报复、受到伤害时不能自我照顾、社会支持资源不足有关。
4. 社交孤立/有孤独的危险　与老年人情感受到剥夺、威胁有关。
5. 创伤后综合征　与老年人受到生理及心理的虐待有关。

【护理计划与实施】

要预防老年人受虐，关键在于去除危险因素。老年人受虐的干预措施主要包括：医疗帮助、精神支持、法律援助。

预防和干预的总体目标是：①老年人、家属及其照顾者能正确认识什么是虐待老年人的行为，并积极预防，远离虐待；②老年人受到虐待时，能被及时发现，并得到合理的处理。

（一）老年人受虐的预防

1. 对老年人的指导

（1）融入社会，广交朋友：积极参与社区或社会组织的各项活动，经常邀请朋友、亲属来家做客。寻找一个可靠者，与其建立互助关系，以便发生问题时相互帮助。

（2）慎重选择同住者或照顾者：不与酗酒、药物成瘾、性格暴虐或严重精神病等有施虐危险的人同住。

（3）处理好钱财：记录所拥有的钱财和贵重物品，不随意签署未经信任者检查阅读过的文件。

（4）积极寻求帮助：增强维护自我权益的意识，受到虐待时寻求政府和法律的帮助。

2. 教育家属及照顾者

（1）能够意识到自身有赡养、照顾老年人的义务和责任，关心老年人的精神需求，不得忽视、冷落老年人。

（2）正确评估自身照顾能力，遇到困难或问题时，向有关机构或专业人士求助；加强社会交往，与亲朋好友交流照顾老年人的心得体会，缓解照顾负担。

3. 呼吁全社会关注老年人受虐问题

（1）正确认识受虐问题，健全各项保障措施：对公众进行健康教育，普及法律知识，预防虐待的发生。完善社会保障体系，保障老年人"老有所养、病有所医"。

（2）向老年人及照顾者提供帮助：鼓励更多的公众和机构直接或间接地为老年人服务。呼吁相关机构和政府向老年人提供足够的经济支持、医疗保健、社会服务，保证照护人员和老年人之间的人力配比，并对照护人员提供技能培训和心理疏导服务，向酒精和药物滥用的照顾者提供治疗，以减少老年人受虐的危险性。

（二）老年人受虐的护理干预

1. 上报　怀疑老年人受虐时，应认真了解情况，仔细评估老年人的身体健康、日常生活状况、居住环境、是否受到生命威胁等，做好记录，必要时拍摄照片作为证据，及时向公安部门或相关部门请求协助。

2. 干预　根据老年人受虐待的严重程度、老年人的各方面需求和法律条款，帮助老年人选择合适的干预措施，鼓励老年人充分表达自己的想法，引导老年人用正确的态度面对和制止虐待。协调老年人与照顾者的关系，引导照顾者正视老年人照顾需求增多与照顾者面临多重压力的矛盾。为老年人提供一个安全的环境，保护老年人免受伤害和威胁。同时要注意保护老年人的隐私，对每一个病例都应做好随访工作。

【护理评价】

经过预防和干预后，老年人及其家属知晓受虐待的危险因素，并能积极预防，老年人未受到虐待；或老年人受到虐待时，能积极寻求帮助，得到及时、合理的处理。

第五节　性　需　求

情景导入

王爷爷，68岁，妻子65岁，身体素健。近两年来王爷爷先后被检查出患有冠心病、心肌梗死和前列腺炎，妻子因担心性生活会对王爷爷的身体造成不良影响，停止了性生活。

请思考：

（1）王爷爷和妻子还可以有正常的性生活吗？为什么？

（2）王爷爷进行性生活应注意哪些事项？

马斯洛的基本需要层次论指出，性属于人们的基本需要，其重要性与空气、食物相当，而且人们还可通过性活动而满足其爱与被爱、尊重与被尊重等较高层次的需要。人类对性的需求不会因为年龄的增长而迅速下滑，也不会因为疾病而消失。

健康的性生活包括以许多不同的方式来表达爱及关怀，而不只是性交而已。对于老年人来说，往往只需要一些浅层的性接触就可以获得性满足，例如彼此之间的抚摩、接吻、拥抱等接触性性行为。年轻时激烈的性行为，这时可被相对温和的情感表达方式所取代。适度、和谐的性生活对于老年夫妻双方的生理与心理健康都有好处，而且这种好处是日常生活中其他行为所不能取得的。相对于年轻人来说，老年人的性生活更注重其相互安慰、相互照料等精神方面的属性。

笔记

【护理评估】

(一)影响老年人性生活的因素

1. 老年人的生理变化

(1)男性:男性老年人因神经传导速度减慢,阴茎勃起较慢,勃起的持续时间也会比年轻时短,且阴茎勃起的角度、睾丸上提的状况均有降低。除此之外,老年男性射精前的分泌物及精液减少,射精后阴茎较快软化。

(2)女性:女性在老化过程中,由于雌激素分泌减少,大阴唇变平,较难分开,小阴唇颜色也有所改变,阴蒂包皮萎缩,但阴蒂的感觉仍然存在。在性行为中阴道内润滑液的产生会较慢较少,在性交当中可能会产生疼痛的感觉,高潮期时间变短。

2. 老年人常见疾病 有心肌梗死、慢性阻塞性肺疾病、糖尿病及泌尿生殖系统疾病的患者或其配偶常认为性生活会加重疾病甚至导致死亡。特别是心肌梗死的老年人对性活动更常会出现恐惧心理,担心心脏是否能负荷这样的活动。但有研究表明,在性交时或性交后的心源性死亡实际是很少见的,适当的性生活反而可使老年人得到适度活动的机会,并使身心放松。

女性糖尿病患者可由于阴道感染导致不适或疼痛;前列腺肥大的老年人常害怕逆向射精,轻度的前列腺炎在射精后可引起会阴部疼痛;而男性老年人患勃起功能障碍(erectile dysfunction,ED)的可能性是普通人的2~5倍,但其性欲不受影响;关节炎患者常苦于肢体活动上的不舒适或不便。

除上述疾病外,一些药物的副作用也常是影响性功能的重要因素。较明显的药物包括抗精神病药物,它可以抑制勃起或射精的能力;镇静催眠药物,能抑制个体的性欲。

3. 老年人与性有关的知识、态度 目前在社会上仍对老年人性生活流传着许多误解,例如性是年轻人的事,老年人仍有性需求或性生活简直就是“老不正经”;老年人射精易伤身,会导致身体虚弱;女性在停经后性欲就会停止等,这些观念无形中让老年人对性生活望而却步。随着机体的老化,老年人的性能力及其对性刺激的反应下降。由于缺乏相关的知识,多数老年人并不了解上述变化是正常现象,认为自己的性能力已经或将会丧失,因而降低了对性生活的兴趣,甚至完全停止性生活,不再与伴侣有身体上的亲密接触。

除此之外,老年人常因外表的改变而对本身的性吸引力及性能力失去信心,还有些由于退休丧失了社会角色,就认为自己也应从性生活中退出等。这些似是而非的观念,影响了老年人对性问题的认知。因此,消除这些误区是处理老年人性问题的关键,也是护士必须要面对的问题。

4. 社会文化及环境因素 社会上有许多现实的环境与文化因素影响老年人的性生活。养老机构中房间设置往往如学生宿舍般“整洁”,即使是夫妻同住者的房间也只放置两个单人床。衣服常没有性别样式的区别,浴厕没有男女分开使用的安排,这些都不利于性别角色的认同。其他如中国传统的面子、羞耻等价值观造成老年同性恋、自慰、再婚等情形很难被社会坦然接受,老年人正常的性需求无法满足。

5. 其他因素 老年夫妻间的沟通对性需求的满足可起到关键性的影响作用,夫妻中如有一方只沉溺于孩子、事业或其他,而忽略了另一方的性需求,对自己的配偶不再显示性兴趣或性关注,就很容易导致对方受到性伤害甚至婚姻破裂。

同时,多数居家老年人的照顾者为其子女,而他们一般很少顾及老年人这方面的需求,如子女多的家庭经常将老年夫妻由不同的子女赡养而处于长期分居状态,且由于居住条件有限,往往要和孙辈同居一室,不能保证私人空间。寡居或鳏居老年人的性需求也是目前老年护理中的一大难题,相当数量的子女会反对父亲或母亲再婚,一方面是观念问题,觉得不光彩,另一方面则牵涉财产分配问题,不愿意多赡养一位老人。

(二)健康史

在评估时需了解老年人及配偶或性伴侣的一般资料、性认知、性态度、性别角色及自我概念,以及其婚姻状况、宗教信仰、疾病史及性生活史,还应包含性生活现况如性欲、性频率、性满意次数、性行为成功次数等。最后还要了解老年人对治疗或咨询的期望,以免其出现过高的期望或错误的期待。

(三)心理-社会状况

笔记

老年人多不会主动地表达性问题方面的困扰,在出现性功能障碍时往往有自卑、焦虑和无助感。

（四）辅助检查

1. 特殊检查　阴茎膨胀硬度测验、海绵体内药物注射测试、神经传导检查、阴茎动脉功能检查等。

2. 实验室检查　肝肾功能、血糖、血脂检测及激素水平测定，有助于探询造成男性勃起障碍和女性润滑不足及性高潮障碍等病因。

【常见护理诊断/问题】

性生活型态改变　与性功能的衰老改变；慢性器质性疾病及对老年性生活的错误认识；药物的副作用；社会文化、环境的影响有关。

【护理计划与实施】

护理干预的总体目标是：①老年人及其配偶能对性生活有正确的认识；②老年人的性生活有明显的改善。

（一）一般指导

1. 开展健康教育　应对老年人及其配偶、照顾者进行有针对性的健康教育，帮助他们树立正确的性观念，正视老年人的性需求。

2. 鼓励伴侣间的沟通　鼓励和促进老年人与其配偶或性伴侣间的沟通，彼此之间和睦相处，相互理解和信任，有助于维持并提高性生活的质量。

3. 提倡外观的修饰　需提醒老年人在外观上加以装扮，保持良好的精神状态。在服装发型上应注意性别角色的区分，可依个人的喜好或习惯做适当修饰，如女性使用香水、戴饰物等，男性使用古龙水、刮胡子等，更能表达属于自我的意义。

4. 营造良好的环境　房间除温度、湿度适宜外，基本的环境要求应具有隐私性及自我控制的条件，如门窗的隐私性、床的适用性、床上用品整洁卫生等；在性生活过程中也不应被干扰，时间充裕，避免造成压力。

5. 其他　时间的选择上以休息后为宜。有研究表明男性激素在清晨时最高，故此时对男性而言是最佳的时间选择。低脂饮食可保持较佳的性活动，高脂饮食易引起心脏及阴茎的血管阻塞而造成阳痿。老年女性停经后由于雌激素水平下降而导致阴道黏膜较干，可使用润滑剂来进行改善。

（二）性卫生的指导

性卫生包括性生活频度的调适、性器官的清洁以及性生活安全等。其中性生活频度取决于其健康状况和习惯，一般以性生活的次日不感到疲劳且精神愉快为好。不洁的性生活可引起男女双方的生殖系统感染，要求男女双方在性生活前后都要清洗外阴，即使平时也要养成清洗外生殖器的习惯。在享受美好的性生活时，应提醒老年人采取必要的安全措施，如性伴侣的选择及保险套的正确使用等。

（三）对患病老年人的指导

1. 患心脏病者　可由专业的心肺功能检测决定患者是否能承受性交的活动量（相当于爬楼梯达到心跳174次/分钟的程度），除此还需从其他方面减轻心脏的负担，譬如避免在劳累的时候或饱餐饮酒之后进行，最好在经过休息后，甚至与医师的用药取得协调，在性活动前15～30分钟服用硝酸甘油，以达到预防的效果。

2. 呼吸功能不良者　此类老年人应学会在性活动中应用呼吸技巧来提高氧的摄入和利用，平日可利用上下楼梯来练习，活动时吐气，静止时吸气。时间上可选择使用雾化吸入治疗后，以提高老年人的安全感。在姿势安排上，可采用侧卧或面对背的姿势以减轻负担，或进行中以侧卧方式休息。早晨睡醒时，需注意口鼻分泌物是否已清除，以免分泌物较多而妨碍呼吸功能。

3. 其他患者　对前列腺肥大患者，应告知逆向射精是无害的，不要因此而心生恐惧；糖尿病患者可以通过药物或润滑剂等的适当使用而使疼痛获得改善；关节炎患者可用改变姿势或服用止痛药等方法来减轻不适的程度，或在事前30分钟泡热水澡，可使关节、肌肉达到放松舒适的状态。

（四）配合各种医疗处置时的护理措施

老年男性常见的性问题为勃起功能障碍，特指在50%以上的性交过程中，不能维持足够的勃起而

笔记

进行满意性交。ED发生率随年龄增加而不断增高。老年ED多为器质性而非心理性的，但心理因素往往和器质性因素共同作用，加重病情。医学上有多种方法可以协助患ED的老年人改善其性功能，但并非适合每个人，需尊重老年人及其性伴侣的选择及意愿。

知识拓展

协助老年ED改善性功能的医学办法

1. 真空吸引器　使用时将吸筒套在阴茎上，吸成真空，强迫血液流入阴茎海绵体，造成充血，再以橡皮套套入阴茎根部，造成持续性效果。每次使用不可超过30分钟，以免造成异常勃起。这种方法需经专业人员的协助与教导才可使用。

2. 前列腺素注射　此方法是将前列腺素自行注射到海绵体，注射后约5～10分钟开始生效，持续时间约30～40分钟，掌握好注射时间，则易达到彼此满意的状态。

3. 人工阴茎植入　将人工阴茎以手术方式植入，术后需在专业人员的指导下练习正确的操作技术，一般在6周后才可恢复性生活。

4. 药物使用　常见的口服药物有枸橼酸西地那非（sildenafil），即伟哥，在受到性刺激的前提下可帮助ED老年人产生勃起。但该药物与硝酸酯类药物一起使用时能引起严重的低血压，因此服用硝酸酯类药物的ED老年人禁用该药。在选择口服药物前需确认老年人对药物有正确的认识，且在服药上能严格执行医嘱，避免造成不必要的伤害。

来源：化前珍．老年护理学．北京：人民卫生出版社，2012.

【护理评价】

老年人及其配偶能对性生活有正确的认识；老年人能积极面对性生活中出现的问题；通过护理干预后性生活恢复或有明显的改善。

（孟丽娜）

思考题

1. 张奶奶，72岁，独居。傍晚时分邻居发现其倒在家门外，当即不能站立。老人主诉左髋部疼痛，送往医院。既往有高血压病史十余年，一直服用降压药，具体不详，有白内障病史，视力较差。上一次跌倒是在2个月前的如厕后，当时可站立和行走，无其他不适。体格检查：体温37.5℃，脉搏76次/分，呼吸20次/分，血压140/100mmHg。全身体检无明显异常。X线检查显示，患者股骨颈头下型骨折，完全移位。

请思考：

（1）张奶奶发生跌倒的危险因素可能有哪些？

（2）出院前，护士应从哪些方面指导患者预防再次跌倒？

2. 王爷爷，68岁。无慢性疾病，平素喜欢吃糯米做的食物。某日家中做了汤圆，王爷爷盛了满满一碗，一边吃一边看电视节目，突然，脸色青紫，憋得上气不接下气。一旁的王奶奶见状急忙上前拍打老伴的背部，但始终无效。王奶奶以为王爷爷突发冠心病，赶紧拨打120，救护车赶到时，老人已意识不清、毫无反应。

请思考：

（1）王爷爷发生了什么情况？

（2）对于此种情况应该如何做出紧急救治？

3. 赵爷爷，68岁。与老伴林奶奶、儿子小赵共同生活。小赵好吃懒做，嗜酒如命，每次喝完酒后就对老两口骂骂咧咧，甚至动手。去年年底，林奶奶身患重病，小赵不但不给母亲医治，反而骂父亲没用，不能给母亲挣钱看病。后又不让父亲睡觉，逼赵爷爷写下保证书，称今后的退休金全部由他支配。赵爷爷写了几遍，小赵都不满意，把赵爷爷打得遍体鳞伤，在母亲的苦苦哀求下才放过了父亲。

笔记

请思考：

（1）小赵的行为属于哪一类型的虐待行为？

（2）导致小赵虐待父母的原因是什么？

（3）针对这种情况，应该如何进行干预？

思路解析

扫一扫，测一测

笔记

第十章 老年临终关怀

学习目标

1. 掌握临终关怀、临终护理的概念、老年人的临终护理。
2. 熟悉老年临终关怀的意义和影响因素。
3. 了解临终关怀发展现状及影响因素。
4. 具有共情沟通技巧，能对丧偶老人的家属提出哀伤辅导建议。

生老病死是人生的自然规律，死亡是生命活动的最后阶段，是构成完整生命历程不可回避的重要组成部分，越来越多的人选择在医院或临终关怀机构走完人生的最后一程。临终关怀、预防和治疗成为当代卫生保健系统的三大基本组成部分，凸显出临终关怀在卫生保健体系中的重要性。

第一节 概 述

情景导入

李爷爷，86岁。肺癌晚期，全身多处转移，抗癌的痛苦治疗以及依赖呼吸机维持呼吸，使李爷爷饱受煎熬。儿女开始要求竭尽全力治疗，由衷地期盼奇迹出现，但最终接受老人无好转希望，转入临终关怀。

请思考：

1. 何谓临终关怀？
2. 作为护理人员，应如何为李爷爷及其家属实施临终关怀？

临终关怀（hospice care）是一项符合并满足人类利益的崇高事业，也是人类发展、文明的标志。临终关怀是一种特殊的缓和疗护服务项目，关怀的本质是对救治无望患者的临终照护，它不以延长临终患者生存时间为目的，而是以提高患者临终生命质量（quality oflife）为宗旨，由临终关怀服务团队对临终患者进行生活照顾、心理疏导、姑息治疗，重点在于对临终患者的疼痛控制和情绪支持，以及对患者家属的心理辅导。

一、临终关怀的现状与发展

现代临终关怀的建立，是以1967年英国桑德斯博士（D. C. Saunders）创办的圣·克里斯多弗临终关怀病院为标志。

（一）国外临终关怀的发展

自20世纪70年代起，美国、英国、日本、加拿大、澳大利亚等许多国家均相继开展了临终关怀工作。美国早在1973年，联邦政府就将临终关怀纳入了政府研究课题，1980年又纳入了医疗保险法案；1982年在国会颁布法令的医疗保险计划（为老年人的卫生保健计划）中加入临终关怀内容，为临终患者享受临终关怀服务提供了财政支持，同时也为发展临终关怀产业奠定了基础。美国有超过3100个临终关怀机构，接受临终关怀服务的比例已经达到43.4%。

德国临终关怀中心的客房布置十分家庭化，屋内设施齐全，屋内屋外到处可见鲜花和绿色植物，随时有志愿者或专业工作人员为临终者提供舒适周到的服务。被医院证明只能存活14天至1个月的患者方可住进临终关怀中心。

英国老年全托病房和家庭病房是临终关怀服务的重要方式，临终关怀院设施齐全，布置温馨，可以让患者享受家庭般的温暖；配有康复治疗室、图书馆、娱乐室、音乐室、按摩室、浴室等，还有专门接待家属的会客室，便于医护人员、患者及家属之间的交流，每个病房都留有家属陪护的空间，家人可以陪护过夜，很大程度上满足了临终患者希望与家人共度最后时光的愿望。每年大约有25万临终患者以不同的方式接受临终关怀服务。从事临终关怀的护理人员划分为多个等级，其中专业护士具有较高的地位，他们往往经验丰富、学历高，可出门诊、去其他科室会诊、修改医嘱、单独决定诊治计划。

（二）国内临终关怀的发展

我国于1988年8月在天津成立了第一个研究死亡的机构——临终关怀研究中心；1992年北京市接收濒危患者的松堂医院正式成立；1993年中国心理卫生协会临终关怀专业委员会成立并建立了临终关怀基金；2006年中国生命关怀协会成立。自2005年，中国老龄事业发展基金会在全国成立了350余家“爱心护理工程建设基地”，开展高龄老人的长期照料康复医疗和临终关怀服务。

香港的临终服务模式多样化，如独立的临终服务院舍、临终服务单位、咨询顾问团队、日间临终服务院舍等。

（三）临终关怀教育与研究

美国、日本、德国、法国、荷兰等国较早地开展了死亡学的研究，从幼儿园、小学、中学到大学以及医院、社会服务机构等都纷纷开设死亡教育课程，主要学习内容为历史背景、国内外现状、社会和伦理问题、相关法律、病症及症状与治疗，以及相关法律法规制度、患者的自主权利、沟通技巧、专业术语、心理援助等内容。成立了如“国际死亡研究所”的研究机构，出版了《生与死的思考》《人的临终图卷》《死亡准备的教科书》等书籍，有些国家和地区还创办了专业性期刊，如《死亡教育》（美国）、《临终与临床》（日本）、《安息护理》（加拿大），《安宁疗护》（中国台湾）等。我们国家出版的专著《临终护理》《生命的尊严与临终护理》《缓和医学理论与生命关怀实践》《中国城市临终关怀服务现状及政策研究》等，极大地促进了我国临终关怀事业的普及和深入研究。

二、影响我国老年临终关怀的因素

30年来，我国临终关怀事业取得了长足的进步，但是发展还不平衡，主要集中在北京、上海、天津等一些百万人口以上的城市。当前影响我国老年人临终关怀的主要因素如下：

（一）传统尽责观念制约

生命不息，治疗不止。大部分临终患者不愿放弃治疗，希望奇迹发生，要求医生尽力抢救；家属也认为老人应坚强地活下来，只有治疗到最后一刻才不后悔，才是孝。而许多医务人员对临终关怀的理念没有真正把握，认为顺从意愿才是责，因而想方设法用最先进的设备和药物去挽救其生命，这不但给临终者造成了极大的痛苦，同时也造成了医疗资源的浪费。

（二）临终关怀教育尚未普及

我国35%的医学院校开设临终关怀教育，但大众很少接受科学的死亡教育，尚没有临终关怀专科医生和护士的训练及认证。临终关怀起步迟，媒体对社会公众生死观的教育还远远不够，有时人们误将临终关怀理解为“安乐死”。调查显示，医生护士和肿瘤患者谈论死亡问题时，恐惧者占23.2%，

笔记

悲伤者占31.7%，解脱者占15.3%，自然面对者只占29.8%。大众对死亡能公开谈论、自然面对者仅占37%，而多数人认为晦气、不吉利。这些死亡观在某种程度上阻碍和制约了临终关怀事业的发展。

（三）临终关怀机构和资金来源不足

国外的临终关怀机构，其运行经费很多都来源于慈善机构的捐赠和临终护理保险，所有的照护和日常事务性工作全部由训练有素的义工来承担。而在我国，国家投入、医疗和护理保险的双重不足是许多临终关怀机构难以维持的重要原因。独立临终关怀机构相当一部分属于私营性质，尚未纳入国家医疗保险范畴；综合医院的临终关怀病房，虽然已经纳入医疗保险体系，但受诸多因素困扰不能普及，成为临终关怀发展的瓶颈。

三、老年临终关怀的意义

随着人类社会的进步，临终生活质量、临终尊严被越来越多的人认识和追求。但目前家庭结构缩小、家庭功能日趋弱化，使临终老人得不到很好的照顾。因而发展老年临终关怀事业，对个人、家庭及社会均具有很强的现实意义。

（一）维护临终老人人格尊严

临终关怀之所以能被许多人所接受，其原因之一就在于他所提供的服务与人本质的需求相吻合，涵盖了医疗、护理、心理咨询、死亡教育、社会支援和居丧照护等多个方面，旨在通过提升临终者生命最后阶段的质量来体现其人格尊严和生命尊严。

（二）提高临终老人生命质量

临终关怀通过对老人实施整体护理，用科学的心理关怀方法、高超精湛的临床护理手段，以及姑息、支持疗法最大限度地帮助老人减轻躯体和精神上的痛苦，提高临终老人的生命质量，弥补了临终者家属精力与专业知识的不足。

（三）减轻临终老人家属负担

临终关怀既可以使老人得到专业化的照护，使其走得安详，还可以使临终老人家属的重心从繁忙的生活照料中解脱出来，在摆脱沉重的医疗负担的同时，也得到了心理上的安慰。因此，临终关怀是解决临终老年人家庭照料困难的一个重要途径。

（四）为有效利用和合理分配医疗资源提供可能

对于那些身患不治之症且救治无效的患者来说，若过度治疗不但使其生命没有价值，也会延长痛苦。接受临终关怀服务可以减少大量的甚至是巨额的医疗费用，若将这些高额费用转移到其他有希望救助的患者身上，它将发挥更大的价值。与此同时也可以减少家庭财力支出。因此，临终关怀为节约医疗资源和有效利用有限的资源提供了可能。

知识拓展

老年临终关怀与安乐死的不同之处

1. 概念渊源不同　临终关怀是桑德斯博士于20世纪60年代提出和创立的；安乐死是患者的自我要求，一般是由患者首先提出来的。

2. 伦理价值的依据或出发点不同　临终关怀具有浓厚的人道主义色彩，它的医学伦理原则基于传统的伦理道德，强调对临终者的同情、关怀与照护；安乐死的伦理出发点有两个：一是患者有选择生死的权利，二是功利伦理观，是临终者对社会和亲人的最后一次回报。

3. 关注的范围和焦点不同　临终关怀是缓解、消除临终者的生理疼痛；安乐死是使死亡时间缩短。

4. 社会接受程度不同　临终关怀是在社会的欢迎氛围中产生和发展起来的；安乐死从产生到目前一直处于争论之中。

笔记

第二节　老年人的死亡教育

情景导入

马爷爷,73 岁。食管癌晚期姑息手术后 3 天,很虚弱,意识清醒。一天许多亲朋好友来探望,马爷爷更感到是在向他告别,整晚辗转不眠,表情痛苦。第二天反复询问医生自己还能活多长时间,反复要老伴通知儿子从美国买药回来救他。

请思考:

1. 马爷爷发生了哪种健康问题?
2. 你应采取哪些护理措施?

人在开始面对临终时,一般灵性思考十分突出,这一生过得如何?有无意义?剩余时间最想做什么,死亡后会变成什么,火葬恐怖吗?等等,往往感到焦虑害怕。死亡教育可以帮助人们正确地面对自我之死和他人之死,理解生与死是人类自然生命历程的必然组成部分,从而树立健康的死亡观。死亡教育可以帮助人们正确地认识和面对死亡,树立科学、合理、健康的死亡观。

一、老年人面对死亡的心理

老年人对待死亡的态度受到许多因素的影响,如文化程度、社会地位、宗教信仰、心理成熟程度、年龄、性格、身体状况、经济情况和身边重要人物的态度等。

1. 理智型　老年人当意识到死亡即将来临时,能从容面对,并在临终前安排好自己的工作、家庭事务及后事。这类老年人一般文化程度和心理成熟程度比较高,能够比较镇定地对待死亡,能意识到死亡对配偶、孩子和朋友是最大的生活事件,因而总是尽量避免自己的死亡给亲友带来太多的痛苦和影响。他们往往在精神状态尚好时,就已经认真地写好了遗嘱,交代身后的财产分配、遗体处理或器官捐赠等事宜。

2. 积极应对型　老年人有强烈的生存意识,能从人的自然属性来认识死亡,也能意识到意志对死亡的作用。因此,能用顽强的意志与病魔作斗争,如忍受着病痛的折磨和诊治带来的痛苦,寻找各种治疗方法以赢得生机。这大多是低龄老人,有很强的斗志和毅力。

3. 接受型　这类老年人分为两种表现,一种是无可奈何地接受死亡的事实,如在农村,有些老年人到了 60 岁,子女就开始为其准备后事,做寿衣、做棺木、修坟墓等。对此,老年人常私下议论说:“儿女们已开始准备送我们下世了”,但也只能沉默,无可奈何地接受。另一种老年人把此事看得很正常,多数是属于信仰某一种宗教的,认为死亡是到天国去、是到另一个世界去。因此,自己要亲自过问后事准备,甚至做棺木的寿材要亲自看着买、坟地也要亲自看着修,担心别人办不好。

4. 恐惧型　这类老年人极端害怕死亡,十分留恋人生。一般都有较好的社会地位、经济条件和良好的家庭关系,期望能在老年享受天伦之乐,看到儿女成家立业、兴旺发达。表现为往往会不惜代价,冥思苦想,寻找起死回生的药方,全神贯注于自身机体的功能上,如喜欢服用一些滋补、保健药品,千方百计延长生命。

5. 解脱型　此类老年人大多有着极大的生理、心理问题。可能与家境贫苦、饥寒交迫、衣食无着,缺乏子女的关爱,或者身患绝症、病魔缠身、极度痛苦等有关。他们对生活已毫无兴趣,觉得活着是一种痛苦,因而希望早些了结人生。

6. 无所谓型　有的老年人不理会死亡,对死亡持无所谓的态度。

二、老年人死亡教育的实施

死亡教育(death education)是有关死亡知识的社会化、大众化的过程,是引导人们科学、人道地认识死亡及对待死亡的过程。死亡教育可以提高老年人及其家属对死亡的认识,以建立合理的心理适应机制,从而坦然地面对死亡。临终关怀是帮助老年人树立正确死亡观的一个很好的途径,而进行死

笔记

亡教育是实施临终关怀的先决条件。对老年人进行死亡教育包括以下内容：

（一）引导老年人正确认识和面对死亡

死亡是人及生物生命的停止，是人生旅途中不可避免、不可逆转的生物学现象。凡有生命者，都会经过孕育期，然后出生、成长，再进入衰老期，最后死亡。生与死虽然截然不同，但生的瞬间就蕴含着死的因素，两者是互渗而浑然一体。可是，谁都只愿永远地活下去，谁都害怕死亡的降临。因为，在人们的眼中，“生”是盈满着生机，充溢着温暖、活力、光明、拥有；而死则是生机尽失，是冰冷、枯竭、黑暗、丧失，但人是一种生物，无论接受与否，死亡都会来临，也会随时发生，不可预知。

传统意义的死亡是呼吸、心跳停止，生命迹象消失。但进入ICU病房者可借助胸外按压、气管切开、气管插管、机械呼吸、体外循环等抢救措施维持心跳和呼吸，使死亡过程极大延长，濒死者深感痛苦。在儒家的死亡哲学里“死”被包容在“生生不息”之中，认为一个人只要生前之事处理好了，死的问题便自然解决。孔子的“士不可不弘毅，任重而道远，仁以为己任，死而后已，不亦远乎”，强调通过求仁，在死上体现人格的力量，通过死来完善道德，成就道德，超越生命极限，达到不朽。道家具有“齐生死”的浪漫情怀。死亡观是让生命从狭窄、困苦中突破，从喧嚣、纷争的尘世中脱身，在心灵与天地之道凝聚成共同的永恒存在。认为生死存亡实为一体，是大道演化的不同形式而已，因此不必悦生，不必恶死，顺其自然。

马丁·海德格尔是20世纪西方世界影响最大的哲学流派——存在主义的代表人物之一。死亡哲学对存在主义的中心问题是面对死亡的不可避免性和终极性，我们在今生今世怎么办？正是基于这一层面认识，要求人们直面死亡，向死而生，并把死亡同整个人生筹划和人的自由联系起来，从而把西方死亡哲学提升到了一个新的高度。人类为何有许多潜能无法发挥？就是认为永远有下一秒、永远有明天、永远有明年。

知识拓展

马丁·海德格尔简介

马丁·海德格尔（Martin Heidegger，1889—1976），德国哲学家，20世纪存在主义哲学的创始人和主要代表之一。代表作 *Sein und Zeit*（1927年，存在与时间），因此而声誉鹊起。1933年当选为弗赖堡大学校长。一生著书颇多，极具演讲能力。他认为死亡是对现实世界生活的否定。当人面对死亡时，才会停止对世界的忧虑和担心，从陷落中孤立出自己，成为真正的存在。死亡是属于个人的事，他人无法替代，只能靠你自己体验死亡。死亡是任何时候都可能发生的，人在什么时候死亡，都是合理的，没有规定你该活多久。人应随时准备死亡。因此，海德格尔指出，人必须正视死亡，从恐惧中明白自己活着的重要性。为自己计划未来时，必须包括死亡。人不该只接受生命，而拒绝接受死亡。

人生自古谁无死，但要做到很安定地对待死亡，从心理上接受和战胜死亡并不容易。古希腊的圣哲指出：死是人无法体验的对象，当人还活着时，死似乎非常遥远；当死真的降临时，已体会不到什么是死。人们对死的害怕、焦虑、恐惧等，是一种活着时才有的感受，而死亡一旦降临，人所有的知觉、心理反应都消失了，何来恐惧害怕之说？既然不存在，活着时就没有必要去恐惧。也就是说，当人活着时，死亡是不可能存在的；而当人死亡时，根本就无法害怕。因此，活着的人又何苦要怕死呢？可见，人们对死亡的恐惧根本不是起于死亡本身，而是人们从棺材、死尸等死亡的现象中获得的一些恐怖的观念。仅仅是观念而已，并不是一种实在的对象。

（二）帮助老年人发现生命中有价值的闪光点

医护人员要善于发现老年人生活中的事业、亲情、友情、爱情、人情的闪光之点，有系统地协助老人以一种崭新的观点回忆其一生经历的痛苦或快乐，寻找生命回顾中各种经历的意义，如工作的辉煌与艰辛，创造过的精神财富和物质财富，亲情、友情的美好片段，生活的柳暗花明，最高兴的事和最波折的经历，探讨人生价值另一种诠释，来体验生命的丰富意义。称赞老人的善心善为，点明老人已品

笔记

尝了种种人生百味，告诉老人能在死亡来临之际，没有遗憾，向亲朋好友告别，向人世间的烦恼告别，毫无恐惧，心安理得，并为自己即将永久地安息和为别的生命之诞生做基础而欣喜，这就达到了生死两相安的最佳境界。

（三）做好跨文化的死亡教育

宗教信仰者在面临死亡时，内心能够拥有较多安全感、毅力和稳定性。他们对待生命和死亡更为达观，可以平静而较少害怕死亡的来临。对有宗教信仰者可允许临终者接受法师、牧师指导，作为护士重要的是用一颗温暖的心来面对临终者，使之感到温暖和安全。

第三节　老年人的临终护理

临终护理是临终关怀的重要组成部分，是指对已失去治愈希望的患者在生命即将结束时所实施的一种积极的综合护理。老年人的临终护理是对处于临终状态的老人在生理、心理、社会等方面给予精心照护。正确评估临终老人的身心变化是提供全面护理的前提。老人的临终反应与其信仰、社会经济状况、心理成熟度、应对困境的能力、病理生理变化过程，以及医务人员和其他重要亲属的态度等均密切相关。

一、临终老年人的心理问题及护理

（一）临终老年人的心理特点

临终老年人对医护人员特殊心理需求依次为希望医务人员尽到最大努力、得到最先进的医疗护理技术、渴望治愈疾病、盼望延长存活时间、希望减轻肉体痛苦、能有一个安静舒适的环境、采用医学手段加速死亡等。除有以上各种心理需求外，还具有个性的心理特征：

1. 心理障碍加重　如暴躁、孤僻抑郁、意志薄弱、依赖性增强、自我调节和控制能力差等。表现为心情好时愿意和人交谈，心情不好时则沉默不语。遇到一些不顺心的小事就大发脾气，事后又后悔莫及再三道歉，甚至有的老年人固执己见，不能很好地配合治疗护理，擅自拔掉输液管和监护仪。当进入临终期时，身心日益衰竭，精神和肉体上忍受着双重折磨，感到求生不能，求死不能，这时心理特点以忧郁、绝望为主要特征。

2. 思虑后事，留恋亲友　关心身后的遗体处理方式，思考是否捐献器官等；考虑家庭安排，遗产分配；担心配偶生活及儿孙的工作、学业等。

（二）临终老年人的心理护理

1. 亲情护理　像亲人一样重视和问候，发自内心的关心安慰是重点。耐心倾听老人诉说，鼓励说出已有的恐惧与不安，然后给予触摸、适当解释和诱导，使其得到解脱。

2. 宽容理解　不要把老人的发怒看成是针对某人，不辩解老人盛怒之下的批评，充分表示理解，关心其痛苦，多进行床边交谈和倾听，包容老人的批评。将老人最喜欢的人或最喜欢的物品请出来，转移情感情绪，因势利导，创造温馨场面，共同克服心理障碍。

3. 灵魂支持　尊重老年人的民族习惯和宗教信仰。根据老人不同的职业、心理反应、性格等，在适当的时机，用同情和婉转的方法解释，谨言慎语地与老人及其家属共同探讨生与死的意义，使老人理解医护人员和家属都在尽最大可能提高其生命质量，但生命是有限的，死亡是个体的最终归宿，谁都逃不出这种自然规律，帮助老年人正确认识和对待生命，从对死亡的恐惧与不安中解脱出来，既然死亡来临了，就坦然接受，平静地走，有尊严地走。对有宗教信仰者，可安排宗教人士，借由宗教力量，给予老人心灵上的安慰及支持。

4. 尊严护理　给予老人清洁皮肤、会阴部时先征求老人意见，在尽可能保护老年人隐私环境下，小心护理，增加其舒适感。与其子女商量如何安排照顾老人；协助老人完成未尽事宜，向亲朋好友道别。尽可能将老人打扮得体，居室空气新鲜，光线适宜，播放优雅轻松的音乐，布置老人喜爱的花和画等。使老人享有被爱、安全感和尊严感，以达到心理上的稳定，让其在安详中死亡。

5. 耐心倾听和诚恳交谈　认真、仔细地听老年人诉说，使其感到支持和理解。对虚弱无法用言语交谈或听力障碍的老年人，通过表情、眼神、手势表达理解和爱，并以熟悉的护理技术操作取得老

笔记

年人的信赖和配合。通过交谈，及时了解老年人真实的想法和临终前的心愿，尽量照顾老年人的自尊心，尊重他们的权利，满足他们的各种需求，减轻他们的焦虑、抑郁和恐惧，使其没有遗憾地离开人世。

二、临终老年人的常见症状及护理

调查显示癌症老人的临终关怀需求首位为疼痛缓解，占75.0%；其次是经济支持，占50.0%；之后依次为身体护理，占46.9%，家庭和家人的关心照顾占37.5%，缓解精神压力、放松心情占31.2%，静静地守护占18.7%，对人生意义的探讨占9.4%。因此护士应对老年人的临终需求进行个体化的评估，并给予针对性的整体护理。

（一）疼痛

疼痛是肿瘤老人临终前的主要症状，帮助其减轻疼痛，使之无痛苦地走过人生的最后阶段，是临终护理的主要内容之一。

1. 疼痛评估　鼓励老人说出自己的痛苦，及时准确地了解疼痛的特点、部位、诱发因素、疼痛分级。

2. 非药物缓解疼痛　可采取心理治疗、音乐疗法、针灸疗法、按摩和放松疗法，冷敷或热敷以转移注意力。

3. 药物缓解疼痛　遵医嘱给予镇痛剂，WHO建议癌痛治疗选用镇痛剂必须遵循从弱到强三个阶梯进行。对于轻度疼痛的老人选用第1阶梯解热镇痛类药物，中度疼痛应用第2阶梯弱阿片类药物，重度疼痛选用第3阶梯强阿片类药物。

4. 温馨护理　关心体贴老人，热情、周到地做好解释工作，给予生活帮助。

5. 配合医生给予姑息性治疗　如造瘘术、梗死短路解除术等，减少病痛带来的焦虑、痛楚。

（二）呼吸困难

痰液堵塞、呼吸困难是临终老人出现的另一常见症状。因而床旁应备好吸引器，及时吸出痰液和口腔分泌物。痰多而黏稠时可给予翻身、拍背，多喝温开水；无力咳痰时，可给予电动吸痰处理。保持呼吸道通畅，尽可能开窗通风，被子要轻柔，白天摇高床头或协助其改变体位，以减少呼吸费力感；持续低流量吸氧，以缓解呼吸困难现象。临终时肺通气功能下降，易反复发生肺部感染，应遵医嘱给予抗感染、止咳平喘、营养支持治疗，静脉输液滴速以25～30滴/分为宜，以防急性肺水肿的发生。

（三）日常生活中常见的问题

1. 口腔　能自理者饭前饭后漱口，早晚刷牙；如不能自理或昏迷者每天给予2次口腔护理。如张口呼吸，需增加口腔护理次数，可视需要以棉棒蘸水润湿老人口腔和嘴唇，满足其基本需求；必要时用朵贝氏液漱口，预防感染。如有义齿，需取出放在清洁容器内，在老人临终时将义齿装回。

2. 饮食　对于意识清醒者，可提供软质或流质饮食，最好少量多次，富含热量、维生素和适量蛋白质的饮食。必要时，可采用鼻饲法或肠道外营养法支持，但不强迫其进食。临终老人因肠蠕动减慢，常感觉恶心，久之会引起水、电解质紊乱及营养摄入减少。因而要注意观察水、电解质和营养状况的变化，少量多次喂水，必要时给予静脉补充适当的液体和电解质。

3. 大小便　小便潴留时留置导尿管，每4小时放尿一次，注意导尿管清洁与更换频率，观察所导出尿液的颜色、有无浑浊、有无异味等，有异常则报告医生处理。小便失禁时，男性使用保鲜袋或接尿袋接尿，女性可使用尿布或护垫，垫塑料中单，便后不仅要清除大小便，还要清洗肛周，保持会阴部之清洁、干爽、无异味及完整。便秘者，如病情许可，尽可能下床活动，定时如厕。平时膳食中要注意含有适量纤维素，多吃新鲜蔬菜、水果和粗粮，鼓励多饮水；还可给予缓泻剂，或用双手依结肠的走向做环形按摩；也可行灌肠，必要时应戴手套取出大便，保持大便通畅。

4. 皮肤　每天给老人清洁面部、颈部及手脚，经常擦拭身体，如眼睛有分泌物，可以用生理盐水冲洗，或以棉棒蘸生理盐水，轻轻拭去分泌物，避免干燥不适，并增加湿润感，眼睛不能闭合者予以湿纱布覆盖眼睛。要注意保持床单位的清洁、干燥，预防压疮的发生。给予气垫床，每两小时翻身拍背一次，随时观察老人体位是否舒适，检查受压部位有无红肿变黑，按摩骨突部位，热敷四肢，增加舒适感。

笔记

此外，护理人员要密切观察老人病情变化，及时做好预后估测和抢救准备，同时，让家属做好心理准备，安排善后事宜。

对于老年临终患者生理反应的其他症状护理，详见《基础护理学》有关章节。

除上述症状护理外，要做好人文关怀，其具体措施为：

1. 谨慎解释病情　视老人和家属的性格、心理承受能力和心理变化逐步动态地告知老人病情进展情况，开展临终护理教育，正确对待临终与死亡的自然性和必然性，正确解释老人与家属的疑问，倾听老人的诉说，满足老人合理的需求。

2. 尊重老人的权利　医护人员应充分认识临终老人所拥有的各种权利，如有权享受常人待遇，有权要求不受痛苦，有权要求不要孤独地死去，有权保持一种希望感，有权不受欺骗，有权受到细心而有效的照护等。

3. 幽静环境布置　临终老人希望有安静舒适的环境。可安排独立、安静的疗养病房，白天采光充足，空气流通，夜间也应留一盏壁灯，提供适量照明，以增加安全感。老人要用的东西和从前喜爱的物品，放在易看到或取到的地方。床旁桌及周边可布置花篮，墙壁可以悬挂美丽的油画，也可悬挂老人的全家福照片，营造温馨似家或仙境的感觉。由于听觉最后消失，故可播放老人所喜好或舒缓优美之音乐，陪伴老人安适平静地走完余生。

4. 家属适时陪伴　大多数临终老人希望亲属陪在身边，嘘寒问暖，悉心照料。回忆美好生活经历，处理未尽事宜，给予经济支持，最后默默陪伴，都是临终老人最后的期盼。

5. 动员社会支持　如单位领导同事看望老人，给予对过去工作的肯定，经济上的支持等均是老人地位、生命价值的另一种体现，能为老人带来不同程度的荣耀和满足。另外，老人有见亲朋好友最后一面的需求，亲朋好友也有探视老人的心理愿望，帮助老人及时通知，以了双方意愿。

6. 适当医疗护理　医生护士态度慈祥和蔼，医疗护理悉心到位，表情镇定，可切实减轻老人身心痛苦、害怕焦虑的情绪。但不要给予不切实际的安慰或急于转移话题，显得虚伪和冷漠。

微课：临终老年人的常见问题及护理

三、与临终老年人家属的沟通及护理

近年来越来越多的人选择在医院和（或）养老机构中等待死亡，通常老年人最后接触的人是医生和护士，老年人的临终阶段实际上是以医疗为主的治疗转变为以护理为主的照护。如何让家属平静接受亲人即将来临的死亡，且能够妥善处理情感和善后事宜，是广大医护人员面对的生命伦理方面的难题之一。

（一）早期反应及护理

家属在第一时间内了解到老人病情的危重性和不可逆性，大多数会有非常强烈的情绪反应，表现有气愤、恼怒、恐惧、悲伤、内疚自责、无能为力。此期家属很难冷静、理智地接受死亡，不愿去想象与亲人分开的现实，不愿去了解、讨论亲人对生命最后的需求。因此，护士应鼓励家属宣泄情感，表达看法、体验和感受，保持情感互动交流。理解家属反应，等待时机，加强对老人家属的健康教育，提供多个渠道让家属获得正确科学的信息，减少错误信息的来源，纠正误区，给家属思考判断的时间，尊重家属和老人的自主选择。适时介入在临终护理中非常重要，但医护人员不能忌讳谈论死亡，必须向家属坦诚诊疗的有限性和死亡的必然性。

（二）引导家属接纳临终护理

当家属情绪渐趋平静后，医护人员可引导家属召开家庭核心成员会议，考虑是否放弃积极治疗转入临终护理。临终护理要做到多元化支持：让家属陪伴身旁，指导家属如何照顾和安慰临终老人，鼓励家庭核心成员及病友互相支持。关注和解决家属在陪伴临终老人时发生的心理、情感危机，认真倾听其交谈，提供有关临终护理知识，善意而智慧地对家属及老人进行死亡教育，使其能在理性思考后直面临终真相，了解死亡，接纳死亡。

（三）指导家属照护临终亲人

为家属提供陪伴亲人的环境，幽雅肃静，温度适宜，有水有茶，有适量椅子，有张床，让他们目睹亲人得到尊严、科学的临终护理；同时，教会家属亲自照顾老年人的饮食、清洁、翻身、按摩以及心理沟通等服务，鼓励家属适当帮助老年人做肢体活动，回忆各种有趣的事情、有纪念意义的片段，兴奋老人的

笔记

大脑皮质，提高抗病能力，既达到与家属良好沟通的目的，又让家属觉得自己尽了最大努力，逝者死而无憾，生者问心无愧。

（四）满足家属对临终老人的最后愿望

理解、支持和满足家属想和临终者做最后一次谈话，或想用一些时间再看一眼、再抚摸一下的愿望；允许宗教信仰者或牧师为临终者祷告祈福，或鼓励家属参与对亡者的遗体料理，以表孝心，减轻家属无能为力的心理反应。

四、对丧偶老年人的哀伤疗护

丧偶是生活中最震撼心灵的应激事件，据报道，丧偶老人因心理失衡而致死亡的人数是一般老年人死亡人数的7倍。因此，及时进行心理调适，可帮助老人尽快走出丧偶阴影。

（一）丧偶者的心理变化

1. 麻木　很多老年人在得知配偶亡故的消息后，都会表现出麻木不仁，呆若木鸡。这种表现并不意味着情感淡漠，而是情感休克的表现。麻木可以看作是对噩耗的排斥，也是对自己无力驾驭的强烈情感的制服。这个阶段可能维持几个小时至1周。

2. 自责　与老伴洒泪告别之后，总觉得对不起逝者，甚至认为对方的死自己负有主要责任，于是心理负担沉重，过度伤感，可引起食欲下降、失眠、精神恍惚、免疫力下降，诱发原有病情，强烈地感到死亡在不可抗拒地靠近。

3. 怀念　老伴逝世后，生者在剧烈的情感波动稍稍平息之后，会进入一个深沉的回忆和思念阶段，不知如何安排自己的生活，回忆过去成为丧偶老人主要的生活内容，在头脑中经常出现老伴的身影，感到失去之后，自己是多么的无助、凄凉和孤寂。

4. 恢复　在亲朋好友的关怀和帮助下，终于领悟了“生老病死乃无法抗拒的自然规律”这个道理。于是，理智战胜了感情，身心渐渐恢复了常态，从而以坚强的毅力面对现实，开始新生活。

（二）对丧偶者的哀伤辅导

1. 心理调适　首先，帮助老人尽快地从悲痛的氛围中解脱，可采用各种方式尽情地宣泄，如在亲人挚友面前号啕大哭；或将自己的眷恋怀念之情，用诗文、书信、日记等形式写出来，以抒发胸怀并作为永久的纪念。从心理学角度来看，尽管宣泄对于维护身心健康有益，但无休止的悲哀必然造成人为的精神消耗。佛教认为亲人临终，家属悲痛很正常，但过分悲痛会加重老人不舍和难过，造成老人临终前心理不安，难以顺利进入另一世界，所以家属需将悲痛转化为祈福的心态，对其给予心理支持。

2. 转移环境　面对和老伴共同生活的房子、老伴的衣服和用品，常常睹物思人，哀伤很难自行纠正，加重情绪上的不稳定。因而子女可将老人接来同住，为其换个生活环境，或者带老人外出旅游散心，细心关怀照顾，鼓励老人振作，多接触外面的世界，多参加有益的文娱活动，只要生活的视野开阔，便不再感觉孤单，精神上的痛苦也就会随之淡化和消失。

3. 建立新的生活方式　把注意力转移到现实生活中来，找老朋友、老同事或同样经历的老人交流，参加晨练，购物，到老年大学学习，参加街道社区组织的活动，以充实的生活，淡化精神上的痛苦；也可根据个人兴趣爱好，种花、养鸟、练书法、绘画、摄影、外出旅游等，甚至从事一些家务活动，含饴弄孙，这样可以缓解悲伤的情绪，有助于心身健康。

4. 提倡老人再婚　大量事实证明，丧偶老人再婚，对社会、家庭和老年人的健康长寿均有益，故应从法律上予以保护，道义上给予支持。再婚老人可以相互照应，相互依托，也会让儿女们在繁忙中多一些放心。

5. 做好追踪随访　1年内丧偶老人在生理和心理上都极度虚弱、极易患病。因而应定期家访或电话随访，了解老人身体心理情况，理解老人的各种想法，鼓励其宣泄感情，认真倾听，及时做好心理疏导。安慰老人面对现实，尽力提供生活指导与建议，帮助老人缩短悲痛过程，降低悲痛程度，顺利度过悲伤期。

（林　琳）

笔记

思考题

1. 李爷爷,65 岁。因咳嗽、痰中带血伴肝区胀痛、日渐消瘦,在县医院检查,胸片显示两肺有占位病变,随即去省肿瘤医院检查,肝 CT 发现一个 3cm×6cm 占位病变,PET-CT 报告肺部两侧均有多发转移性结节,腹腔种植,腰椎也有一处转移病灶。初步诊断为肝癌晚期(伴广泛转移),告知家属诊疗方案、预后及存活时间,并入院诊疗。李爷爷儿子告知其为普通肺炎,住院治疗就好了,但李爷爷仍然情绪状态欠佳,一天到晚唉声叹气,食乏,失眠,易怒。

请思考:

(1) 怎样和李爷爷解释病情?

(2) 通常临终老人心理发展大致经历哪几个阶段?李爷爷的心理状态属于哪一阶段?

(3) 李爷爷的护理问题有哪些?请制订出护理计划。

2. 王奶奶,62 岁,和老伴共同生活 40 年,感情甚笃,非常恩爱。老伴在买西瓜时突发心肌梗死而去世,王奶奶得知消息后精神崩溃,失去了活下去的信心。她原有多种慢性疾病,以前总害怕治不好,现在却企盼病情急剧恶化,好早日到另一个世界与老伴团聚。

请思考:

(1) 王奶奶目前发生了何种健康问题?

(2) 针对王奶奶应给予哪些哀伤指导?

思路解析

扫一扫,测一测

笔记

附录　老年人常用评估量表

量表 1　Barthel 指数

生活能力	项　目	分值
进食	可独立进食	10
	需部分帮助	5
	需极大帮助或留置胃管	0
洗澡	可独立完成	5
	需他人帮助	0
修饰	可独立完成	5
	需他人帮助	0
穿衣	可独立完成	10
	需部分帮助	5
	需极大帮助或完全依赖他人	0
控制大便	可控制大便	10
	偶尔失控或需他人提示	5
	完全失控	0
控制小便	可控制小便	10
	偶尔失控或需他人提示	5
	完全失控	0
如厕	可独立完成	10
	需部分帮助	5
	需极大帮助或完全依赖他人	0
床椅移动	可独立完成	15
	需部分帮助	10
	需极大帮助	5
	完全依赖他人	0
平地行走	可独立在平地行走 45m	15
	需部分帮助	10
	需极大帮助	5
	完全依赖他人	0
上下楼梯	可独立上下楼梯	10
	需部分帮助	5
	需极大帮助或完全依赖他人	0

备注：总分范围在 0～100 分，0～20 分者，表示完全残疾，生活完全依赖他人；20～40 分者表示为重度残疾，生活需要很大帮助；40～60 分者，表示为中度残疾，有功能障碍，生活需要他人帮助；>60 分表示虽有轻度功能缺陷，但生活基本可以自理

量表 2　Katz 日常生活功能指数评价表

指导语：Katz 功能量表分级如下：A. 能完全独立完成以上六项；B. 能独立完成上面六项中的五项；C. 除洗澡和另一项活动外，能独立完成其余四项；D. 不能洗澡、更衣和另外一项活动；E. 不能完成洗澡、更衣、如厕、移动和另外一项活动；F. 只能独立完成控制大小便或进食；G. 六项都不能独立完成；其他．至少两项不能完成，但不能用 C、D、E、F 的分类法来区分。

姓名________________　　　　　　评估日期____________

每个功能项目中，帮助是指监护、指导、亲自协助。

评估下列各项功能，在相应的□内打“√”

1. 洗澡—擦浴、盆浴或淋浴

　□独立完成（洗盆浴时进出浴缸自如）　□仅需要部分帮助（如背部或一条腿）　□需要帮助（不能自行洗浴）

2. 更衣—从衣橱或抽屉内取衣穿衣（内衣、外套），以及扣扣，系带

　□取衣、穿衣完全独立完成　□只需要帮助系鞋带　□取衣、穿衣要协助

3. 如厕—进厕所排尿、排便自如，排泄后能自洁及整理衣裤

　□无须帮助，或能借助辅助器具进出厕所　□进出厕所需要帮助（需帮助便后清洁或整理衣裤，夜间用便桶或尿壶）

　□不能自行进出厕所或完成排泄过程

4. 移动—起床，卧床；从椅子上站立、或坐下

　□自如（包括使用手杖等辅助器具）　□需要帮助　□不能起床

5. 控制大、小便

　□完全能控制　□偶尔有失禁　□排尿、排便需要别人提醒来控制或失禁，需使用导尿管

6. 进食

　□进食自理无须帮助　□需帮助备餐能自己吃食物　□需帮助进食，部分或全部通过管饲进食，或需静脉补充营养

备注：总分 0～12 分和单项 0～2 分，分值越高，提示被测者的日常生活能力越高

量表 3　Lawton 功能性日常生活能力量表

生活能力	项　目	分值
你能自己做饭吗？	无须帮助	2
	需要一些帮助	1
	完全不能自己做饭	0
你能自己做家务或勤杂工作吗？	无须帮助	2
	需要一些帮助	1
	完全不能自己做家务	0
你能自己服药吗？	无须帮助（能准时服药，剂量准确）	2
	需要一些帮助[别人帮助备药，和（或）提醒服药]	1
	没有帮助完全不能自己服药	0
你能去超过步行距离的地方吗？	无须帮助	2
	需要一些帮助	1
	除非作特别安排，否则完全不能旅行	0
你能去购物吗？	无须帮助	2
	需要一些帮助	1
	完全不能自己出去购物	0
你能自己理财吗？	无须帮助	2
	需要一些帮助	1
	完全不能自己理财	0
你能打电话吗？	无须帮助	2
	需要一些帮助	1
	完全不能自己打电话	0

备注：总分值的范围是 0～14 分，分值越高，提示被测试者功能性日常生活能力越高

量表 4　功能活动调查表(FAQ)

指导语:请仔细阅读下列的 10 个问题(读出问题),并按老年人的情况,选择一个最能合适地反映其活动能力的评定,每一个问题只能选择一个评定,不要重复评定,也不要遗漏。

请圈上最适合的情况				
1. 使用各种票证(正确的使用,不过期)	0	1	2	9
2. 按时支付各种票据(如房租、水电费等)	0	1	2	9
3. 自行购物(如购买衣、食及家庭用品)	0	1	2	9
4. 参加需技巧性的游戏或活动(下棋、打麻将、绘画、摄影)	0	1	2	9
5. 使用炉子(包括生炉子、熄灭炉子)	0	1	2	9
6. 准备和烧一顿饭(包括饭、菜、汤)	0	1	2	9
7. 关心和了解新鲜事物(国家大事或邻居中发生的重要事情)	0	1	2	9
8. 持续 1 小时以上注意力集中地看电视或小说,或听收音机并能理解、评论或讨论其内容	0	1	2	9
9. 记得重要的约定(如领退休金、朋友约会、接送幼儿等)	0	1	2	9
10. 独自外出活动或走亲访友(指较远距离,如相当于三站公共汽车的距离)	0	1	2	9

备注:

1. 表中 0 表示没有任何困难,能独立完成;1 表示有些困难,需要他人指导或帮助;2 表示本人无法完成,完全或几乎完全由他人代替完成;9 表示该项目不适用,老人一向不从事这项活动
2. FAQ 只有两项指标:总分 0~20 分和单项 0~2 分。FAQ<5 分为正常;FAQ≥5 分,说明社会功能有问题,需进一步确诊

量表 5　中文版简易智力状态检查(MMSE)

	正确	错误
1. 今年的年份	1	5
2. 现在是什么季节	1	5
3. 今天是几号	1	5
4. 今天是星期几	1	5
5. 现在是几月份	1	5
6. 你能告诉我我们现在在哪里	1	5
7. 你住在什么区(县)	1	5
8. 你住在什么街道	1	5
9. 我们现在在第几楼	1	5
10. 这里是什么地方	1	5

11. 现在我要说三样东西的名称,在我讲完之后,请你复述一遍(请仔细说清楚,每一样东西 1 秒钟),“皮球”“国旗”“树木”

	对	错	拒绝回答
皮球	1	5	9
国旗	1	5	9
树木	1	5	9

12. 现在请你从 100 减去 7,然后将听到的数目再减去 7,如此一直计算,把每个答案告诉我,直到我说“停”为止(若错了,但下一个答案都是对的,只记一次错误)

	对	错	说不会做	其他原因不做
93	1	5	7	9
86	1	5	7	9

续表

			正确	错误
79	1	5	7	9
72	1	5	7	9
65	1	5	7	9
停止				
13. 现在请你告诉我,刚才我要你记住的三样东西是什么?				
	对	错	说不会做	拒绝回答
皮球	1	5	7	9
国旗	1	5	7	9
树木	1	5	7	9
14. 请问这是什么?(评估者手指手表)				
	对	错	拒绝	
手表	1	5	9	
请问这是什么?(评估者手指铅笔)				
	对	错	拒绝	
铅笔	1	5	9	
15. 现在我说句话,请你清楚地复述一遍,“四十四只石狮子”(只能说一遍,咬字清楚的计1分)				
	正确	不清楚	拒绝	
四十四只石狮子	1	5	9	

16. 请照卡片上的要求做(评估者把写有“闭上你的眼睛”大字的卡片交给被评估者)

	有	没有	说不会做	拒绝	文盲
闭眼睛	1	5	7	9	8

17. 请用右手拿这张纸,再用双手把纸对折,然后将纸放在你的大腿上。

	对	错	说不会做	拒绝
用右手拿纸	1	5	7	9
把纸对折	1	5	7	9
放在大腿上	1	5	7	9

18. 请你说一句完整的有意义的句子(句子必须有主语、动词)
记录所述句子的全文

	句子合乎标准	句子不合乎标准	不会做	拒绝
	1	5	7	9

19. 照这张图把它画出来(对:两个五边形的图案,交叉处形成个小四边形)。

	对	不对	说不会做	拒绝
	1	5	7	9

备注:

1. MMSE 总分范围为 0～30 分,指回答或操作正确全部答对的项目或小项目数。全部答对总分为 30 分
2. 回答或操作正确得“1 分”,错误得“5 分”,拒绝或说不会得“9 分”和“7 分”
3. 根据 MMSE 总分评判被测者的认知功能应结合其受教育情况划分为:未受教育者 17 分,教育年限≤6 年 20 分,教育年限>6 年 24 分,低于分界值的为有认知功能缺损

量表 6 简易操作智力状态问卷(SPMSQ)

问题	正 确	错误
1. 今天是几号	年、月、日都对才算正确	
2. 今天是星期几	星期对才算正确	
3. 这是什么地方	对所在地有任何的描述都算正确;说“我的家”或正确说出城镇、医院、机构的名称都可接受	
4-1. 您的电话号码是多少	经确认号码后证实无误即算正确;或在会谈时,能在 2 次间隔较长时间内重复相同的号码即算正确	
4-2. 您住在什么地方	如没有电话才问此问题	
5. 您几岁了	年龄与出生年月日符合才算正确	
6. 您的出生年月日	年、月、日都对才算正确	
7. 现任的国家主席是谁	姓氏正确即可	
8. 前任的国家主席是谁	姓氏正确即可	
9. 您的孩子叫什么名字	不需要特别证实,只需说出一个与他不同的名字即可	
10. 从 20 减 3 开始算,一直减 3 减下去	期间如有出现任何错误或无法继续进行即算错误	

备注:
1. 须结合被测试者的教育背景作出判断
2. 错 0 ~2 题为心智功能完整,错 3 ~4 题为轻度心智功能障碍,错 5 ~7 题为中度心智功能障碍,错 8 ~10 题为重度心智功能障碍

量表 7 汉密尔顿焦虑量表(HAMA)

项目	主要症状
1. 焦虑心境	担心、担忧,感到有最坏的事将要发生,容易激怒
2. 紧张	紧张感、易疲劳、不能放松,易哭、颤抖、感到不安
3. 害怕	害怕黑暗、陌生人、一人独处、动物、乘车或旅行、公共场合
4. 失眠	难以入睡、易醒、睡眠浅、多梦、夜惊、醒后感疲倦
5. 认知功能	注意力不集中、注意障碍、记忆力差
6. 抑郁心境	丧失兴趣、抑郁、对以往爱好缺乏快感
7. 躯体性焦虑(肌肉系统)	肌肉酸痛、活动不灵活、肌肉和肢体抽动、牙齿打战、声音发抖
8. 躯体性焦虑(感觉系统)	视物模糊、发冷发热、软弱无力、浑身刺痛
9. 心血管系统	心动过速、心悸、胸痛、血管跳动感、晕厥感、心搏脱漏
10. 呼吸系统	胸闷、窒息感、叹息、呼吸困难
11. 消化系统	吞咽困难、嗳气、消化不良(进食后腹痛、腹胀、恶心、胃部饱胀)、肠动感、肠鸣、腹泻、体重减轻、便秘
12. 泌尿生殖系统	尿频、尿急、停经、性冷淡、早泄、阳痿
13. 自主神经系统	口干、潮红、苍白、易出汗、紧张性头痛、毛发竖起
14. 会谈时行为表现	①一般表现:紧张、不能松弛、忐忑不安、咬手指、紧握拳、面肌抽动、手发抖、皱眉、表情僵硬、肌张力高、叹息样呼吸、面色苍白。②生理表现:吞咽、打呃、安静时心率快、呼吸快、腱反射亢进、震颤、瞳孔放大、眼睑跳动、易出汗、眼球突出

备注:
1. 0 分=无症状;1 分=轻度;2 分=中度,有肯定的症状,但不影响生活和劳动;3 分=重度,症状重,已影响生活和劳动,需要进行处理;4 分=极重,症状极重,严重影响生活
2. 总分>29 分为严重焦虑;总分>21 分为明显焦虑;总分>14 分为有肯定的焦虑;总分>7 分为可能有焦虑;总分<7 分为无焦虑
3. 因子分计算:精神性焦虑因子,第 1 ~6 项与第 14 项分数之和,除以 7;躯体性焦虑因子分,7 ~13 项分数之和,除以 7

量表8　状态-特质量表

指导语：下面列出的是人们常常用来描述自己的陈述，请阅读每一个陈述，然后在右边适当的圈上打钩，来表示你现在最恰当的感觉。没有对或错的回答，不要对任何一个陈述花太多的时间去考虑，但所给的回答应该是你现在最恰当的感觉。

项　目	程度计分			
	几乎没有	有些	中等程度	非常明显
*1. 我感到心情平静	①	②	③	④
*2. 我感到安全	①	②	③	④
3. 我是紧张的	①	②	③	④
4. 我感到被限制	①	②	③	④
*5. 我感到安逸	①	②	③	④
6. 我感到烦乱	①	②	③	④
7. 我现在正在为可能发生的不幸而烦恼	①	②	③	④
*8. 我感到满意	①	②	③	④
9. 我感到害怕	①	②	③	④
*10. 我感到舒适	①	②	③	④
*11. 我有自信心	①	②	③	④
12. 我觉得神经过敏	①	②	③	④
13. 我极度紧张不安	①	②	③	④
14. 我优柔寡断	①	②	③	④
*15. 我是轻松的	①	②	③	④
*16. 我感到心满意足	①	②	③	④
17. 我是烦恼的	①	②	③	④
18. 我感到慌乱	①	②	③	④
*19. 我感到镇定	①	②	③	④
*20. 我感到愉快	①	②	③	④

指导语：下面列出的是人们常常用来描述自己的陈述，请阅读每一个陈述，然后在右边适当的圈上打钩，来表示你经常的感觉。没有对或错的回答，不要对任何一个陈述花太多的时间去考虑，但所给的回答应该是你平常所感觉到的。

	几乎没有	有些	经常	几乎总是如此
*21. 我感到愉快	①	②	③	④
22. 我感到神经过敏和不安	①	②	③	④
*23. 我感到自我满足	①	②	③	④
*24. 我希望像别人那样高兴	①	②	③	④
25. 我感到像个失败者	①	②	③	④
*26. 我感到宁静	①	②	③	④
*27. 我是平静、冷静和镇定自若的	①	②	③	④
28. 我感到困难成堆，无法克服	①	②	③	④
29. 我过分忧虑那些无关紧要的事情	①	②	③	④
*30. 我是高兴的	①	②	③	④

续表

	几乎没有	有些	经常	几乎总是如此
31. 我的思想处于混乱状态	①	②	③	④
32. 我缺乏自信	①	②	③	④
*33. 我感到安全	①	②	③	④
*34. 我容易做出决定	①	②	③	④
35. 我感到不太好	①	②	③	④
*36. 我是满足的	①	②	③	④
37. 一些不重要的想法缠绕着我，并打扰我	①	②	③	④
38. 我如此沮丧，无法摆脱	①	②	③	④
*39. 我是个稳定的人	①	②	③	④
40. 一想到当前的事情和利益，我就陷入紧张状态	①	②	③	④

备注：

1. 标“＊”号表示反向计分。即①为4分，②为3分，③为2分，④为1分。1～20项的得分相加计为状态焦虑总分（20～80分）；21～40项的得分相加计为特质焦虑总分（20～80分）

2. 分数越高，说明焦虑越严重。该量表国内尚无常模，美国常模如下：状态焦虑量表，19～39岁，男性56分，女性57分；40～49岁，男性55分，女性58分；50～69岁，男性52分，女性47分。特质量表，19～39岁，男性53分，女性55分；40～49岁，男性51分，女性53分；50～69岁，男性50分，女性43分

量表9　汉密尔顿抑郁量表（HAMD）

项目	描述语	圈出最适合被试者的分数				
1. 抑郁情绪	①只有在问到时才叙述这种感情；②自动叙述这种感情；③察觉到有此感情；④在与被试者谈话时，其表情、姿势、声音中均可见此感情	0	1	2	3	4
2. 罪恶感	①自责，感到对不起人；②罪恶观念，反复思考以往错误；③认为现在的病是一种惩罚，罪恶妄想；④听到责骂声	0	1	2	3	4
3. 自杀	①感到生活无意义；②想死；③有自杀念头和表示；④企图自杀	0	1	2	3	4
4. 睡眠障碍	入睡时：①叙述有时难以入睡（半小时以上）；②晚上总难入睡	0	1	2		
5. 睡眠障碍	睡眠中：①叙述睡不安或不深；②晚间醒来	0	1	2		
6. 睡眠障碍	睡眠晚期：①间常早醒；②经常早醒	0	1	2		
7. 工作和兴趣	①对工作和爱好感到无能、疲劳和无力；②对爱好失去兴趣；③活动减少，工作效率下降；④因目前的病而停止工作	0	1	2	3	4
8. 迟钝（思维和言语缓慢，难集中注意）	①交谈变缓慢；②交谈明显迟钝；③难于交谈；④完全呆滞	0	1	2	3	4
9. 焦虑（激越）	①搓手，捻头发；②抓紧手，咬指甲，咬紧嘴唇	0	1	2		
10. 精神性焦虑	①紧张；②为一些小事而着急；③表情和言语表现忧虑；④无事恐惧	0	1	2	3	4
11. 躯体性焦虑的全身症状	胃肠道（口干、多屁、消化不良、腹泻、腹痛、呃逆）；心血管（心悸、头晕）；呼吸道（呼吸急迫、叹气）；尿频、出汗。评定分轻、中、重和因此不能工作，分别记1～4分	0	1	2	3	4
12. 胃肠道症状	①食欲降低（不要鼓励可进食）；②无督促不进食	0	1	2		
13. 躯体性焦虑的一般症状	①感到四肢、背或头很沉重，背痛、无精力或易疲劳；②上述有一项明显评2分	0	1	2		
14. 性症状	性欲减退，月经失调。评分：①中等；②严重	0	1	2		

续表

项目	描 述 语	圈出最适合被试者的分数				
15. 疑病	①关心身体;②全身关注于健康;③经常叙述有病并求医;④疑病妄想	0	1	2	3	4
16. 体重减轻(A、B)任选一项	A. 根据治疗前情况评:①可能因现病而使体重减轻;②肯定因现病使体重减轻。B. 根据1周的实际体重评:①减1~2磅;②减2磅以上	0	1	2		
17. 自知力	①自知有病,但归因于其他原因;②否认有病	0	1	2		
18. 日夜变化	如果在早上或晚上恶化评为严重变化,评2分	0	1	2		
19. 人格或现实解体	①轻;②中;③重;④因此不能工作	0	1	2	3	4
20. 妄想症状	①猜疑;②关系观念;③关系妄想或被害妄想;④伴有幻觉的关系妄想或被害妄想	0	1	2	3	4
21. 强迫症状	①轻;②严重	0	1	2		
22. 能力减退感	①问到时有之;②自述有之;③要督促才能做个人卫生;④不能自理	0	1	2	3	4
23. 绝望感	①间常怀疑"事情会好起来",经保证可释疑;②经常感到无望,但还能接受保证;③不能驱散气馁、绝望、厌世之感;④不停自发地说"我不会好的"等	0	1	2	3	4
24. 无价值感	①只在询问时有;②自然流露;③被试者自述是"无用之人""卑贱之人"等;④无价值的妄想,如"我是一个废物"等	0	1	2	3	4

备注:

1. 大部分项目采用0~4分的5级评分法。各级评分标准:0=无;1=轻度;2=中度;3=重度;4=极重度。少数项目采用0~2分的3级评分法,其评分标准:0=无;1=轻度至中度;2=重度。凡是被试者认为"无"时,均给0分

2. 总分能较好地反映被试者病情的严重程度,即病情越重,总分越高。Davis JM的划分标准为总分>35分,可能为严重抑郁;总分>20分,可能为轻度或中度抑郁;总分<8分,则无抑郁症状

量表10　老年抑郁量表

选择最切合您1周来感受的答案	是	否
*1. 您对生活基本满意吗	□	□
2. 您是否已放弃了许多活动与兴趣	□	□
3. 您是否觉得生活空虚	□	□
4. 您是否常感到厌倦	□	□
*5. 您觉得未来有希望吗	□	□
6. 您是否因为脑子里一些想法摆脱不掉而烦恼	□	□
*7. 您是否大部分时间精力充沛	□	□
8. 您是否害怕会有不幸的事降落到您头上	□	□
*9. 您是否大部分时间感到幸福	□	□
10. 您是否常感到孤立无援	□	□
11. 您是否经常坐立不安,心烦意乱	□	□
12. 您是否希望待在家里而不愿意做些新鲜事	□	□
13. 您是否常常担心将来	□	□
14. 您是否感觉记忆力比以前差	□	□
*15. 您觉得现在生活很惬意吗	□	□
16. 您是否常感到心情沉重、郁闷	□	□

续表

选择最切合您1周来感受的答案	是	否
17. 您是否觉得像现在这样活着毫无意义	□	□
18. 您是否总为过去的事忧愁	□	□
*19. 您觉得生活很令人兴奋吗	□	□
20. 您开始一件新的工作很难吗	□	□
*21. 您觉得生活充满活力吗	□	□
22. 您是否觉得您的处境已毫无希望	□	□
23. 您是否觉得大多数人比您强得多	□	□
24. 您是否常为一些小事伤心	□	□
25. 您是否觉得想哭	□	□
26. 您集中精力有困难吗	□	□
*27. 您早晨起来很快活吗	□	□
28. 您希望避开聚会吗	□	□
*29. 您做决定很容易吗	□	□
*30. 您的头脑像往常一样清晰吗	□	□

备注:每项表示抑郁的回答得1分,其中有“*”号者为反序计分条目。总分越高说明抑郁程度越严重,评判标准为:0~10分为正常;11~20分为轻度抑郁;21~30分为中重度抑郁

量表11　抑郁自评量表(SDS)

	没有或很少时间	小部分时间	相当多时间	绝大部分时间或全部时间
1. 我觉得闷闷不乐、情绪低沉(抑郁)	□	□	□	□
*2. 我觉得一天中早晨最好(晨重晚轻)	□	□	□	□
3. 我一阵阵哭出来或觉得想哭(易哭)	□	□	□	□
4. 我晚上睡眠不好(睡眠障碍)	□	□	□	□
*5. 我吃得跟平常一样多(食欲减退)	□	□	□	□
*6. 我与异性朋友密切接触时和以往一样感到愉快(性兴趣减退)	□	□	□	□
7. 我发觉我的体重在下降(体重减轻)	□	□	□	□
8. 我有便秘的苦恼(便秘)	□	□	□	□
9. 我心跳比平常快(心悸)	□	□	□	□
10. 我无缘无故地感到疲乏(易倦)	□	□	□	□
*11. 我的头脑跟平常一样清楚(思考困难)	□	□	□	□
*12. 我觉得经常做的事情并没有困难(能力减退)	□	□	□	□
13. 我觉得不安而平静不下来(不安)	□	□	□	□
*14. 我对将来抱有希望(绝望)	□	□	□	□
15. 我比平时容易生气激动(易激惹)	□	□	□	□
*16. 我觉得做出决定是容易的(决断困难)	□	□	□	□

续表

	没有或很少时间	小部分时间	相当多时间	绝大部分时间或全部时间
*17. 我觉得自己是个有用的人，有人需要我（无用感）	□	□	□	□
*18. 我的生活过得很有意思（生活空虚感）	□	□	□	□
19. 我认为如果我死了，别人会生活得好些（无价值感）	□	□	□	□
*20. 平常感兴趣的事我仍感兴趣（兴趣丧失）	□	□	□	□

备注：

1. SDS 按症状出现频度评定，分 4 个等级：没有或很少时间；小部分时间；相当多时间；绝大部分时间或全部时间。若为正向评分题，依次评为粗分 1 分、2 分、3 分、4 分。反向评分题（前有 * 者），则评为 4 分、3 分、2 分、1 分

2. SDS 的主要统计指标是总分，但要经过一次转换。将 20 个项目的各项得分分数相加，得到总粗分 X，然后通过公式 Y（标准分）= 1.25X 转换。中国常模结果：正常人 SDS 总粗分的分界值为 41 分，标准分为 51 分

量表 12　老年人居家环境安全评估要素

部位	评估要素
一般居室	
光线	光线是否充足
温度	是否适宜
地面	是否平整、干燥、无障碍物
地毯	是否平整、不滑动
家具	放置是否稳固、固定有序，有无阻碍通道
床	高度是否在老人膝盖下、与其小腿长度基本相等
电线	安置如何，是否远离火源、热源
取暖设备	设置是否妥善
电话	紧急电话号码是否放在易见、易取的地方
厨房	
地板	有无防滑措施
燃气	“开”“关”的按钮标志是否醒目
浴室	
浴室门	门锁是否内外均可打开
地板	有无防滑措施
便器	高低是否合适，是否设有扶手
浴盆	高度是否合适？盆底是否垫防滑脚垫
楼梯	
光线	光线是否充足
台阶	是否平整无破损，高度是否合适，台阶之间色彩差异是否明显
扶手	有无扶手

量表 13　APGAR 家庭功能评估表

	经常	有时	很少
1. 当我遇到困难时，可以从家人处得到满意的帮助。 补充说明	□	□	□
2. 我很满意家人与我讨论各种事情以及分担问题的方式。 补充说明	□	□	□
3. 当我希望从事新的活动或发展时，家人能接受并给予支持。 补充说明	□	□	□
4. 我很满意家人对我表达情感时的方式以及对我愤怒、悲伤等情绪的反应。 补充说明	□	□	□
5. 我很满意家人与我共度美好时光的方式。 补充说明	□	□	□

备注：
1. 表中：经常 =2 分；有时 =1 分；很少 =0 分
2. 总分在 7～10 分为家庭功能无障碍；4～6 分为家庭功能中度障碍；0～3 分为重度家庭功能不足

量表 14　生活满意指数 A(LSIA)

指导语：下面的一些陈述涉及人们对生活的不同感受。请阅读下列每一个问题的陈述，如果你同意该观点，请在“同意”下面画√；如果你不同意该观点，请在“不同意”下面画√；如果无法肯定是否同意，请在“？”下面画√。请务必回答所有问题

	同意	不同意	？
1. 当我老了以后发现事情似乎要比原来想象得好			
2. 与我所认识的多数人相比，我更好地把握了生活的机遇			
*3. 现在是我一生中最沉闷的时期			
4. 我现在和年轻时一样幸福			
*5. 我的生活原本应该更好些			
6. 现在是我一生中最美好的时光			
*7. 我所做的事多半是令人厌烦和单调乏味的			
8. 我估计最近能遇到一些有趣的和令人愉快的事			
9. 我现在做的事和以前做的事一样有趣			
*10. 我感到老了，有些累			
11. 我感到自己确实上了年纪，但并不为此烦恼			
12. 回首往事，我相当满足			
13. 即使能改变自己的过去，我也不愿有所改变			
*14. 与其他同龄人相比，我曾做出较多愚蠢的决定			
15. 与其他同龄人相比，我的外表较年轻			
16. 我已经为 1 个月甚至 1 年后该做的事制订了计划			
*17. 回首往事，我有许多想得到的东西未得到			
*18. 与其他人相比，我惨遭失败的次数太多了			
19. 我在生活中得到了相当多我所期望的东西			
*20. 不管人们怎样说，许多普通人是越过越糟			

备注：同意得 2 分，不能确定得 1 分，不同意得 0 分。有“*”号为反序计分项目

量表15　纽芬兰纪念大学幸福度量表（MUNSH）

指导语：我们想问一些关于您最近几个月的生活过得怎样的问题。下面的条目如果符合您的情况，请回答“是”；如不符合您的情况，回答“否”。

类型	项　目	是	否	不知道
PA	1. 满意到极点			
PA	2. 情绪很好			
PA	3. 对您的生活特别满意			
PA	4. 很幸运			
NA	5. 烦恼			
NA	6. 非常孤独或与人疏远			
NA	7. 忧虑或非常不愉快			
NA	8. 担心，因为不知道将来会发生什么样的情况			
NA	9. 感到您的生活处境变得艰苦			
PA	10. 一般来说，生活处境变得使您感到满意			
NE	11. 这是我一生中最难受的时期			
PE	12. 我像年轻时一样高兴			
NE	13. 我所做的大多数事情都令人厌烦或单调			
PE	14. 我所做的事像以前一样使我感兴趣			
PE	15. 当我回顾我的一生时，感到相当满意			
NE	16. 随着年龄增加，一切事情更加糟糕			
NE	17. 您感到孤独的程度如何			
NE	18. 今年有一些事情使我烦恼			
PE	19. 如果您能到您想住的地方去，您愿意到那里住吗			
NE	20. 有时我感到活着没意思			
PE	21. 我目前像我年轻时一样高兴			
NE	22. 大部分时间我感到生活是艰苦的			
PE	23. 您对您目前的生活满意吗			
PE	24. 我的健康情况与我的同龄人相同，甚至还好些			

备注：

1. 回答“是”记2分，“不知道”记1分，“否”记0分。第19项如果回答的是“现在住地”记2分，“别的住地”记0分。第23项回答“满意”记2分，“不满意”记0分
2. 评定结果按总分进行分析，总分=PA−NA+PE−NE，得分范围为−24～+24。为了便于计算，常加上常数24，则记分范围为：0～48分

量表16　老年人生活质量评定表

身体健康：

1. 疾病症状

(1) 无明显病痛　(3分)

(2) 间或有病痛　(2分)

(3) 经常有病痛　(1分)

2. 慢性疾病

(1) 无重要慢性病　(3分)

(2) 有，但不影响生活　(2分)

续表

(3) 有,影响生活功能	(1分)
3. 畸形残疾	
(1) 无	(3分)
(2) 有(轻、中度驼背)不影响生活	(2分)
(3) 畸形或因病致残,部分丧失生活能力	(1分)
4. 日常生活功能	
(1) 能适当劳动、爬山、参加体育活动,生活完全自理	(3分)
(2) 做饭、管理钱财、料理家务、上楼、外出坐车等有时需人帮助	(2分)
(3) 丧失独立生活能力	(1分)
	本项共计得分:(　　)
心理健康:	
5. 情绪、性格	
(1) 情绪稳定,性格开朗,生活满足	(3分)
(2) 有时易激动、紧张、忧郁	(2分)
(3) 经常忧郁、焦虑、压抑、情绪消沉	(1分)
6. 智力	
(1) 思维能力、注意力、记忆力都较好	(3分)
(2) 智力有些下降,注意力不集中,遇事易忘,但不影响生活	(2分)
(3) 智力明显下降,说话无重点,思路不清晰,健忘、呆板	(1分)
7. 生活满意度	
(1) 夫妻、子女、生活条件、医疗保健、人际关系等都基本满意	(3分)
(2) 某些方面不够满意	(2分)
(3) 生活满意度差,到处看不惯,自感孤独苦闷	(1分)
	本项共计得分:(　　)
社会适应:	
8. 人际关系	
(1) 夫妻、子女、亲戚朋友之间关系融洽	(3分)
(2) 某些方面虽有矛盾,仍互相往来,相处尚可	(2分)
(3) 家庭矛盾多,亲朋往来少,孤独	(1分)
9. 社会活动	
(1) 积极参与社会活动,在社团中任职,关心国家集体大事	(3分)
(2) 经常参与社会活动,有社会交往	(2分)
(3) 不参加社会活动,生活孤独	(1分)
	本项共计得分:(　　)
环境适应:	
10. 生活方式	
(1) 生活方式合理,无烟、酒嗜好	(3分)

续表

（2）生活方式基本合理，已戒烟，酒不过量	（2分）
（3）生活无规律，嗜烟，酗酒	（1分）
11. 环境条件	
（1）居住环境、经济收入、医疗保障较好，社会服务日臻完善	（3分）
（2）居住环境不尽如人意，有基本生活保障	（2分）
（3）住房、经济收入、医疗费用等造成生活困难	（1分）
	本项共计得分：（　　）

备注：评定结果分别按单项分和总分进行分析，得分越高说明老年人的生活质量越高

中英文名词对照索引

M

N

P

Q

R

T

W

X

Y

Z

参 考 文 献

[1] 陈锦贤. 实用老年医学. 北京:中国协和医科大学出版社,2013.
[2] 陈佩仪. 中医护理学基础. 北京:人民卫生出版社,2012.
[3] 陈文彬,潘祥林. 诊断学. 8 版. 北京:人民卫生出版社,2013.
[4] 陈新谦,金有豫,汤光. 新编药物学. 17 版. 北京:人民卫生出版社,2011.
[5] 邓科穗,钟清玲. 老年护理学. 北京:中国医药科技出版社,2016.
[6] 范利,王陇德,冷晓. 中国老年医疗照护. 北京:人民卫生出版社,2017.
[7] 付清江. 健身气功·八段锦的养生价值研究. 郑州:郑州大学,2017.
[8] 国家中医药管理局. 关于促进中医药健康养老服务发展的实施意见. 2017.
[9] 葛均波,徐永健. 内科学. 北京:人民卫生出版社,2014.
[10] 何琼,江智霞,董红琴,等. 老年人长期照护的发展现状和思考. 中华现代护理学杂志,2010,7(2):105-107.
[11] 胡亦新,余小平. 中国老年医疗照护. 北京:人民卫生出版社,2017.
[12] 化前珍,胡秀英. 老年护理学. 4 版. 北京:人民卫生出版社,2017.
[13] 黄岩松,李敏. 老年健康照护. 武汉:华中科技大学出版社,2017.
[14] 李法琦,司良毅. 老年医学. 3 版. 北京:科学出版社,2017.
[15] 刘晓红,康琳. 协和老年医学. 北京:人民卫生出版社,2016.
[16] 刘晓红,朱鸣雷. 老年医学诊疗常规. 北京:人民卫生出版社,2012.
[17] 吕立江,郃先桃. 中医养生保健学. 北京:中国中医药出版社,2016.
[18] 民政部,国家标准委,质检总局. 社区老年人日间照料中心服务基本要求. 2016.
[19] 清华大学老年学研究中心. 老年长期照护体系的规划与发展. 社会福利,2010,(4):31-32.
[20] 孙建萍. 老年护理学. 3 版. 北京:人民卫生出版社,2014.
[21] 王春霞,汪芝碧. 老年护理学. 北京:中国医药科技出版社,2015.
[22] 王玉龙. 康复功能评定学. 2 版. 北京:人民卫生出版社,2013.
[23] 吴欣娟,王艳梅. 外科护理学. 4 版. 北京:人民卫生出版社,2017.
[24] 肖新丽,储奕. 老年护理. 2 版. 北京:高等教育出版社,2017.
[25] 徐桂华. 老年护理学. 北京:人民卫生出版社,2016.
[26] 杨雪琴,熊莉娟. 老年护理学. 北京:人民卫生出版社,2014.
[27] 阎国钢,范志刚. 常用社区护理技术. 2 版. 北京:人民卫生出版社,2015.
[28] 尤黎明,吴瑛. 内科护理学. 北京:人民卫生出版社,2014.
[29] 余运英. 老年心理护理. 北京:机械工业出版社,2017.
[30] 章文春,郭海英. 中医养生康复学. 4 版. 北京:人民卫生出版社,2016.
[31] 赵堪兴,杨培增. 眼科学. 8 版. 北京:人民卫生出版社,2013.
[32] 中国营养学会. 中国居民膳食指南(2016). 北京:人民卫生出版社,2016.
[33] 中华人民共和国国家统计局. 2017 年国民经济和社会发展统计公报. 2018.
[34] 中华人民共和国国务院. "健康中国 2030"规划纲要. 2016.